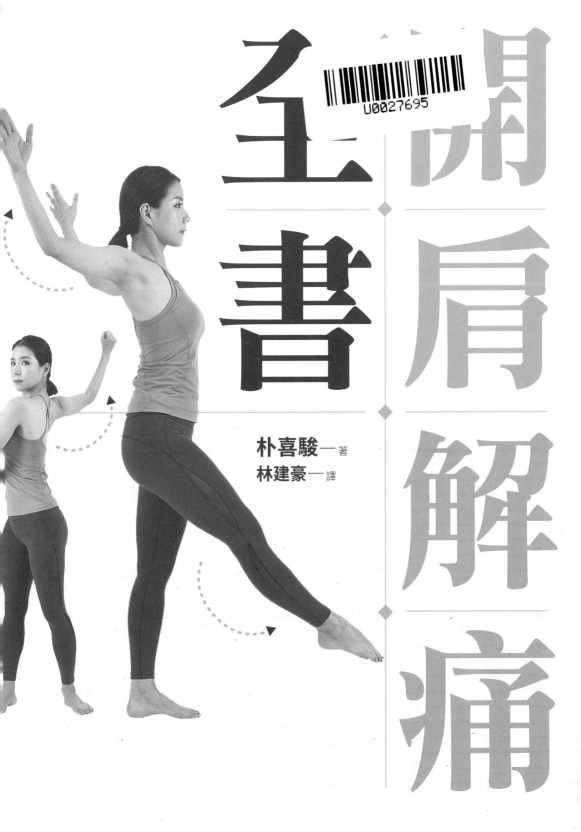

全書

鬆開肩解痛

朴喜駿—著

林建豪—譯

U0027695

推薦序

有效導正人體構造的運動

德和韓醫院院長／韓醫學博士　李載胎

　　大韓體態運動協會會長朴喜駿，從小就接受專業的體育訓練，因受到多種疾病纏身，慢慢地便開始關注健康的相關領域。他很清楚想要擁有健康的體魄，最重要的就是維持身體的均衡，為了透過運動塑造均衡的體魄，他進行了許多研究與實驗，利用自己研究出來的方法指導跆跟（韓國傳統武術）傳授館學員正確的生活方式與姿勢，後來也開始展現了顯著的效果。塑造均衡體魄時「脊椎」占據相當重要的比例是眾所皆知的事實，但作者領悟的方法擺脫以往著重於骨盆的理論，而是把重點放在「肩膀」，為了將此一資訊傳授給大家，於是便決定著作本書。

　　因為作者本身並非醫療人員，很擔心內容上出現醫學上的錯誤，或是和既有的醫學理論有相異之處，另一方面也很猶豫出版本書真的沒問題嗎？即使原稿早已完成多年卻遲遲未能出版。

　　一般來說，韓醫治療肌肉骨骼疾病時會利用針灸，或中藥等改善五臟六腑和讓血液趨向順暢，另一方面，從構造上矯正體型讓前後左右達到均衡後病情就會痊癒。然而，治療內科疾病時，使用針灸與中藥等只能著重於改善五臟六腑的功能，唯有導正人體構造才能讓治療更具效果且防止復發，但一般人都忽略了此一事實。

　　我自己也是右肩歪斜十幾年了，有一天我突然對自己的身體狀況有所領悟，並且明白若是不改善此一情況，總有一天可能會演變成嚴重的病症。為了改善右肩歪斜的情況，我已經運動好幾年，左右均衡也大幅度改善，但我並未因此而滿足，目前我依然持續在運動。然而，明明平常都有在運動，但最近我的血壓突然上升，測量後發現收縮壓超過一七〇，基於我認為不該一開始就吃降血壓藥，而是要先找出造成血壓上升

的原因，於是，我便開始檢視自己的飲食生活和平常的姿勢等。我的電腦就放在書桌右邊，經常都是使用腰部或脖子轉向右邊的不良姿勢觀看電腦，導致胸椎或頸椎異常，再加上平常只著重於讓骨盆放鬆的運動，怠於進行胸椎運動，因此當我讓胸椎放鬆後，血壓就恢復正常了。

　　事實上，雖然我在診間面對患者時會努力指導運動方式，矯正其不均衡的體型，但真正有身體力行的患者卻是少之又少，然而，韓醫院也無法只是一味地指導矯正體型而已，對此感到遺憾的我便嘗試尋找讓患者能輕易執行的方法，就在此一過程中我遇見了朴喜駿會長，他傳授了我可使用更具系統的體操或是使用球或枕頭的方法。後來作者讓我看了他平常在指導訓練師培育課程中當作教材使用的原稿，並且拜託我擔任本書的監修。作者說自己早期就接受過菁英運動員的教育訓練，至今一直都在進行體育相關的健康指導與講授，把自己親身經歷的事實著作成書，在收到原稿後我終於可以確定他說的是真的。作者明明不是醫療人員，但卻清楚掌握醫療人員都容易疏忽的一點，那就是人體構造是導致疾病的基本因素！作者的細膩度也讓我深感訝異。另外，書中的內容與韓醫學的觀點沒有太大的差異，我就像是發現原石一樣喜悅，更重要的是作者的品性相當謙虛，於是我便欣然接下了監修的任務。

　　原稿內容可以說是無可挑剔，但作者想要傳達給讀者的想法太迫切了，文章顯得有些散漫，於是我便刪除重複的內容，從想要表達的內容中找出遺漏的部分加以補充，彙整醫學層面不足之處且變更不恰當的用語，然後稍微修改運動動作名稱與內容不符的部分，讓內容讀起來更通順。修改別人的文章時很可能會因為觀點不同而導致扭曲原本的意圖，也可能會刪除作者非加進去不可的內容，所以過程中我非常謹慎，而作者也表示願意全力配合我的修訂，於是我便鼓起勇氣懷抱著一顆加工原石的心情修飾了原稿。當然在監修過程中我多次和作者面對面確認過其真正的用意，同時也坦承說出我自己的見解，透過這樣的方式提升了本書的完成度。我想讓讀者光看內容就能輕易理解與執行書中的動作，最後本人期望讀者只要看見「體態鍛鍊操」的名稱就能聯想到動作且自己

執行。本書不僅對關注健康的一般人有助益，從事體育或保健醫療的所有人都可以利用時間閱讀本書，相信讀過後絕對會很有收穫。

推薦序
百歲時代必備的體態運動

延世脊椎醫院院長／醫師　金淵植

　　過去一百年間現代醫學不斷進步，甚至出現了「百歲時代」此一新名詞，再加上現代科學與文明突飛猛進，讓人類從肉體勞動進化為透過精神勞動執行經濟活動與延續生計。為了彌補現代人較少的勞動量與肉體活動，從結構上來看，現代社會從一般人年幼時就提供各種能接觸運動的機會，隨著成年後便能透過多元化的管道接觸多種運動方法。但在更加激烈的競爭社會中運動卻逐漸被忽略了，飽受精神壓力折磨的時間也逐漸增加當中。過度的競爭社會與氾濫的資訊讓現代人花費太多的時間在電腦或智慧型手機，不恰當的姿勢、重複的動作，以及過度的施力等因素造成肌肉骨骼的相關疾病，因此慢性肌肉與骨骼的病患逐漸增加。以前肌肉與骨骼疾病都發生在中壯年居多，但現在青少年與年輕族群罹患這一類疾病的情況有增加的趨勢。

　　在以消耗性治療為主的醫療文化中，體態運動能透過符合個人的運動方法，提供根本的原因說明與解決方法，引導我們養成正確的生活習慣，進而達到治癒的效果。

　　體態運動以科學及經驗作為基礎，透過體態診斷法、體態鍛鍊操、體態生活運動、體態協助、體態步行，來摸索慢性肌肉與骨骼疾病的根本原因與解決之道，提供讓讀者能輕易理解與執行，在家中與職場都能成為生活一部分的實用與有效的運動方法。

　　本人從澳洲大學和研究所畢業後，二〇〇三年開始在澳洲雪梨擔任手療師（Chiropractor），對許多人來說或許有些陌生，其實手療師是透過精準的醫學診斷治療肌肉與骨骼疾病，以及治療肌肉骨骼疾病造成的神經系統病痛的專業醫療人員。

　　大部分的慢性疾病患者在發生痛症後就會想去接受治療，但是當痛症稍微緩和後就以為沒事了，不會嘗試改善自己平常的錯誤姿勢或習慣，過著和平常沒有兩樣的生活。很多時候大部分的痛症都是在不清楚原因與病名的狀態下，依照痛症的程度進行判斷。每次治療患者時這是讓我覺得相當可惜的部分。

　　我至今治療過許多患者，一直都在苦思根本的解決之道，近來我利用脊骨神經治療結合運動的方式替患者治療，我想透過結合幾項運動和脊骨神經治療，來解決造成痛症的根本問題，我不斷地反覆試驗，一直到近期我接觸到了體態運動，我認為飽受慢性痛症所苦的一般人閱讀本書執行體態運動後就能改善錯誤的習慣和姿勢，事先預防肌肉骨骼疾病，進而享受健康的人生。

　　本書指出我們平常易於疏忽的錯誤習慣，不僅提出改善的方法，還介紹了正確的姿勢，以及能預防慢性疾病的簡單運動方法。期望本書能為飽受骨骼肌肉疾病造成慢性痛症所苦的人，創造沒有病痛的生活。

改善痛症的簡單運動法

龍仁大學體育學系教授　李漢景

　　百歲人類（Homo Hundred）的意思是隨著人類的壽命延長，我們也進入了百歲的時代。現代人並非在追求活得更久，而是在追求能有健康的生活。

　　人類的身體功能老化變差後就會引發各式各樣的痛症，生活也會受到一定的限制。體育學著重於這一點，提出透過預防身體功能低落的各種方法預防痛症、促進健康的相關指導方針。

　　作者朴喜駿會長經過長久的研究後完成了「體態運動」，它是一種能理解痛症原因，連新手也能輕易進行的簡單運動方法，書中還傳授可矯正身體不對稱之問題，進而改善痛症的自然治癒運動法。

　　運動不僅能促進菁英選手的競賽能力，也是促進一般人體力與病患健康所需要的必備條件。我認為任何人都能輕易學習的體態運動可讓我們的體魄達到均衡，進而促進健康與增強體力。

　　目前已經有多數體驗者獲得了效果，期望大家透過體態運動塑造出均衡的健康體魄，迎接充滿活力的百歲時代來臨，真心推薦本書給各位讀者。

自序
當身體達到均衡，自然變健康

　　現代人生存在科學文明進步，以及物質與資訊多元化的社會，但人類原本的能力卻在生活的豐饒與便利當中逐漸退化，同時也形成了各種文明病。

　　一般大眾都知道的健康方法，以誇大效果、或是短暫效果且無法根治的方法居多，從小就經常生病的我同樣也曾經只知道這一類的方法。

　　「體質是天生的，所以根本就沒辦法改變！」
　　「我的病是父母親遺傳給我的，只能讓自己適應了。」
　　「我的職業會出現這種病是理所當然的呀，又不能換工作。」
　　「能試的我已經都試過了。」

　　一般人接受治療未能痊癒時，就會像這樣死心，更可怕的是，那樣的念頭從某個時候開始變成把疾病或痛症怪罪於年齡、體質、遺傳、環境，或者是沉浸於經驗主義將其視為命運一般接受，就這樣被囚禁在痛症的監牢當中。

　　但我在學生時期是柔道選手，出社會後的工作是教導跆跟，由於痛症與疾病的問題與生存息息相關，我曾問過自己：「治療後為何會復發呢？難道體質無法改變嗎？職業病是無法改變的命運嗎？」，並且不斷地反覆研究。另外，我開始對只是一味尋找痛症與疾病症狀之局部解決方法的醫學方式抱持懷疑的態度，我把自己當作實習對象，或者是以學員為對象進行各式各樣的指導與嘗試，後來我終於找到了答案。結果解決了伴隨自己數十年的肌肉骨骼疾病、皮膚病、內科疾病等，除了跆跟學員以外，在多個教育訓練現場有許多人也同樣驗證了病症確實好轉的

事實，我使用有系統的方式彙整經驗研發出來的就是「體態運動」。

體態運動對於疾病的認知與解決方法彙整如下。

一、自己才能治癒自己的疾病

沒有先去糾正自己造成疾病的習慣，一味依賴醫生、藥師、昂貴的醫療裝備或醫藥品是無法解決問題。體態運動主張「由於是我自己導致疾病的形成，所以只有我自己能解決問題」，而且內容還提到治療的主體要從「別人」轉換成「我」（但本書只有針對錯誤的姿勢造成的身體問題來探討）。

二、人類是直立步行的生物

人類是直立步行的生物，只要根據此一原理使用身體，就能吃得好、睡得好，以及擁有健康的生活。為了能理解與實踐直立步行的人類本質，體態運動透過「從健康面來看人類歷史三階段」，以及「體態步行」人體成長發育理論「10・10・10觀點」提出了新的看法。

三、關於病因與解決方法

無論多麼努力想要塑造健康的身體，「若是自己擁有的知識」不正確就無法產生效果。體態運動讓每個人皆能透過獨創且精準的「體態診斷法」輕易知道自身疾病的原因，本書還介紹了依照診斷方法自行訓練的「體態鍛鍊操」，同時還研發了「體態協助法」，讓連簡單運動都難以進行的慢性疾病患者也能獲得如同運動般的效果，進而解決造成病因的問題。另外，過去人體維持均衡時都會著重於「以骨盆為中心的理論」，但本書提出了「以肩膀為中心的身體理論」，藉由持續維持運動效果讓疾病不會再度復發。

四、改善誘發疾病的生活習慣與環境

若是不改變誘發疾病的生活習慣與勞動環境，疾病就會不斷地復發，個人為了守護健康付出的努力有一定的極限，但仍要想辦法改變不良的生活習慣與環境。

五、透過教育訓練持續的實踐

就算有正確的知識與方法，若是沒有學習機會，或學會後沒有反覆實踐就無法帶來任何的變化。為了塑造或維持健康的身體，治療固然也很重要，但預防更加重要，為了達成此一目標，體態運動一直都在強調學習與實踐正確的人體相關知識。正所謂「江山易改本性難移」，為了讓大家從小就能著重健康教育養成良好的習慣，衷心希望家庭、學校、職場、社會都能掀起一股體態運動的熱潮。

只要明白「當身體達到均衡後，自然而然就會變健康」此一簡單的原理，任何人都能擁有健康的生活。期望本書對關注健康的一般人、和我一樣飽受慢性疾病所苦的所有人，以及從事健康教育與治療的相關工作人員有所幫助，體態運動是透過長期下來的實際經驗而誕生，已經透過許多事例獲得了驗證，相信它能推翻過往我們所知道的錯誤常識與知識，成為新的理論與資訊。

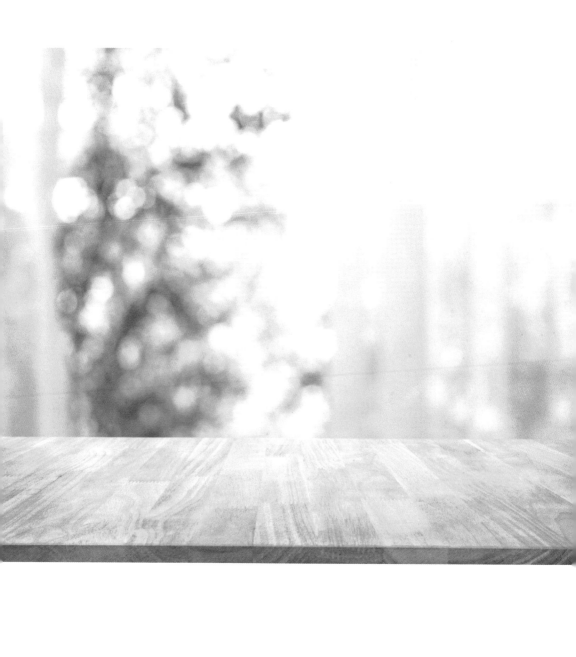

目 錄
Contents

推薦文　有效導正人體構造的運動 ……………………………… 002

推薦文　百歲時代必備的體態運動 ……………………………… 005

推薦文　改善痛症的簡單運動法 ………………………………… 007

自　序　當身體達到均衡，自然變健康 ………………………… 008

Chapter 1　生病，和姿勢不正有關

身體不均衡引發各種痛症 ……………………………………… 018

▪ 造成病痛的代表性運動：游泳 ………………………………… 019

歪曲的姿勢導致痛症與疾病 …………………………………… 021

▪ 姿勢與五臟六腑的關係 ………………………………………… 021

▪ 姿勢與骨頭、肌肉、神經的關係 ……………………………… 023

痛症與疾病歸因於肌肉僵硬 …………………………………… 027

▪ 痛症（疼痛）的定義 …………………………………………… 027

▪ 痛症的種類 ……………………………………………………… 028

▪ 痛症與矛盾 ……………………………………………………… 031

肌肉僵硬的原因與解決方法 ………………………… 032

- 重力 …………………………………………………… 036

- 復原力 ………………………………………………… 037

- 自覺實踐能力 ………………………………………… 039

- 透過建築理解的正確姿勢 …………………………… 040

透過肌肉理解痛症與疾病 …………………………… 042

- 肌肉的功能分類 ……………………………………… 042

- 肌肉的本質分類 ……………………………………… 044

- 肌肉的構造種類 ……………………………………… 046

現代人常被莫名痛症困擾 …………………………… 048

- 展開身體，自然消除痛症 …………………………… 048

- 從健康面來看人類歷史三階段 ……………………… 050

- 888 運動 ……………………………………………… 052

Chapter 2 簡單的體態診斷法

體態診斷法的誕生 …………………………………… 054

- 我的抗病經驗 ………………………………………… 054

- 如何讓病痛澈底被根治？ …………………………… 055

- 疼痛會出現在肌肉僵硬處 …………………………… 056

體態診斷前須理解的事 ……………………………… 059

- 疾病並非突然出現，而是慢慢形成 ………………… 059

- 健康的人和病患之差異 ……………………………… 061

- 現代醫學診斷的問題 ………………………………… 064

- 要苟延殘喘的活著？還是盡情享受人生？ ………… 065

▪ 分科診治只能短暫治標無法治本 …………… 066

體態診斷的方法 ……………………………… 067

▪ 根據站姿類型進行的垂直診斷 …………… 067

▪ 躺下或趴下的水平診斷 …………………… 079

▪ 使用嬰兒跪姿觀察的水平及垂直診斷 …… 098

▪ 均衡的肩膀是脊椎健康的必備條件 ……… 103

▪ 以肩膀為中心的新觀點 …………………… 106

Chapter 3 **幫助身體回正，重獲健康的體態運動**

體態運動：健康的生活文化 ……………… 116

▪ 體態運動的內涵 …………………………… 116

▪ 和身體對話的體態運動 …………………… 120

▪ 好轉反應 …………………………………… 122

▪ 體態運動的療癒效果 ……………………… 123

▪ 不會失敗的體態瘦身法 …………………… 124

體態鍛鍊操的意義 ………………………… 128

▪ 正確的體態姿勢 …………………………… 129

▪ 可放鬆全身的運動 ………………………… 131

▪ 找出站立時的「安定姿勢」 ……………… 131

體態鍛鍊操的動作 ………………………… 134

▪ 1. 肩膀區 …………………………………… 136

▪ 2. 全身區 …………………………………… 143

▪ 3. 骨盆區 …………………………………… 151

▪ 4. 脊椎區 …………………………………… 160

- 5. 四肢區 ⋯⋯⋯⋯⋯⋯⋯⋯⋯⋯⋯⋯⋯ 175
- 6. 體態球區 ⋯⋯⋯⋯⋯⋯⋯⋯⋯⋯⋯⋯ 186
- 7. 體態枕頭區 ⋯⋯⋯⋯⋯⋯⋯⋯⋯⋯ 202

體態生活運動 ⋯⋯⋯⋯⋯⋯⋯⋯⋯⋯⋯⋯ 219
- 早上起床先動一動 ⋯⋯⋯⋯⋯⋯⋯⋯ 219
- 日常生活中可實行的體態運動 ⋯⋯ 222
- 睡前運動 ⋯⋯⋯⋯⋯⋯⋯⋯⋯⋯⋯⋯ 223

正確走路姿勢：體態步行法 ⋯⋯⋯⋯ 225
- 歐洲對馬賽人走路法的錯誤認知 ⋯⋯ 225
- 正確的姿勢創造正確的步行 ⋯⋯⋯ 231
- 體態步行法 ⋯⋯⋯⋯⋯⋯⋯⋯⋯⋯ 235

Chapter 4　家族健康的守護者：體態協助法

體態協助法：經由他人協助達到體態運動目的 ⋯ 252

體態協助的重點 ⋯⋯⋯⋯⋯⋯⋯⋯⋯ 254
- 一、正確的心態 ⋯⋯⋯⋯⋯⋯⋯⋯⋯ 254
- 二、正確的協助法 ⋯⋯⋯⋯⋯⋯⋯⋯ 254

體態協助的方法 ⋯⋯⋯⋯⋯⋯⋯⋯⋯ 256
- 1. 肩膀・手臂的協助 ⋯⋯⋯⋯⋯⋯⋯ 257
- 2. 脊椎的協助 ⋯⋯⋯⋯⋯⋯⋯⋯⋯ 261
- 3. 腰部・骨盆的協助 ⋯⋯⋯⋯⋯⋯⋯ 269
- 4. 腿部的協助 ⋯⋯⋯⋯⋯⋯⋯⋯⋯ 273

Chapter 5　人類成長發育的過程

人體成長發育的 10．10．10 理論 ················ 280
- 胎兒的形態與生命維持（十個月） ············ 280
- 嬰兒的肌肉骨骼發育過程（十個月） ··········· 283
- 身體姿勢的發育完成（十年） ··············· 284

現代育兒法潛藏的危機 ····················· 288
- 影像與嬰兒推車手機架的危險性 ············· 288
- 過度依賴 3C 與健康問題 ·················· 290
- 和孩子身高成長有關的問題 ················ 291

和孩子一起進行的體態運動 ················· 295
- 孩子們關心的外貌 ····················· 295
- 體態運動與體力測量之變化 ················ 297
- 由家庭開始實踐體態運動的社會文化 ·········· 302

後　記　希望大家都能遠離病痛與擁有幸福人生 ··········· 305
感謝辭 ····································· 309
附　錄　人體的名稱 ···························· 311

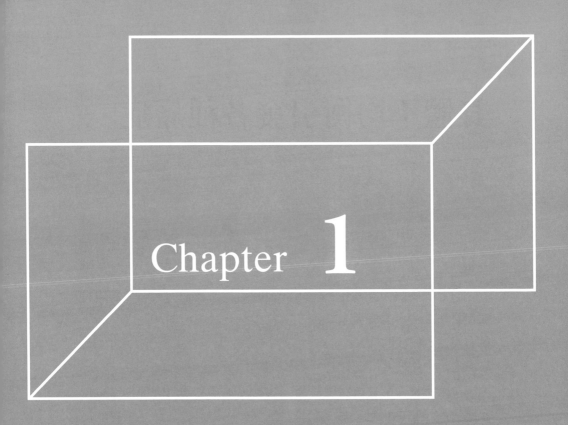

Chapter **1**

生病，
和姿勢不正有關

身體不均衡引發各種痛症

　　二〇一一年春天我接到一名五十多歲主婦的電話，電話另一頭傳來了啜泣聲。

　　「老師，醫生說我罹患類風溼性關節炎，我還有救嗎？聽說罹患類風溼性關節炎一輩子都必須服用藥物……我該怎麼辦才好呢？有人說老師有辦法治好我的病……」

　　「請妳先來進行諮詢吧。」

　　後來那位主婦便來接受診斷，我發現她全身的肌肉都相當發達，左小腿比右小腿更粗且更短，結束診斷大約兩個月後，該名主婦的痛症便沒有再復發，後來她還介紹很多人加入我們的協會。

　　我曾問過她：「妳的肌肉為何如此發達呢？妳是運動選手嗎？」

　　「不是啦，因為我的膝蓋有點痛，於是便去看了骨科，醫生建議我游泳會有幫助，所以我連續三年都非常努力的游泳。但我明明依照醫生的吩咐去做了，膝蓋卻依然沒有痊癒，而且還出現了這種病症，我該怎麼辦呢？」

　　「那就請妳先暫時不要游泳，等病情痊癒後再繼續游泳吧。」

　　「為什麼呢？我現在是因為持續游泳才能靠肌肉的力量支撐身體耶……」

　　「不，妳之所以會出現這種病痛，是因為身體不均衡還每天逞強運動三小時以上的關係，關節持續的摩擦與組織受損導致類風溼性關節炎。因為妳習慣使用單腳支撐站立，那隻腳的大腿後方內側肌肉僵硬且對前十字韌帶造成負擔，位於下方的膝蓋才會出現疼痛的症狀。妳必須糾正使用單腳支撐站立的習慣，這樣病症才會改善。但妳沒有改掉這樣

的習慣，一直在骨頭扭曲不均衡的狀態下運動，關節就會不斷地發生摩擦，長期發炎後就會造成病痛（請見第33頁參考插圖4）。所以，妳現在必須先矯正身體讓它達到均衡，等完成此一階段後再進行運動。」

造成病痛的代表性運動：游泳

實際上我們經常可看見透過游泳或錯誤的動作導致生病的例子，幾乎大部分都是和該名主婦是一樣的情況，就算是有益的運動，在不清楚身體狀態的情況下過度運動的話，一定會對身體造成過度負荷，也因為這樣我才會經常主張造成病痛的代表性運動就是游泳。

人類是生活於陸地上的生物，在受重力影響的陸地上行走時，若是出現疼痛造成行動不便的症狀，很有可能就是身體已經呈現不均衡狀態的警訊。若是想要再次正常行動，當務之急就是讓身體回到均衡。但若是沒有改善不均衡的狀態，在較不受到重力影響的水中運動好幾個小時是否能改善病症呢？答案是否定的，這樣反而會造成病症更加嚴重。游泳或水中有氧運動對關節炎患者有益的說法，是一九九〇年代提出的，這一類主張大致分為兩個根據，第一是「痛症是肌肉太弱或運動不足造成的」；第二是「如果在水中運動，會和無重力狀態一樣受到重量的影響較少，痛症比在陸地上時稍微更弱，同時還能進行運動」。然而從另一個層面來看時，這一類的想法從出發點就錯了，我相當懷疑研究結果是否有獲得驗證，理由是痛症並不是肌肉太弱或運動不足引起的，而是骨頭不均衡造成肌肉僵硬，進而引發病症。因此，解決方法很簡單，只要矯正骨頭的位置即可。如此一來，肌肉就能獲得舒緩，解決關節特定部位摩擦與熱集中於一處造成的發炎，並且擺脫痛症造成的困擾。在完成此一程序後，才能執行游泳或是馬拉松等運動療法。

醫學界一直都提出這樣的主張：「人類是直立步行才會罹患脊椎的相關疾病」，這番話真的正確嗎？我認為這是錯誤的，若是認同此一主張，直立步行的人類就會變成命中注定會罹患脊椎疾病的生物，脊椎疾

病就會變成人類無法違抗的命運。這一類的主張同時也會衍生出「人類的進化與創造發生錯誤」的矛盾理論，而且直立步行是區分人類與動物的重要界線，因此打從一開始這就是一個錯誤的主張。

　　一般人都認為四腳禽獸不會罹患脊椎相關的疾病，但事實上卻有動物飽受脊髓疾病所苦，就是那些被強迫使用和人類一樣方式行走的動物。四腳的禽獸如果正常使用四隻腳行走就不會罹患脊椎疾病，但因為逞強使用兩隻腳行走，結果就這樣造成了脊椎的負擔。最具代表性的動物就是和人類最親密的狗，我認為那樣的訓練方式是一種殘忍的愛狗方法，而且是利用狗的善良與先天的忠誠心在虐待牠們。

　　相反地，直立步行姿勢端正的人類如果和禽獸一樣彎曲身體生活的話，那又會怎麼樣呢？當然會造成脊椎病變！由於人類的脊椎和動物不一樣，當然要依照各自的方式使用。直立步行的人類保持端正的直立姿勢，四腳的禽獸保持四腳端正的姿勢；直立步行的人類若是不保持端正的直立姿勢就會受脊椎疾病所擾，因此人類是因為直立步行才會造成脊椎疾病的那番話是錯誤的言論，本書會介紹預防脊椎疾病所需要的步行運動——體態步行法（參見第三章）的相關具體內容與方法。

歪曲的姿勢導致痛症與疾病

姿勢與五臟六腑的關係

　　人類就算沒有能憑藉意志行動的隨意肌（手臂和雙腳）也能生存，但非隨意肌的五臟六腑若是生病就會破壞恆定性且讓生命邁向終結。不過身體彎曲縮小胸廓（環繞胸腔支撐手臂，由骨頭與軟骨組成的骨骼系統）的話，內部的臟器就會互相擠壓呈現僵硬的狀態，進而導致無法正常發揮功能，疾病也會因此而生。特別是肩膀彎曲的話，胸椎與頸椎都會隨之彎曲，顎骨會失去均衡，骨盆和腰椎甚至也會連帶歪曲，相關的非隨意肌也會變狹窄且無法正常發揮功能。這就是體態運動一直強調伸展肩膀與抬頭的原因。

　　人體以肌肉和內臟器官等居多，小腸和膀胱之間只有一處是空置的空間，該位置也就是我們常說的丹田。丹田位於肚臍往下三指幅寬的地方，脊椎整齊且內臟沒有任何問題的人其丹田的體積比自己的拳頭稍微小一點，之所以會刻意強調「內臟器官沒有任何問題的人」，是因為內臟器官有問題的人其丹田上方的內臟會往下擠壓導致丹田變小，嚴重一點甚至有人沒有丹田。另外，我會使用「稍微小一點」的方式來表達是因為我並未實際測量過丹田的面積，而是憑藉一般解剖圖來推測丹田體積的實際大小。

　　那麼人體為何會形成丹田呢？請看看下頁插圖 1 和插圖 2 的內臟器官圖為何會有差異呢？我認為這要取決於我們的「身體是彎曲還是展開」而定。醫學書中出現的大部分解剖圖都和插圖 2 一樣是丹田裝滿臟器的圖案，我猜理由是一般解剖圖多半是解剖身體彎曲且病死的人所獲

得的資訊。反之，以身體展開且健康的人為基準的解剖圖和插圖 1 一樣，內臟並未擠壓到下方，因此丹田維持完整的狀態。

人是否具備丹田是一個相當重要的問題，因為具備丹田代表身體是展開的狀態，不具備丹田則代表其身體是彎曲的狀態。身體彎曲的人其臟器功能會變弱，維持恆定性的功能會變差，最後就會變成失去健康且難以長壽的身體。反之，身體展開的人其臟器會確保充裕的空間，因此活動相當旺盛，隨著維持恆定性的功能提升，身體也就會變健康且活得愈久。

一般人經常會把丹田誤認為是呼吸器官，從解剖學來看時，呼吸器官只包含鼻子、支氣管和肺。丹田並不具備其他功能，視為是不會對膀胱造成負擔且能容納更多尿液，以及就算吃太多也能讓小腸有多餘的空間容納食物。

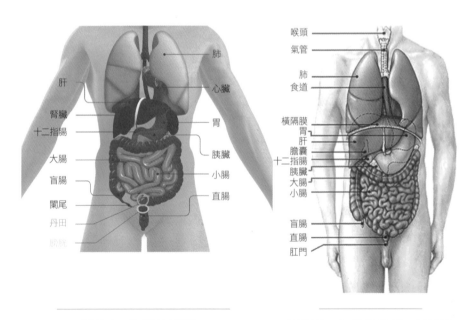

插圖 1：均衡的身體，
具備丹田空間的健康臟器。

插圖 2：失衡的身體，臟器往
下擠壓，導致丹田消失不見。

　　但若是考慮到想確保此一空間就必須展開身體，唯有這樣才能提高維持生命的功能，也能清楚知道不能光憑功能上的價值來評論它。

姿勢與骨頭、肌肉、神經的關係

　　我們的身體彎曲時肌肉就會變僵硬，骨架就會移位歪曲，身體為了自行導正，肌肉就會變得更僵硬且壓迫神經，也因此我們才會感覺到痛症。而這一類的症狀大致上就是頸椎椎間盤突出、頭痛、腰椎椎間盤突出、肩臂痛、五十肩、腰痛等，尤其是我們的背部聚集了重要的神經，姿勢不正會導致背部彎曲且脊椎移位，和脊椎中分岔出來的神經相關的臟器間資訊傳達會發生阻礙，進而造成人體發生病痛。

　　舉例來說（參見第 24 頁插圖 3），若是頸椎發生問題，1、2 號會出現眼睛、舌頭、耳朵的疾病；3 號是臉頰、顏面骨、牙齒發生病變，4 號是造成鼻子、嘴唇、耳咽管等的問題；5 號是聲帶、咽頭等的問題；6 號是頸部肌肉、肩膀、扁桃腺等發生疾病；7 號是甲狀腺、肩膀、手臂、手等部分生病。另外，由於胸椎 1、2 號連接心臟冠狀動脈，會對是氣喘、呼吸困難、手臂和手等部位造成影響；胸椎 3、4 號會對肺部、支氣管、肋膜、胸部造成影響，引發流行性感冒、肋膜炎、支氣管炎、肺炎；胸椎 7 號連接胰臟，調節血糖時若是發生問題，就會成為糖尿病和胃潰瘍的主因。

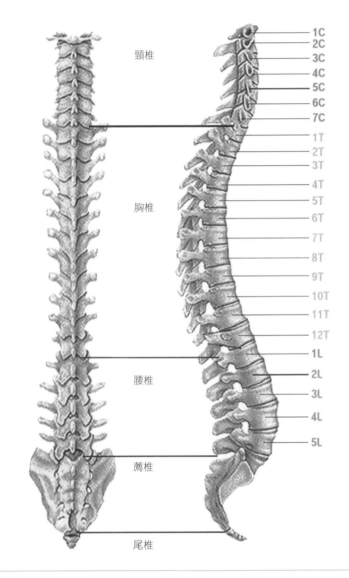

插圖 3：每節脊椎與疾病的關係

脊椎	部位		影響與症狀
1C	往頭部的血液供給、頭皮、腦下垂體、內耳和中耳、腦、交感神經系統、顏面骨	脖子部位	神經過敏、失眠、輕微感冒、高血壓、偏頭痛、神經衰弱、健忘症、眩暈症、慢性疲勞、頭痛
2C	眼睛、視神經、聽神經、靜脈、舌頭、額頭		鼻竇炎、過敏、耳痛、眼睛周圍的痛症、視力障礙、斜視、耳聾
3C	臉頰、外耳、顏面骨、牙齒		神經痛、神經炎、青春痘、溼疹
4C	鼻子、嘴唇、嘴巴、耳咽管		花粉症、鼻水、聽力減退、咽、扁桃腺增殖、肥大症
5C	聲帶、咽		喉頭炎、聲音沙啞
6C	頸部肌肉、肩膀、扁桃腺		僵硬的脖子、手臂上方部分的痛症、扁桃腺炎、偽膜性、喉炎、慢性咳嗽
7C	甲狀腺、肩峰下滑液囊炎、手肘		感冒
1T	手、手腕、包含手指在內的手肘下方的手臂部分、食道與支氣管	背部中間部位	氣喘、咳嗽、呼吸困難、呼吸急促、手和手臂下方部分的痛症
2T	心臟、冠狀動脈		
3T	肺、支氣管、肋膜、胸部		流行性感冒、肋膜炎、支氣管炎、肺炎、充血
4T	膽囊		黃疸、帶狀皰疹
5T	肝、太陽神經叢、血液循環		發燒、血壓問題、血液循環較差、關節炎
6T	胃		包含胃神經的胃腸障礙、腹痛、消化不良
7T	胰臟		胃潰瘍
8T	脾臟		抵抗力差
9T	腎臟和腎上腺		過敏、皮膚疹、蕁麻疹
10T	腎臟		腎臟障礙、慢性疲勞、動脈硬化、腎炎、腎盂炎
11T	腎臟、輸尿管		青春痘、溼疹、癬等的皮膚狀態
12T	小腸、淋巴循環		類風溼性關節炎、脹氣造成的痛症、不孕
1L	大腸	背部下端腰部	便祕、大腸炎、痢疾、腹瀉、疝氣
2L	闌尾、腹部、腿部上方的部分		抽搐（抽筋）、呼吸困難
3L	生殖器、子宮、膀胱、膝蓋		膀胱發生的疾病、嚴重的生理痛、生理不順、睡覺時冒冷汗、全身無力、流產、膝蓋痛症
4L	前列腺下方等寬的肌肉、坐骨神經		坐骨神經痛、腰痛、難受且伴隨痛楚或頻繁的尿、背部的痛楚
5L	腿部下方的部分、腳踝、腳		腿部血液循環較弱、浮腫的腳踝、腳踝無力、腿部無力、腳冷、腿部抽筋
薦椎	坐骨、臀部	骨盆	脊椎屈曲
尾椎	直腸、肛門		痔瘡瘙癢症、尾骨的痛症

　　因此，這就是我們平常必須正確展開身體的理由。但我們必須明白一件事，人體由兩百零六塊骨頭組成，若是其中一節開始歪曲，全身的骨頭為了抓住重心就會形成連鎖效應一起扭曲。也因為這樣，並非導正一個部分就能塑造健康，重要的是養成導正整個身體的習慣。疾病會依照體質或扭曲的程度從最嚴重的部分先發病，但並不是只要治療該部分就能讓其他地方也一起獲得治癒，應當要把全身視為一體才能塑造健康的身體。那麼成功塑造健康身體後會怎麼樣呢？身體就會自己正常發揮作用，就和大自然具備自然淨化作用是一樣的道理，我們的身體只要正常代謝與運作，大部分的病都會自然痊癒。消除多餘的贅肉，塑造成均衡的美麗體魄，緊縮的肌肉自然而然會鬆緩，肌肉骨頭的相關痛症也會獲得改善。另外，藉由讓被壓迫的臟器能獲得更舒適的空間，讓維持恆定性所需要的作用能正常運作。

　　身體的主人是誰呢？就是我們自己！身為主人的我當然就該照顧與關愛自己的身體，因為我們沒有改掉造成疾病的習慣，所以疾病才會找上門。反之，只要維持健康的習慣，就能擁有健康的身體。首先，只要進行自己能力範圍所及的一切，大部分的問題都能自然而然解決，生重病在醫院治療時它也能加強治療效果。相信身體所具備的偉大能力，堂堂正正成為自己身體的主人吧！身體的健康是由我們自己負責，只要了解「維持人體骨頭的均衡就能獲得健康」此一簡單原理，就能創造健康的人生。

痛症與疾病歸因於肌肉僵硬

接下來將會介紹何謂痛症、誘發痛症的肌肉僵硬是透過何種途徑引起，並學習解決問題的方法，就讓我們來了解一下引發痛症的肌肉種類、其功能，以及發生疾病時所代表的意義。

痛症（疼痛）的定義

國際疼痛學會把痛症定義為「和實際或潛在存在之組織損傷有關係，或是這一類的損傷造成之不舒服的感覺或不舒服的情緒經驗。」那麼為何會產生痛症呢？我們的身體組織受損或僵硬時便會感到疼痛，此類痛症可能會讓人產生負面感，但若是本質上感受不到疼痛，大概就會造成可怕的後果，而這就和沒有火災警報的建築物是一樣的道理。假設不小心觸碰到熱鍋子時，那個人在意識到自己觸碰鍋子前就會反射性移開手。這種事該如何才能辦到呢？人體的內部與外部存在著「痛覺感受體」，此一感受體透過脊椎把電子信號傳送至腦部，當腦部接收到這一類的電子信號予以解讀後，我們的身體才會知道是疼痛。以手部接觸到熱鍋子時的情況來說，在腦部知道事情發生的情況之前，身體就能發揮防禦作用，這是因為抵達脊椎的疼痛信號引起自律反射機制，讓接觸部位附近的肌肉遠離疼痛所使然。痛症（疼痛）就像這樣扮演告知危險要素的角色，在健康生活中可說是扮演舉足輕重地位的功能。所以我一直以來都主張「痛症（疼痛）」是「神之祝福」！雖然隨著原因與種類不同會有差異，但痛症本身不能視為是疾病，一般的見解是如果長期放任痛症不管，就會造成致命的疾病，但痛症並非疾病的本質。

痛症的種類

　　一般來說，痛症分為精神上的苦痛與肉體上的苦痛（身體組織損傷、肌肉僵硬）兩種，但體態運動將這兩種痛症視為一體，因為思考上的僵硬也會造成肉體上的僵硬，肉體的僵硬也會導致思考僵硬，精神與肉體難以分開檢視。不過，若是想要解決問題，就該把精神與肉體分為兩種。之所以要分開的理由是，解決此一痛症所需要的處方因人而異，必須先選擇優先事項後再著手開始。應當在判斷主要痛症始於何處，以及摸索解決之道後再下達處方。但體態運動並非進行心理方面的治療，而是透過運動讓身體自然治癒，本書並未談到關於心理治療的內容。但我們要知道使用愛、諒解和安慰去對待生病的人是最基本的一項要件，當必須給予他人協助時，一定要將此一部分列為基本條件。

1. 精神上的痛苦

　　人類同樣也是由物質所組成，隨著化學反應與代謝正常運作，人類就能保存肉體且透過腦部辨識實際存在的一切。因此，精神上的痛苦也該視為是一種肉體上的痛苦。實際上精神上的痛苦也會透過肉體呈現，痛症是始於精神層面上的問題，但透過體態鍛鍊操能鬆緩肌肉且消除精神上的痛苦，我已經藉由臨床實驗證實過無數次了。

　　精神上的苦痛不只是社會問題而已，依照個人的思考方式不同，也可能會是各式各樣的原因，因此每個人可能會有相當大的差異。

　　相關的原因分析與處方也以多元化的方式展開研究與運用，體態鍛鍊操同時也是透過解決肉體上的痛苦來消除精神痛苦的一項方法。但最重要的終究還是對於人類真正的愛與關心。

2. 肉體上的痛苦

造成肉體上的痛苦的原因分為肌肉的僵硬與身體組織的破壞。

‧肌肉僵硬造成的痛症

肌肉僵硬造成痛症的原因可分為下列四種。

第一，過度負荷造成的僵硬，就如同字面上說的一樣，為了防止超過自身力量與關節可動範圍時出現的組織損傷，脊椎執行的激烈手段，它也是一種人體安全裝置現象。這種時候只要讓身體達到均衡且取得充分的休息，很快就能獲得痊癒，但若是繼續讓身體逞強就會演變成慢性疾病。在這邊有一個相當重要的問題，大部分的情況是自己的運動執行能力會在不自覺中變差且低於平常的水準。假設原本的運動執行能力是百分之百，若是降低為六十％的狀態下，硬是使用七十％的力量，過度負荷就會造成僵硬，所以應當利用暖身達到最佳狀況後再運動。運動能力之所以會降低，可能是過勞、壓力、藥物中毒等各式各樣的原因，但最大的原因是身體的不均衡所致。

因為從本質上來看，過度負荷造成的僵硬也是身體不均衡導致的肌肉僵硬，關節的可動範圍縮小後造成運動功能受限而引起僵硬。

第二，身體的不均衡造成的僵硬。為何身體的骨骼失衡，肌肉就會緊縮在一起呢？不只是運動時而已，日常生活中若是不努力維持正確的姿勢，身體就會受重力拉扯而變彎曲，或呈現失去均衡的狀態。失衡的身體會成為疾病的原因，我們的身體為了守護自身的安全，自律神經讓拮抗肌（對抗肌）產生力量時會消耗該力量的能量肝醣，血液會因此酸化且肌肉會緊縮在一起。緊縮的肌肉會限制關節的可動範圍，疲憊的肌肉則無法正常發揮力量，就算沒有進行其他運動，肌肉也會緊縮且疼痛。所以過度負荷造成的僵硬多半也都是因為身體失衡。

第三，無論有氧運動或是無氧運動，乳酸都會迅速達到界限值的情

況。乳酸累積過多就會變僵硬，乳酸界限值依照遺傳因素與個人身體鍛
鍊的程度而不一樣。但即使是具備相同水準的遺傳能力與訓練量，身體
若是失衡的話，由於血液已經酸化且肌肉緊縮，關節的可動範圍會縮小
且呈現疲憊的狀態，最後造成自己的運動能力無法正常發揮。反之，身
體骨頭均衡的人以最佳狀態進行有氧運動的話，在達到自己能力所及的
水準後就會開始累積乳酸，因此差異當然會很懸殊。

第四，心理因素造成的肌肉僵硬。例如，與家暴丈夫一起生活的妻
子、或是時時處於暴力氣氛中呈現緊張狀態的人，就算身體呈現均衡狀
態且沒有過度的負荷，身體依舊僵硬且飽受痛症所苦。

・身體組織的破壞造成的痛症

身體組織受損的情況相當多樣化，但大致上分為下列兩種。

第一，外部衝擊造成的損傷。

組成身體的組織：骨頭、韌帶、肌腱、肌肉等骨頭肌肉組織受損造
成的痛症，並非日常生活造成的痛症，主要是意外造成的居多。但意外
並非全都是不可抗力，意外可能會依照身體與精神的狀況而發生，另
外，就算無法避免意外，只要藉由維持均衡的身體狀態，保持柔軟度與
最佳的基礎體力，就能降低受傷的程度。未能正常管理身體的人就算受
到輕微的衝擊也會造成嚴重傷害，這是我們必須有所認知的一點。

第二，身體不均衡造成內部組織矛盾形成的組織損傷。

若是在歪曲的狀態下長期使用身體，關節就會磨損，增加組織的破
壞與發炎就會造成更嚴重的傷害。另外，脊椎本身彎曲時會壓迫到臟器
且僵硬，代謝與分泌會因此而趨向異常，進而演變成自體免疫性疾病，
也就是同一陣線的人互相攻擊的情況。舉例來說，若是背部嚴重彎曲，
就會和胃通往十二指腸的通道被堵塞一樣，不僅無法正常消化，胃中持
續有食物的狀態下會分泌過多的胃酸且發生逆流的情況，導致食道與胃
壁變鬆，背部嚴重彎曲就和此一例子是相同的原理。另外，受傷的臟器

若是被細菌感染，就會加速組織被破壞的程度。內部肌肉若是持續呈現僵硬的狀態，新陳代謝就會發生變異且形成異常細胞，變成息肉和癌症，人體的組織會因此而遭受破壞，最後導致無法維持恆定性，生命也會走向盡頭。

痛症與矛盾

無論人類具備多麼高尚的理想與哲學，若是生病就無法遵守該信念，相信生過病的人都能理解此事實。我向來都主張肉體是容納靈魂的容器，倘若名為肉體的容器遭受破壞，靈魂就會從容器中流出。人類的靈魂透過容器——肉體明白自身的存在價值且享受生活，當然也有憑藉精神力超越肉體極限的例子，但這種情況並不常見，所以那一類型的人會受到人們的敬仰。但大部分的人受到肉體的極限支配是不爭的事實。

人類何時會憤怒呢？一般來說人類憤怒與生氣時都會有理由或原因，但仔細觀察後能發現，狀況差或生病時突然生氣的情況居多。當我們把肉體視為「容納思考的容器」看待時，愛生氣的人可視為是容器偏小，因此連自身的想法也難以容納。該容器依照肺活量、新陳代謝能力、抗壓指數等健康狀態而不一樣，這一類身體與精神上的極限無法把他人說的話全部聽完，只會一味想要聽結論。問題是這一類的人多半都看不見自己的極限，或是就算看見了也無法克服體力的極限且不管三七二十一就先發飆。

夫婦之間在生病時也會因為不夠體貼與耐性不足而爭吵，小孩鬧彆扭時也會因為無法確實表達不舒服而異常地發脾氣，這一類的情況在職場上也經常可見，與其硬碰硬生氣，如果能把對方當作患者協助其管理身體，說不定雙方的關係能獲得出乎意料之外的改善。

肌肉僵硬的原因與解決方法

　　前面透過痛症的種類與原因可知，精神上的痛苦與肉體上的痛苦其實是一體的事，另外，比起外部的因素，內在的因素才是造成痛症的主要原因。而內在的因素大部分都是人體骨骼不均衡的關係，為何它會造成肌肉緊縮呢？緊縮的肌肉是透過何種途徑誘發痛症的呢？該如何才能讓緊縮的肌肉舒緩且擺脫痛症呢？就讓我們來透過對身體造成影響的「力量的三大要素」來了解吧。

　　如同第 33 頁插圖 4 的左圖一樣，骨頭如果是均衡的狀態，兩邊肌肉都會呈現舒適的狀態，也會保持柔和。肌肉能自由收縮與放鬆，新陳代謝和免疫系統都正常，就能維持健康。但從插圖 4 的右圖可看出，在骨頭不均衡時（即歪曲）肌肉的一邊會被壓迫，另一邊則會拉長且燃燒更多的肝醣、累積更多的乳酸，血液就會趨向酸化。若是大量累積乳酸讓血液趨向酸化，僵硬的肌肉會誘發痛症，假設放任痛症不管、或是使用鎮痛劑或逃避痛症（使用更舒服的姿勢，順應重力的姿勢），新陳代謝就會變異常，最後甚至誘發重病。

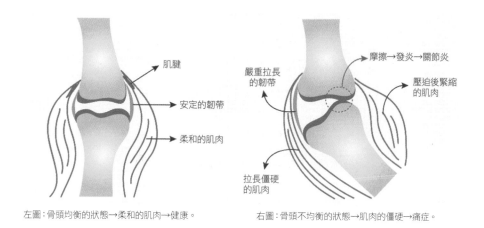

左圖：骨頭均衡的狀態→柔和的肌肉→健康。　　　　右圖：骨頭不均衡的狀態→肌肉的僵硬→痛症。

插圖 4：比較骨頭不均衡時周圍的狀態。

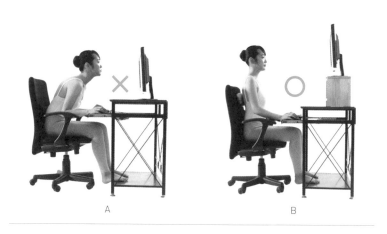

圖 1：A 不良的姿勢。　B 正確的姿勢。

　　緊縮或鬆緩肌肉時作用的力量可分為三種，第一是重力，第二是復原力，第三是自覺實踐能力。如果和圖 1 的 A 一樣看畫面看到如此入神的話，背部就會因為重力而彎曲。身體的骨頭若是失去均衡，肌肉就無法順利放鬆與收縮且趨向僵硬，歪曲狀態使用的關節會因為摩擦而發炎和產生退化性變化。

表 1：對我們身體造成影響的力量三大要素

三大要素	內容	區分
重力	地球從地上拉扯物體的力量（與血液循環、肌肉發達和新陳代謝相關）	自然運動法則
復原力	·恢復為原來狀態（均衡）的力量（健康的內在作用：維持恆定性） ·與物理力量：重力反射的力量 ·生理上調整體溫的作用	一律反射 （軀體反射和內臟反射）
自覺實踐能力	自行理解且實現的力量（健康的外在作用：運動或維持正確的姿勢）	中樞神經 （意識反應）

（力量的大小：自覺實踐能力＞重力＞復原力）

　　重力（作用力）是從地球中心拉扯身體使其彎曲的力量。身體若是呈現彎曲，不只是和各個關節連結的肌肉而已，臟器也會受壓迫導致無法正常發揮功能。因此我們的身體為了保護自己就會啟動復原力（抵抗力），當復原力啟動後，重力就會成為作用力，拉長的肌肉會收縮且企圖恢復為原來的位置，或是支撐不讓自己繼續被拉長，而這股支撐的力量就會成為復原力（視為拮抗肌即可）。

　　舉例來說，背部彎曲時乍看下似乎很舒適，但實際上身體為了自我保護會透過自律神經拚命地讓肌肉運動，而這項運動就是復原力！為了不讓頭部低垂，頸部豎脊肌不斷地與斜方肌合作拉扯頭部讓骨頭與肌肉維持均衡的狀態，而在此一施力的過程中血液會酸化且肌肉會呈現僵硬的狀態。因為骨頭肌肉不均衡而受壓迫的臟器無法獲得充分的活動空間，最後就會無法正常發揮的作用。此時，這些肌肉會不斷地燃燒肝醣，血液也會因此而酸化，僵硬的肌肉壓迫到多個神經時就會引發痛症。身體在不均衡的狀態下若是持續進行運動，關節就會出現單面摩擦的情況，出現發炎引起的紅斑、局部浮腫、發熱和痛症，隨著關節組織受損，就會演變成退化性關節炎。不均衡的關節並非只有關節的問題而已，對其他關節也會造成連鎖影響，特別是脊椎的不均衡會讓維持我們身體恆定性的臟器僵硬，降低代謝功能且縮短壽命。

那麼這一類的不均衡造成的肌肉僵硬是經由何種途徑形成的呢？

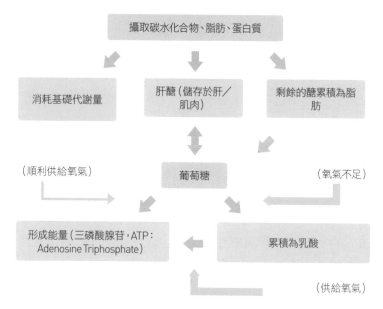

三磷酸腺苷：腺苷結合三分子磷酸的核苷酸，協助身體能量儲存、供給、搬運的重要物質，使用於蛋白質的合成、肌肉收縮、刺激傳導、分泌。水解後形成三磷酸腺苷和一磷酸腺苷，利用分解時形成的能量產生熱、讓肌肉動作與發光，然後出現形成電力的現象。

插圖 5：能量代謝過程

　　人類是恆溫動物，唯有維持一定的體溫、心跳脈搏數、水分含量等才能延續生命。如果以圖示來看的話，人類為了維持生命與獲得代謝功能所需要的能量，會透過呼吸從外部取得氧氣，並且使用嘴巴攝取食物。倘若體內的能量——糖分降低，就會分泌與攝取食物相關的胺類激素，透過中樞神經把對於食物的慾望傳達至腦部，意識到糖分（人體的能量）不足的人類就會攝取食物。

　　嘴巴攝取的食物和唾腺的消化酵素混在一起後就會變成機械式消化，透過食道傳送至胃形成化學消化。分解後的食物透過十二指腸傳送到小腸，在此過程中會被各種消化酵素與腸液消化，養分被吸收後會傳

送至肝臟。傳送至肝臟的養分（醣類）合成、儲存為變成能量（ATP）材料的肝醣。為了當作運動能量使用，儲存於肝臟的肝醣會分解為葡萄糖，透過血液傳達至肌肉等各個組織，另一方面也會從儲存於肌肉的肝醣獲得能量（ATP）。肌肉中分解的肝醣若是獲得充分的氧氣就會製造能量（ATP），氧氣供給不足就會製造出乳酸，乳酸累積後在肌肉收縮前會妨礙鈣與肌鈣蛋白結合，造成肌肉無法正常收縮與放鬆，肌肉就會因此而變僵硬。此時，感覺到痛症的人類會知道自己的情況很危險。

體態運動把像這樣感受到危險信號且企圖克服危險的一連串行動定義為「自覺實踐能力」，也就是感覺和領悟後予以實踐就稱為「自覺實踐能力」。病情可能會隨著自覺者的實踐而惡化，從那一刻起就會變成想要解決痛症而執行的實踐。此一「自覺實踐能力」會讓具備正確知識與實踐意志的人準確地解決自身的問題，變化是源自於持續且反覆的實踐。如果有不良習慣就會造成生病，養成良好習慣的人則能擁有健康的身體。

那該怎麼做才能讓緊縮的肌肉放鬆與擺脫病症，塑造健康的體魄呢？很簡單，只要讓骨頭恢復正常的位置，肌肉自然而然就會放鬆，身體也就會變健康。是要讓自己生病呢？還是治療病症呢？實踐力會依照正確的知識與自覺實踐能力而定。

象徵人類有限性的重力不斷地把我們拉向地面，人體的自然生命力為了對抗它且守護自己，於是便讓肌肉變僵硬且進行抵抗。僵硬的肌肉會誘發痛症，人類透過痛症會察覺到危險狀態，健康狀態會依照自己選擇的實踐而不同，而這就和對身體造成影響的「力量三大要素」（自覺實踐能力＞重力＞復原力）息息相關。我就是依據健康狀態會隨著這三股力量之勢力均衡而不同的觀點創造了體態運動的痛症理論。

重力

重力是來自大地（地球中心）的拉力，屬於自然運動法則的一種。

它代表著人類的有限性與生命力，從泥土中出來的人類回歸泥土的大自然循環之意，也和我們身體的血液循環原理一樣。就是要有重力，我們才能踩著大地行動與生存，唯有進行與重力相反的抵抗運動，人體的肌肉量才會增加且享有健康的生命活動。

倘若我們的生活中沒有重力，那我們的身體會怎麼樣呢？

火星 500 針對太空人進行長時間隔離生活的試驗，實際上宇宙發生的變化都是透過常駐太空站的太空人而公諸於世的，短期的變化主要來自於重力消失的環境。待在具備重力的地球時，血壓會升高從頭流向腿部；反之，在太空時，血壓無論是從頭部或是腿部也都是一樣的道理，血液自然而然會匯集在頭部，臉就會變腫脹。隨著往下傳送的血液變少，腰圍會減少六～十公分，脊椎也不會受到重力影響，身高也會增加五公分。

骨頭中的鈣質平均一個月減少一％，肌肉也會流失蛋白質，據說搭乘俄羅斯和平號太空站的太空人於一年後減少二十％的肌肉蛋白質，而這就是電影中的太空人頭部變很大且下身變得相當虛弱的原因。

為了預防這類的情況發生，雖然有人曾提議說和電影中一樣在太空船內部設置人工重力，但現實中卻難以實現。不過，國際宇宙太空站的太空人為了製造出和重力相同的效果，於是便在身上綁往下拉的高空彈跳繩索，藉由在跑步機上跑步維持肌肉。另外，近來德國的物理學家還研發了一項產品，該產品會利用電力刺激促進肌肉的收縮與鬆緩，進而讓肌肉自行運動。

復原力

復原力是藉由隨意肌與非隨意肌之間的有機關係與動作，讓人體執行自我保護的生命自動維護系統。

非隨意肌是一種受自律神經支配，不受意志影響且能自行運動的肌肉，是維持我們身體恆定性的主要功能。人體的恆定性若是失衡，人類

的生命就會走向終點。

　　自律神經和內分泌器官一起執行維持人體適當內部環境所需的精密內在調節功能，自律神經不會受到大腦直接的影響，是自律調節我們身體功能的神經系統，分為交感神經與副交感神經，各種內臟器官與血管皆分布有一對交感神經末端，執行消化、循環、呼吸、運動、荷爾蒙分泌等維持生命所需的功能。交感神經會調節為能應對緊張、激動、驚訝等環境突然的變化，副交感神經會鬆緩身體，讓消化器官能快速反應，同時讓身體趨向安定。緊張狀態的身體會恢復為平常的狀態。

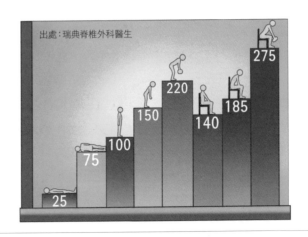

插圖 6：姿勢造成的腰部壓力

　　只要維持正確的姿勢，新陳代謝與氧氣的供給都會正常，也能防止血液酸化與乳酸的堆積，進而維持沒有痛症的柔軟肌肉。但身體不均衡的人會不斷地進行復原，肌肉會持續過度負荷，進而導致身體發生各種問題。藉由痛症感受到危機意識的身體會把能量集中於誘發痛症的部位，然後該部位就會囤積過多的脂肪。另外，作為基礎代謝量與活動能量用剩的醣會囤積為脂肪，部分肥胖最後就會發展為全身肥胖，肥胖進化為各種文明病的原因，當恆定性瓦解時生命就會趨向終結。

自覺實踐能力

　　自覺實踐能力是依照知識與資訊，加上自我感受與判斷後實踐的力量。此時若是具備正確的資訊與實踐就能帶來正向的結果，但錯誤的資訊與錯誤的實踐則會造就負面的結果。若是出現負面的結果，唯有針對原因進行準確的診斷且執行正確的實踐，病症才會自然痊癒。

　　我從小就飽受胃酸逆流所擾，儘管具備優秀的運動神經，但卻缺乏持久力，從擔任菁英柔道選手的高中時期開始一直到接近四十歲為止，都因為腰椎椎間盤突出、頸椎椎間盤突出和五十肩吃了相當多苦頭。

　　這一類的疾病讓我過著經常進出醫院的生活，但卻沒有醫生能治癒我的病症，也因為這樣，對我來說，以遺傳學為主的現代醫學是使用減緩疼痛的鎮痛劑與肌肉鬆弛劑來治療，而以體質說法為主的韓醫學則是使用局部性的針灸與溫灸治療，這兩者只會讓人把痛症視為是自己的命運看待。不具備專業知識的患者，在以醫療權威主義武裝自我、失去醫術且以經營為主的醫院體制下過著鬱悶的人生。按摩、溫灸、針灸、鎮痛劑與肌肉鬆弛劑治療確實具備一定的效果，但都只是暫時性的效果，讓我不禁開始對解決痛症的方法產生了疑慮。

　　遺傳在科學上已經獲得驗證，舉例來說，從父母親身上遺傳到乳癌基因的人其罹患乳癌的可能性為八十％，那剩下的二十％為何沒有罹癌呢？其實並不是運氣好而已，也可以視為是新陳代謝正常與身體健康讓癌細胞無法扎根所帶來的結果。

　　從這件事可看出只要有妥善執行自我管理，在某種程度上能克服遺傳上的極限。體質方面在醫學上也有許多獲得驗證的結果，那麼人的一生就得依照體質尋找符合自身體質的一切來攝取食物且維持環境才會健康嗎？我認為答案是否定的。代謝功能若是正常運作，任何東西皆能食用且不須受體質限制，任何一種環境下都能維持健康的身體。以我自己來說，我的體質是喝牛奶就會腹瀉，吃辣的食物或鰻魚就會胃酸逆流與過敏，也因此而吃了不少苦頭。但是當我矯正身體骨骼讓其變均衡且讓

肌肉放鬆後，就能放心與盡情享受自己喜歡的鰻魚和牛奶。

　　人類受肉體上的極限與重力影響而導致身體的骨頭失去均衡，另一方面，透過復原力誘發如同警報器一般的痛症，腦部便傳送信號守護恆定性，感覺到疼痛的人類如果透過自覺實踐力維持正確的姿勢，身體就會趨向健康，而這就是對我們身體造成影響的「力量三大要素」。體態運動就像這樣是一種能藉由正確的精神思想、正確的生活、正確的習慣維持健康的運動。

透過建築理解的正確姿勢

　　結構最安穩的建築物就是金字塔。

　　現代的建築技術進步，展現了多元化的建築型態，但高樓層建築物可說是金字塔改變的型態。金字塔是下面較寬且隨著愈往上就愈窄的型態，這種型態雖然有視覺設計上的目的，但同時也是考量重力相關的結構穩定性。塔也是使用相同的原理。

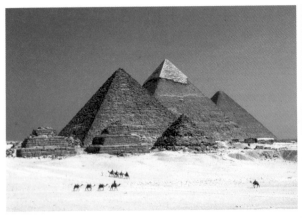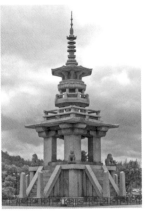

圖 2：最穩定的建築構造──金字塔與塔。

對人體來說，挺直身體和金字塔一樣把重力直接傳達至地面時是最安穩的姿勢。然而，現代建築物當中卻出現為了刺激視覺上的緊張感而傾斜一邊的新型建築。

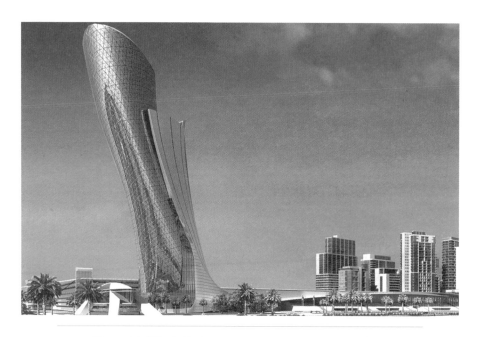

圖 3：首都門大樓（The Capital Gate building）。

以傾斜度最高的阿拉伯聯合大公國阿布達比的首都門大樓來說，一樣於右側和右下端部分設置較堅固的構造物予以支撐。雖然設置較堅固的構造物就能支撐，但若是人體的肩膀彎曲且脖子伸向前方，負責支撐的後頸與肩膀的肌肉就會變僵硬呈現緊張的狀態。

建築物為了呈現設計美感可設置構造物解決此一問題，但擔任人體堅固構造物的是僵硬的肌肉，唯有維持正確的姿勢（金字塔型），才會依照重力的作用方向施力，進而塑造出不需要堅硬構造物，也就是肌肉放鬆且消耗的能量較少的穩定狀態。

透過肌肉理解痛症與疾病

肌肉的功能分類

一、隨意肌

　　隨意肌是能依照意志行動的肌肉，受腦部與脊椎組成的中樞神經支配，是執行維持生命所需的外在功能的肌肉。維持生命活動時首先要執行解決食衣住相關的勞動；第二是守護自身性命的鬥爭活動；第三是為了肉體、精神健康與社會安寧所需要的遊戲與學習等。動物雖然也有隨意肌和非隨意肌，但相較於人類的隨意肌顯得較不具備意義。因為其他動物並非靠自由意志生活，而是靠本能生存，所以並不屬於和人類一樣是能理智判斷的生物。

　　而且人類的存在並不是只有為了維生而已，同時還具備就算預料到自己會吃虧或難以承受的困境，依舊能秉持良心與信念實踐的勇氣。當然動物也具備這樣的勇氣，但絕大部分都是在自己的孩子面臨危險時，和食物鏈比自己更高階的動物決一死戰的情況，這種情況嚴格來說屬於種族繁殖的本能。

　　而且人類和動物有相當大的差異，那就是自殺！動物幾乎不會自殺，從電視上可以看見鯨魚、狼、山羊等自殺的新聞，但至今尚未有研究證實動物是真的會自殺。

　　這一類的情況相當特殊，難以視為是普遍的現象。會因為政治、思想、宗教信念、愛恨關係、經濟問題等多元化的因素，使用各種方法捨

棄生命的，就只有人類而已，自殺是人類使用隨意肌的活動中，最極端
與悲傷的一種實踐能力，因此我認為只有具備自由意志的人類才擁有真
正的隨意肌。

二、非隨意肌

　　非隨意肌是一種非自身意志控制的肌肉。以神經系統來看的話，它
在自律神經系統透過維持人體恆定性維持生命時扮演內在的作用。透過
勞動或鬥爭活動執行維持生命之進食活動的是隨意肌，但從食物經由嘴
巴進入喉嚨的瞬間開始就會由非隨意肌開始執行動作。

　　非隨意肌會執行體內各種臟器的活動、循環、呼吸、調節體溫、促
進荷爾蒙、新陳代謝等的任務。倘若這一類的非隨意肌也變成隨意肌的
話，人類進食時就必須下意識去讓其消化，我們也會因此而不得片刻安
寧，必須時時刻刻忙著工作，唯有這樣才能延續我們的生命。

　　假設心臟是由隨意肌組成，人類就能輕而易舉了斷自己的性命，造
物主雖然賦予人類自由意志，但大概是為了不讓人類輕易浪費生命，所
以才會讓攸關生命本質問題的肌肉全都製成非隨意肌。

表 2：肌肉的功能與作用

功能分類	作用
非隨意肌：自律神經 （個人的意志×）	・內在作用（維持恆定性）：執行體內各種臟器、循環、呼吸、調節體溫、促進荷爾蒙、新陳代謝等的任務 ・維持生命的本能
隨意肌：腦與脊椎組成的中樞神經 （個人的意志○）	・外在作用（勞動、鬥爭）：執行維持生命需要的自由意志的運動任務

肌肉的本質分類

一、延展性肌肉

延展性肌肉是指柔軟且沒有痛症,可執行所有神經傳達與代謝功能之最佳狀態的肌肉。大部分的人都誤以為肌肉結實且肌肉量多才算是健康,青少年時期與二十歲出頭就結束選手生涯的選手們,其特徵就是肌肉結實且缺乏延展性,雖然有些人是天生就擁有具備延展性的肌肉,但讓身體達成均衡時也能形成延展性肌肉。如果姿勢不正確,就算天生具備優秀的體魄,身體也會變僵硬。

在制定體態理論後,我練成了具備延展性的肌肉且塑造了健康體魄,在那之後至今我只見過一個身體和我一樣柔軟的人。他是和我相差十屆的後輩,同時也是第二十九屆北京奧運男子柔道六十公斤級金牌得主崔敏浩,他在柔道選手被視為該退休的二十九歲時之所以能獲得奧運金牌,想必是因為自己的鬥志與能力所造就的結果,但我相信讓他能實現夢想的就是他所具備的延展性肌肉。就算不是奧運金牌得主,晚期才成為運動選手的人大部分也都具備延展性肌肉。

二、僵硬的肌肉

肌肉的僵硬是血液與肌肉中堆積之乳酸所致,原因是肌肉過度負荷、身體不均衡,以及無氧運動等三種。肌肉僵硬者會一直覺得疲倦,呼吸、消化、生理、代謝等的功能也會發生異常,進而導致免疫能力變差,若是僵硬狀態持續沒有改善,很可能會演變成嚴重的病症。透過我的情況和現場指導的經驗來看,僵硬的肌肉會造成運動能力低落,同時也是妨礙成長期孩童正常成長的最大因素。

這一類肌肉僵硬的人只要依照對身體造成影響的「力量三大要素」

理論讓身體達到均衡，恢復速度相較於硬化的肌肉就會顯得更加快速。

三、硬化的肌肉

　　肌肉硬化是指肌肉纖維化，無法正常供給血液，神經傳達物質也無法正常運作。因此肌肉無法正常收縮（作用肌）與放鬆（拮抗肌），延展性與各種運動執行能力明顯降低，感覺會變遲鈍且呈現感受不到疼痛的狀態。我們常說肌肉變成和骨頭一樣硬，也稱為「肌肉的骨化」。

　　肌肉僵硬者不只是運動執行能力的功能有問題而已，當身體慢慢變僵硬後，就會發生嚴重的病變，但一般人往往都沒能及時察覺到異狀。肌肉若是因為僵硬而長時間無法使用，就會與周圍的組織結合在一起或骨化。另外，非骨骼肌且不太使用的肌肉持續骨化，或是身體特定部位持續受到撞擊的話，肌肉會慢慢變僵硬且失去感覺。以前武人練拳時會進行讓拳頭感覺變遲鈍的訓練，泰拳選手使用小腿承受疼痛踢堅硬沙包的過程也和這種情況類似。另外，我因為脖子嚴重過短，頸椎 6、7 號與胸椎 1、2 號部位彎曲，連續數年間都受頸部疼痛所折磨，後來還出現僵硬到感覺不到疼痛的現象，而這也是肌肉硬化造成的結果。

　　雖然特定部位不斷受到外力刺激而導致部分纖維化，但脊椎的變化與周圍肌肉的纖維化會造成更大的問題。不只是脊椎，甚至造成相關臟器的肌肉麻痺與臟器功能變差，當然偶爾也會出現本人未能察覺到異狀的情況，隨著全身的免疫力降低，它也會成為造成重大疾病的原因。

表 3：肌肉的質量種類

質量種類	狀態
延展性肌肉	柔軟且沒有痛症的肌肉
僵硬的肌肉	僵硬、疼痛且疲勞度高的狀態
硬化的肌肉	肌肉纖維化導致感覺遲鈍且感受不到疼痛的狀態

肌肉的構造種類

一、骨骼肌

　　位於手、腳、手臂、腿、胸部、肚子等的皮膚底下，附著於骨頭與骨頭之間的肌肉就稱為骨骼肌。骨骼肌也稱為「橫紋肌」，屬於隨意肌。骨骼肌是一種會受到與意志有關係的運動神經傳達之刺激而動作的肌肉。

二、心肌

　　由於心肌也有橫紋，雖然它屬於橫紋肌的一種，但卻是無法依照自己意思動作的非隨意肌。心肌或內臟肌是依照自律神經的信號動作，與自己的意思毫無關係。另外，隨著情況不同，就算沒有收到任何信號，它也會反覆地自動收縮與放鬆。由於心肌具備這樣的性質，我們的腦部或神經休息的睡眠過程中也才得以讓血液循環維持生命。

三、內臟肌

　　形成心臟、胃、膀胱、子宮等內臟或血管、淋巴管等肌壁的肌肉，心肌除外的內臟肌是平滑肌，它同樣也是無法憑藉自己的意思動作的非隨意肌。

　　肌肉不斷地反覆收縮（蜷縮的現象）與放鬆（增長的現象）且執行其功能時，並不是面積會縮小或拉長，而是收縮後肌肉會變粗。所有的肌肉都是透過收縮與放鬆發揮其功能，收縮速度以骨骼肌最快，接著則是心肌，內臟肌（平滑肌）會以相當緩慢的速度重複收縮與放鬆。人體有大約四百個大大小小的骨骼肌，可執行快速且複雜的運動。由於心肌

或內臟肌附著於把柄形狀的臟器腸繫膜，這些肌肉會透過收縮推動把柄
形狀的內含物。舉例來說，心臟是推動血液，膀胱則是推動尿意。

現代人常被莫名痛症困擾

　　這段期間透過健康相關的演講及指導領悟了一件事，就如同大自然存在著質量守恆定律一樣，人類的勞動也存在著「勞動守恆定律」，也就是說人類能執行的勞動量有一定程度的限制。其實是因為我見許多人雖然花費更多時間讀書與工作讓自己更早踏上成功之路，但相對地也很快就罹患了重病，接下來我要介紹某個知識勞動者的情況。

展開身體，自然消除痛症

　　二〇一一年春天，一位身材高大且體格相當魁梧的人搖搖晃晃地走來找我，而且當時他的表情顯得非常痛苦。他是在遙遠的濟州島努力讀書考上名校，後來錄取韓國大企業 H 公司。進入公司後，他基於好勝心不分晝夜努力工作，三十五歲年紀輕輕就以飛快的速度晉升為 H 食品開發研究所的所長。

　　幾年後他因為肺部疾病動了大手術，後遺症讓他反覆停職和復職，最後他選擇了離職。手術雖然順利結束了，但莫名的痛症卻讓他無法正常生活。即使他去最棒的醫院和名醫就診，但卻未能找出原因和解決方法，最後才會選擇來找我尋求運動處方。他的通信軟體狀態消息寫著「如果世界末日來臨，那是否就能擺脫此一苦痛呢？」，由此可知他承受著莫大的痛苦。

　　患者本身從事和食品與健康相關的業務，因此，具備豐富的醫學知識，當我以體態運動的理論背景（對我們身體造成影響的力量三大要素——重力、復原力與自覺實踐能力）與體態診斷法針對其痛症說明原因

與解決方法後，患者回答說：「這個理論深具邏輯，我至今還沒接受過這樣的診斷！」，他並且表示自己非常期待且很努力進行了體態運動。之後，他每個星期接受兩次指導，經過不斷地努力進行治癒後，那年秋天他和集團會長面談後再次復職了。這是歷經七個月的時間創造出來的成果，諮詢時他表示：「在醫院的肺部手術很成功，而且醫生說沒有其他問題，但痛症卻非常嚴重！」。以下是我提出的診斷與解決方法。

「所長！人類是直立步行的生物，只要肩膀往後扳且敞開胸懷，肩膀與骨盆就會達成均衡，如此一來便能塑造健康的脊椎。脊椎的健康能提升五臟六腑的功能，讓全身的肌肉呈現舒緩的狀態，進而讓我們擁有健康的體魄。不過所長你的身材很高大，平常和他人四目相交談話時很容易就會讓背部彎曲，再加上從年輕時就很努力讀書和工作，當然就會造就背部彎曲的身體構造與生活環境。彎曲的背部會導致五臟六腑的功能變差，免疫力也會下降，最先生病的器官就是肺部！而且你的胸部動過大型手術，內心的恐懼和肉體的疼痛讓身體更加畏縮，畏縮的身體會讓免疫系統更加惡化。全身的僵硬也同樣如此，若是想要正確的直立步行，肌肉和骨骼就該在正確的位置，身體變彎曲後，我們身體的復原力（等長運動，Isometric Exercise）會過度加強，肌肉就會累積過多的乳酸，肌肉會持續僵硬誘發疼痛。我認為所長只要鬆緩緊繃的肌肉，並且執行讓身體展開的運動，自然而然就能消除痛症。既然醫院都說你沒有罹患任何疾病，那只要充分執行這項運動就能獲得效果。」

最後我指導他展開身體的正確方法，以及協助消除生活中造成身體彎曲之環境要素的生活運動。塑造直立步行的人類原本均衡的外貌就是最棒的治癒方法。

從健康面來看人類歷史三階段

　　我從健康層面將人類的歷史分為三大階段。第一是被記錄為最初人類的阿法南猿（三百九十萬年前～三百萬年前）的誕生，腦容量只有現今人類的三分之一而已，骨盆發達且能直立步行，使用工具的部分和遺傳上具備明顯的特徵足以區分為是人類；第二是農耕時代（新石器時代～大約八千年前）的開始；第三是產業社會（兩百年前）的開始與電力發明演變的勞動時間延長。

　　人類歷史中至今還有許多矛盾的是進化論與創造論，針對這裡記述的歷史認知，希望各位能掌握其中的重點，我想要表達的是「人類長久以來就是直立步行的生物」，進化論也只是一種主張，創造論對主張科學分析的人來說，只是不合邏輯的主張。不管怎麼樣，我的重點是「人類確立能直立步行的理想姿勢就如同是確立自身的本質，唯有依照自身的本質生活才能健康」。

　　另外，有人主張早期人類是由移居生活變更為農耕生活；相反地，也有主張說人類是生活在氣候或農作物條件符合農耕的地區，所以根本就不需要進行移居生活，而是一開始就是定居生活。但重要的並不是這一類的主張，而是農耕集團比移居集團更龐大，科學文明進步後，他們變得更強大了。本書以各級學校教科書內容將時代進行了區分與說明。

　　人類大約四百萬年間都是過著直立步行的生活，為了對抗惡劣的自然環境求生，以及方便狩獵與採集，胸口呈現展開的狀態，視線優於四腳禽獸能看得更遠，脊椎能適當地彎曲，執行緩衝作用讓身體的衝擊不會直接影響腦部，脊椎由骨盆支撐維持人類端正的外觀。人類利於狩獵與採集活動的姿勢讓人類不斷地進步，並且讓人類成為世界的主人。

表 4：從健康面來看人類歷史三階段

時代區分	四百萬年前 （阿法南猿）	八千年前 （新石器時代）	十八世紀〜現代 （產業社會——國際化時代）
謀生職業	狩獵與採集（移居生活）	農耕時代的開始 （定居生活）	產業社會（物質的時代）〜知識資訊、價值創造時代
勞動型態	·有陽光時才工作 ·依照環境條件、肉體能力採取和消耗	·有陽光時才工作 ·生產與消耗的增加	·電力的發明——勞動時間延長 ·可透過分工大量生產——單純的重複作業
組織規模	小組織	小組織 VS 大組織	國家 VS 國家 〜國際化
分配	原始共產制	形成持有概念	分配衝突增加
社會結構	平等社會	階級社會的開始	個人的自由增加
健康	·要求對抗自然環境生存所需要的強韌體力 ·人類的理想生活狀態，和現代人比較的話，病痛比較少	·勞動生產性增加，營養狀態改善、壽命延長、人口增加 ·分為支配階級（展開者：長壽）和非支配階級（彎曲者：短命）	物質文明的進步，平均壽命變長了，但營養過剩且姿勢不良的生活擴大，健康的品質正逐漸縮小當中

　　隨著農耕時代的開始，人類從移居生活轉換為定居生活，從小組織進化為大組織。勞動生產性增加，糧食趨向豐富，壽命延長且人口也增加了。需要大量勞動力的農耕組織攻擊小型的移居組織使其成為奴隸，形成「持有」的概念且展開了階級社會。後來支配階層成為展開者，奴隸階層則是彎曲者，身體展開的人健康且長壽，彎曲者奴隸必須一直彎腰工作，不符合人體的彎腰姿勢成為萬病的原因，進而導致短命早逝。

　　人類的身體原本端正展開，但產業化後，勞動環境經常為了提高生產量而疏忽健康（以彎曲的姿勢勞動），分工化的反覆勞動導致肌肉過度使用和過度負荷，沒有使用的肌肉功能退化導致身體失衡。不過一直到十八世紀之前，如果沒有特殊情況，大概就只有太陽升起的時間會工作，但產業社會的開始加上電力與燈泡的發明，人類便開始不分晝夜勞動的生活。特別是進入現代後，科學文明的進步讓整個社會趨向機械

化，導致肌肉與五臟六腑的功能退化且變僵硬。身體變成嚴重不均衡，內部臟器受到壓迫，最後造成心血管發生問題，免疫系統變弱成為萬病的根源。姿勢的問題就像這樣與健康有直接的關係。

888 運動

　　二〇一二年九月發表了一個深具意義的研究結果，瑪麗安娜‧維爾塔寧（Marianna Virtanen）博士率領的研究團隊針對工作時間與心臟病的關聯性彙整了一九五八年到近期發表過的十二項研究結果。包含東、西方在內調查對象多達兩萬二千名，結論顯示工作八小時以上時，發生心臟病的機率高達四十～八十％。

　　我一直都主張 888 運動，意思是睡覺八小時、工作八小時和休息八小時。

　　最非人道的奴隸制度也只有在太陽升起的期間進行勞動而已，平均的勞動時間是八小時，然後必須休息補充體力。

　　公司與社會必須把父母親送還給孩子們，家庭教育是最重要的一項教育，唯有在健全的家庭中學習被愛與愛人，以及學習健全家族共同體的意思，社會才會趨向健全。利用法規與取締控管與囚禁人有一定程度的極限，只有健全的家庭才能提升愛與共同體意識。即使經濟上相當富裕，但卻未能獲得父母親關愛的孩子、以及未能獲得保護的孩子都會變得很不幸，進而塑造出不幸的社會。

　　為了塑造健康的身體，努力維持正確姿勢是我們每個人都必須努力實踐的一件事。另外，我們還必須改善作業環境，從工廠作業環境到一般辦公室作業環境都要塑造成，能維持人類最理想的姿勢與健全勞動的環境。所以體態運動的目標是追求超越個人身體運動，擴大到改善生活文化的社會運動。

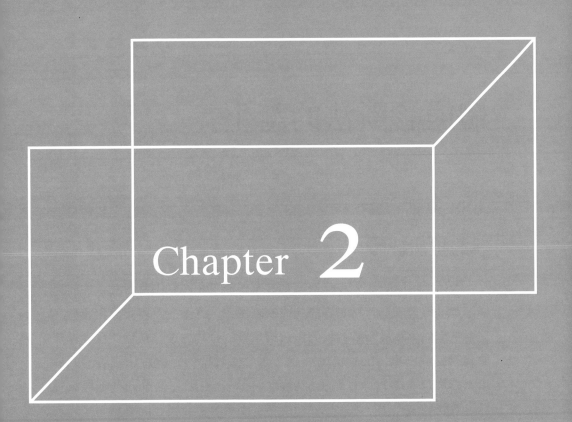

Chapter 2

簡單的
體態診斷法

體態診斷法的誕生

我的抗病經驗

從幼年時期開始，我就常因為貧血而倒下，也常因為胃酸逆流而覺得不適，經常因為食材對身體造成的副作用，三不五時就腹瀉和腹痛。只要吃添加有我最喜歡的秋刀魚、鰻魚等的食物、或是辣炒年糕等偏辣的食物就會出現胃酸逆流的症狀，喝牛奶就得做好會腹痛和腹瀉的覺悟。過敏皮膚讓我一直飽受搔癢症狀折磨，香港腳嚴重到蔓延至腹股溝，讓我難以正常行走，也曾一度希望不要再看見自己的腳趾甲。特別是會隨著季節發作的乾癬和富貴手甚至會讓我看不見自己的指紋，還經常無法正常拿起物品而導致掉落到地面。

我的爆發力很好，但持久力卻很差，經常受傷和覺得疲倦。基本上我的個性很溫和且善於體貼他人，但若是不符合我的標準，我很容易就會感到煩躁與氣憤，雖然我天生就具備不錯的肌肉，但因為缺乏延展性，運動時學習某個動作時的進度往往都會落後他人。或許是這樣的關係，跳舞時我都不敢看自己的樣子，我至今跳舞時肢體依舊無法協調。所以我最羨慕擅長跳舞的人，我的願望是總有一天要學電視上藝人們跳的舞步。

高二時五十肩讓我的左手臂幾乎無法正常使用，頸椎和腰椎椎間盤突出則讓我無法繼續正常的訓練，使我一直都對其他付出努力的選手覺得很愧疚。後來訓練時我多半都只有在旁邊看而已，因為我是以體優生的身分就讀高中，就算練習不足，但我還是得參加比賽。腰痛讓我的生活相當煎熬與無力，另一個如同瘤一般折磨我的就是左肩胛骨周圍的肌

肉痠痛。

　　現在回想起來讓人忍不住很想哭，因為這些痛症折磨我一輩子，當時無論我接受何種治療和處方都無法改善，甚至有人建議我去找靈媒諮詢是否是被祖先的魂魄附身。我小時候就會去寺廟向佛祖祈禱，青少年時期也會去教會向上帝祈禱。

　　成年學會喝酒後，我的酒量向來都比其他人差，很容易嘔吐且經常會心悸。我的消化功能特別差，只要看見飯就會忍不住嘆氣。每當看見飯心裡就會想：「唉！要吃飯才能活下去！」，吃完一碗飯我大概就會趴在地上！我感覺到自己不斷地嘆氣，而且有好一段時間都呈現半夢半醒的狀態，每次都要扶著自己的腰才能站起來。然後要若無其事地管理臉部表情繼續進行自己的工作。我透過西醫診斷出的低血壓無時無刻都在纏著我，在韓醫則一直被診斷出「體質上的消化功能、肺部功能太弱且氣虛」。

　　我一直到二○○九年為止，每年平均的醫療費基本上都超過兩百～三百萬韓圜（編註：約台幣五萬～八萬元），西醫一直都是使用物理治療和肌肉鬆弛劑；韓醫則是針、溫灸、拔罐、放血療法、符合體質的漢藥處方；民間療法則有各種矯正治療和按摩等輪流進行，而且還必須尋找對身體有益處的食品。之後症狀若是稍微好轉的話，就會再忍耐一段時間，若是復發到難以正常生活的話，就會前往醫院和尋求各種方法。我去過全國各地知名的醫療院所，投入了大量的時間和金錢，但我的病卻遲遲沒有痊癒。吃飯對我來說，是特別煎熬的一件事，我的身體慢慢變瘦，五十肩和肌肉痠痛讓我更加疲憊。

如何讓病痛澈底被根治？

　　我從年幼時一直到二十多歲後期都希望某個具備實力的人能治癒我的病，但通常都是只有暫時好轉而已，病症不斷地反覆復發，後來我對那些人已經不抱任何期望了。我下定決心要對既有的醫學知識從根本開

始重新思考一番。為何只要有一個部位發生病痛，該部位就會折磨那個人一輩子，而且不會輕易痊癒。這個世界上不存在著所謂的根治嗎？明明好轉了為何又會復發呢？明明依照體質進行處方了，但為何身體狀態一直沒有改善呢？難道我是必須把病症當作命運一樣背負的體質嗎？通常孩子也會有和父母親一樣的病症，這真的是遺傳所致嗎？我們觀看疾病的角度是不是錯了呢？當腦袋中浮現這一類的念頭後，我便開始彙整自己對於人類本質與疾病的想法。甚至讓我懷疑我們人類到底是什麼樣的存在，又該如何才能塑造健康的生活呢？

　　由於我從小就持續在累積治療經驗，撇除在鄉下村莊協助擔任醫生的父親且對人體感興趣的幼年時期，我開始接觸身體是在學習柔道的十五歲，至今累積了超過三十年的經驗，而且慢慢以有系統的方式進行彙整，最後研發出來的成果就是體態診斷法。

疼痛會出現在肌肉僵硬處

　　我以這段期間的治療經驗為基礎得到了相當重要的結論，除了不可抗拒的意外或來自外部的特殊壓力之外，疼痛會出現在肌肉僵硬處，而僵硬的肌肉中也有部分會因為拉長後導致無法正常收縮與放鬆，造成緊縮的部位出現疼痛感。體態診斷法就是在這樣的過程中誕生的。

　　我從小就有背部彎曲、使用左腳支撐站立、使用左手肘支撐的習慣，這一類的習慣就是所有疾病的原因，首先，背部彎曲會導致所有臟器受壓迫而無法正常發揮功能。當然肩膀向前傾斜後背部會彎曲，導致肺部和心臟功能變差，持久力也會因此而變弱。被壓迫的胃腸會讓人經常腹痛和因為胃酸逆流而相當煎熬，而且也必須過著經常腹痛和腹瀉的日子。特別是腎臟受壓迫後就會一直呈現浮腫的狀態，而它所造成的血液混濁與肌肉緊繃會導致血液循環發生障礙，氣血循環不順暢則會導致免疫力變差，而且三不五時會生病。臉色同樣也會一直呈現黃色，經常有人詢問我是否哪裡不舒服，而且還有各種過敏性皮膚病。

　　特別是我雙腳的香港腳都很嚴重，一直都是支撐點的左腳格外嚴重，在研發出體態運動之前，我的腳趾甲幾乎所剩無幾。左邊頸椎椎間盤突出、偏頭痛、鼻炎、鼻竇炎、乾眼症、五十肩、腕隧道症候群、富貴手、肌肉痠痛、腰椎椎間盤突出、失眠、膝蓋痠痛、腳踝經常扭傷、小腿抽筋等所有的疾病都發生在左邊，這些全都是十多歲時就開始有的疾病。後來，我彙整體態理論矯正歪曲的身體後，終於塑造出從未體驗過的健康體魄，並且透過體態運動指導師此一職業同時獲得了健康、報酬和幸福。

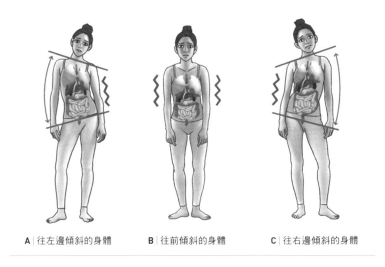

A｜往左邊傾斜的身體　　B｜往前傾斜的身體　　C｜往右邊傾斜的身體

插圖 7：依照身體傾斜的狀態壓迫緊繃的臟器

　　身體是一個人的歷史，一個人使用身體的習慣會決定其外觀，隨著外觀受壓迫的方向不同，受壓迫處就會形成病變。某個臟器若是長期受到壓迫，該臟器的功能就會變差且變僵硬，如果能知道受壓迫之臟器的功能，就能清楚知道何種功能變差，以及會伴隨何種現象。

　　所以依照身體的歪斜程度判斷的體態診斷法相當簡單，任何人都能診斷身體和預見未來即將發生的疾病。此一診斷法就像是依照身體的外觀讀書一樣進行診斷，就和正確唸出學會的文字一樣，體態診斷法只要

學會後就能精準地進行診斷，我已經透過臨床實驗和培訓出來的體態運動指導師的現場教學確認過效果。

就是因為太精準了，在其他地方進行專題講座時，甚至還有聽眾懷疑說：「會不會是事先串通好的呢？」。由於只要透過體態診斷法就能清楚知道痛症與疾病的原因，因此解決方法就會更加明確，而且效果比其他運動治療方法更驚人。這樣的結果並未另外透過宣傳，只是透過口耳相傳而已，每年進行體態運動的人口依然持續在增加，光是二〇一八年度全國就增加了五千多名的新會員，普及的速度非常快。

然而並不是看懂字就一定能理解整篇文章的內容，就算學習基本的診斷法，親自綜合所有診斷內容後判斷時，要透過許多臨床經驗與詳細的教育訓練才能提升其精準度。當我知道隨著身體失去均衡，持續與反覆地壓迫會造成身體的病變後，我便著重於塑造端正的身體，研發了名為「體態運動」的運動方法，後來我終於能擺脫所有的病痛。

體態診斷前須理解的事

疾病並非突然出現，而是慢慢形成

　　一般人覺得不舒服或體力不如以前時，都會認為自己的身體發生問題了，平常沒有特別不舒服的地方或讓身體逞強進行活動的話，大概就無法輕易察覺到自己的體力變差。所以就算使用體態診斷法說明身體發生問題了，許多人都有不願意承認的傾向。但若是透過體態診斷法診斷出身體持續歪斜，就算當下沒有任何不適，但也該視為那個地方有問題。而且實際上施力按歪斜處與反方向的肌肉後會感覺到疼痛，在感覺到更疼痛的部位發現確實有病變。

　　如下頁插圖 8 假設健康溫度為三十六度時，人物 A 可在三十六度的狀態下一口氣抬起米袋。A 久違地在秋收季節返鄉回去見耕農的母親，當時正值秋收之際，A 在農田試著想和以前一樣一口氣抬起米袋，但卻不幸造成腰部發生急性重症。A 為何會變成腰痛患者呢？他的健康溫度在不自覺中降低了，但他卻完全沒察覺到異狀。這是因為沒有出現其他痛症，體力上也沒感覺到任何異樣的關係。然而，錯誤的習慣總是在無聲無息當中累積，身體也會不自覺慢慢適應，只要沒有特殊的契機就難以察覺到疾病的存在。

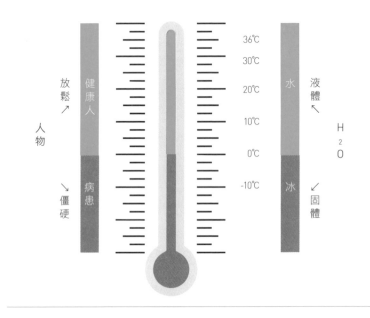

插圖 8：質量變化概念圖（人和 H_2O）

　　完成秋收回家的途中，母親給了醃漬的泡菜，於是 A 準備把泡菜放進後車廂，但此時腰痛又再次復發。那是泡菜罐造成疼痛的嗎？不對！因為那個人的健康溫度降到二十度，在某個時間點發生了質量的變化讓他變成了病患。

　　回到家後他感覺到身體不如從前且覺得不舒服，為了洗頭而低頭時突然出現急性腰痛，那是洗頭時握住的蓮蓬頭造成腰痛的嗎？不！在那之前健康溫度已降到十度以下，擺出不舒服的姿勢時就立刻發生了疼痛，同時也確認已經罹患了疾病。疾病是在養成不當姿勢的習慣持續與反覆的過程中悄悄形成，體態診斷法會透過彎曲歪斜形成的身體外觀與肌肉的質量評價姿勢，是一種光憑姿勢就能預見疾病，以及準確找出疾病的診斷方法。而且它是就算不具備艱深的醫學知識，也能輕易與簡單診斷身體狀況和預測疾病的驚人診斷方法。

健康的人和病患之差異

　　水和冰的組成要素一樣都是兩個氫原子和一個氧原子，依照質量可分為液體與固體。人類的人格之本質也相同，但健康者與病患的生命質量卻可能會不一樣。

　　當某個變化連同事物的名稱也變化時，我們稱為「質量變化」。

　　那質量變化是如何形成的呢？

　　它是因為持續與反覆的實踐而形成的。

　　冰水不可能會瞬間沸騰，熱水也不可能會在瞬間變成冰，倘若真的發生這樣的情況，只有添加人為因素或超自然影響力時才能辦到。水溫會慢慢上升沸騰至一百度。就像是沸騰的水放置在會讓其變冷的環境中，直到水溫下降至零度結冰時一樣，質量的變化會隨著環境與條件慢慢形成，當達到某個臨界點時就會引起質量變化。

　　人類的身體亦是如此，撇除化學、物理、生物學、超自然、人為操控等因素以外，健康者是不可能在瞬間突然變成病患或發生障礙。健康會隨著生活環境、健康管理習慣持續、反覆的時間而不同，因此，人雖然誕生時有順序，但死亡卻沒有順序。就算出生時同樣也很健康，但具備健全環境與習慣的人就能擁有健康的生活，製造疾病的環境與習慣會讓人被疾病纏身且短命。人體就會發生質量變化，從健康者（液體）變成患者（固體）。

表 5：依照知識資訊習慣而不同的生命質量 1

健康的出生	健康的資訊、習慣○				無病長壽 生命的質量⇧⇧
	○ ⇨ ○ ⇨ ○ ⇨ ○ ⇨				○
健康的出生	有害的習慣 ×	生病短命 生命的質量⇩⇩			
	× ⇨ × ⇨	×			
	0　10　20　30　40　50　60　70　80　90　100　110　120 歲				

　　懂得變通的人其人際關係良好且具備社交性；但不懂得變通的人其人際關係就會很差。就如同清澈的水充滿生命力；所有生命活動在冰中都會停止一般，肌肉柔軟的人很健康，肌肉慢慢變僵硬的人則容易罹患疾病。換句話說，變僵硬就是生病，而且是提前死亡的徵兆。所以肌肉若是變僵硬，就會透過疼痛事先傳送危險信號，若是本質上無法解決疼痛的原因，最後生命就會走向終結。因此僵硬可以視為是正逐漸死去的意思。

　　不過身體都已經覺得疼痛與疲憊了，誰會想要就這樣默默承受呢？所以人類會不斷地治療疾病，學習健康生活所需要的相關資訊且努力地實踐，大概就是這一類的努力讓現今的醫學獲得進步。但很諷刺的是，比起預防疾病的本質因素，預防醫學採取了以治療為主的醫療文化與經濟理論為主軸的預防注射制，或早期檢驗的方法，但醫學診斷卻一直停留在須等到發病後才能知道生病的階段。

　　也因為這樣不斷地錯失透過真正的預防功能，促進國民健康與縮減國民總醫療費用的珍貴機會，讓人不禁覺得遺憾。

　　我們常說習慣是第二遺傳，雖然習慣其實並非遺傳，但它是指只要養成一種習慣，它就會和遺傳一樣難改變的意思。若是沒有改變習慣，就無法改善自己的健康，習慣並非遺傳，只要清楚掌握自己的錯誤習慣且付出努力的話，就一定能予以導正和塑造健康的身體，問題就在於資訊的準確度，如果透過精準與正確的資訊以良好的習慣守護生命，相信就能讓身體恢復健康。

表6：依照知識資訊習慣而不同的生命質量 2

健康的出生	有害的資訊、習慣× 健康的資訊、習慣○		克服疾病 生命的質量⇧	
健康的出生	× ⇨ ○ × ⇨ ○ ⇨ ○ ⇨		△ ○	
健康的出生	0　10　20　30　40　50　60　70　80		90　100　110　120 歲	

　　但如果沒有病痛的話，在不自覺中就會恢復以前的習慣，這樣舊疾就一定會再次復發。不斷重複這一類惡循環的人大概就無法享受生命，只能過著勉強滿足的生活，若是能完全改善惡習且導正生活，就能塑造出一個能享受健康的人生。

　　千萬要記住一點，就算以前的痛症消失不見了，也不代表疾病已經痊癒。唯有身體達到均衡且長期維持良好的習慣，才能帶來良性的變化成為一名健康人。長期生活在有害的資訊與習慣當中且發生疾病時，若是沒有予以糾正，無論進行何種治療都一定無法百分之百痊癒，只能維持現在的狀態而已。

表 7：依照知識資訊習慣而不同的生命質量 3

健康的出生	有害的資訊、習慣× 健康的資訊、習慣△								疾病生活 生命的質量△		
	×	⇨	△	×	⇨	△	×	⇨	×	△	
健康的出生	0 10 20 30 40 50 60 70 80 90 100 110 120 歲										

　　就算努力改變環境與習慣塑造健康的人生，但若是注意力只是著重在解決當下痛症的資訊、或是依照錯誤的資訊付出努力，即使能改善某種程度上的症狀，但疾病卻隨時都有可能再次復發，讓人逼不得已只能默默將疾病視為是命運的一部分。不過那樣的人生也只不過是苦難的延續罷了，說不定年老後就必須在不斷支出醫療費和汲汲於延續不健康之性命的日子中度過餘生。

　　因此我們需要準確的資訊。人類維持生命的因素大致上可分為客觀因素和主觀因素。如果我們常說的衣食物是客觀因素；讓攝取的食物、水分、氧氣正常消化後成為身體的一部分，並且讓其順利循環就是主觀因素。第三章不會失敗的體態瘦身法（第 124 頁）就是以改善這一類的主觀因素，實踐讓客觀生命活動變成均衡生活為目標，體態鍛鍊操是一種藉由治療疾病與造成疾病之失衡身體來解決主觀問題的健康運動。

現代醫學只是一味地從客觀與周圍環境尋找病因，而體態運動則在自己的不當姿勢中找出了原因，只要在確定正確的姿勢後持續維持，就能不受體質、遺傳、環境上的不利因素影響，讓身體恢復原本的健康。當然我並不是忽視客觀因素，客觀的環境有能憑藉自身意志克服的部分，也有無法克服的部分，但塑造正確的姿勢是憑藉自身的意志就能辦到的事情。

體態診斷法同樣也是透過矯正身體且確認歪斜的程度來類推以前的生活習慣，唯有找出目前的疾病和預見疾病的診斷精準，才會清楚知道疾病的解決方法。因此最重要的就是診斷！若是診斷發生錯誤，運動處方的結果是可想而知的。

現代醫學診斷的問題

近來由於科學文明的進步，不僅發明了尖端醫療器材，運用機器的協助能精準診斷人體，透過手術與藥物也能直接解決多項疾病。解決疾病的方法慢慢在進化，人類正一步步在實現延長生命的夢想。過去有些疾病需要憑藉豐富的經驗與天生的能力才能推測，現在就算天生的資質不夠，只要接受機器操作方法和醫學教育的訓練，任何人都能診斷身體，我們真的生活在一個令人相當訝異的時代。

不過這一類尖端機器與藥物要普及化有一定程度的困難，因為研究、開發、營運需要支付龐大的金額。不僅如此，就算是使用尖端機器診斷也會受到一定的限制，因為必須等到發病才會知道有問題。當然現代醫學提出透過「四象體質醫學」等體質分辨法相關的養生預防疾病，以及依照肥胖度或血壓等各種基準的相關警告與預防方法也是不爭的事實。但現在醫學不是在確立正確的姿勢等主觀內在因素中尋找病因，多半都是把病因推卸給體質、遺傳、生活環境（勞動環境、居住環境、周圍的人力結構等）、飲食習慣、人生觀等。這段期間我憑藉確立正確的姿勢與維持良好習慣就解決了無數現代醫學無法醫治的疾病，這一類的

指導也解決了許多人在大型醫院未能醫治的疾病。

　　現代醫學必須發現組織受損、息肉、發炎、血壓、血糖、肥胖度達到一定的程度、或是引發痛症時才會判定為是「病患」，但體態診斷法只要有姿勢歪斜的習慣就視為是必須治療的疾病。

要苟延殘喘的活著？還是盡情享受人生？

　　如果一味地把疾病視為病情的重點，就會過著被追趕且苟延殘喘的人生。生病就去醫院，沒生病就和平常一樣生活，若是再次生病就去醫院，相同戲碼不斷地上演。

　　難道你希望一輩子的積蓄都無法好好享受，把錢用來支付醫療費嗎？你想要一輩子受疾病纏身，還是希望有一個無病痛且長壽的人生呢？近來「該如何度過老年？」是一個相當重要的話題。健康的老年可說是為了老去而準備的重要核心，在生病前診斷自身的健康和預防疾病，就是塑造健康老年真正的應對方法。

　　相信無論男女老少每個人都希望自己能很帥氣和美麗，但倘若肩膀和背部彎曲，整個身體歪斜的話，就會導致我們變胖或變瘦，皮膚的健康會趨向惡化，外型也會黯淡無光。但若是展開肩膀維持端正的體態，不僅能預防各種疾病，也能塑造肢體可自由活動的健康體魄，並且在保持原本美麗面貌的狀態下過生活。維持正確的精神與習慣並不需要花費龐大的金錢，試著讓身體變均衡吧！相信會產生驚人的變化。

　　若是把疾病當作病狀或治療重點是絕對無法根治疾病，我們的身體由各個分節組成，各個分節與器官都是以有機的形態相接，所以若是某個分節偏移，身體為了穩住重心，全部的分節都會連鎖互相歪斜。歪斜處會產生病變，所有的疾病會依序出現或一口氣全部併發。

分科診治只能短暫治標無法治本

　　左眼出現乾眼症就去眼科；左邊鼻子出現鼻炎和鼻竇炎就去耳鼻喉科；左邊下巴關節出現問題就去牙科；左腦出現頭痛就去腦科；左邊頸部和肩膀發生疼痛與手臂痠痛就去骨科；左臉出現化膿性炎症或皮膚疾病就去皮膚科；胸部疼痛就去胸腔外科；若是出現食道炎和胃食道逆流就去內科；左胸若是出現腫塊就去找癌症專門醫生；生理痛嚴重或生理不順就去婦產科；左邊腰部疼痛就去骨科；長痔瘡就去肛門外科；左腳長香港腳就去皮膚科；罹患足底筋膜炎就去骨科等，像這樣一一去治療真的有可能辦到嗎？若是往左邊歪斜，就試著矯正身體吧！矯正後就能獲得病痛全部治癒的驚人效果。當然右邊和前後也同樣如此，只要塑造端正的體魄且持續維持，就會產生驚人的變化。

　　體態生活運動是以依照身體歪曲狀態事先預見疾病的「體態診斷法」、矯正歪斜身體的「體態鍛鍊操」，以及維持正確展開身體之生活的「以肩膀為中心的身體理論」為基礎，相信它將會是準備健康生活與老年生活所需要的真正應對方案。

體態診斷的方法

　　體態診斷大致上可分為水平診斷和垂直診斷。水平診斷分為髂骨、肩胛骨、顎骨等三段，包含髂骨在內的骨盆會決定腰部以下的疾病，顎骨會決定頸椎以上的疾病，肩胛骨則會對頸椎和骨盆造成影響，和胸椎、頸椎6、7號的疾病息息相關。

　　反之，垂直的診斷依照身體的左右、前後傾斜分為四種診斷方式。若是先理解本書中介紹的均衡姿勢，對於整個身體的理解就會更容易，因此我們就先從垂直診斷開始吧（參考第103頁均衡的肩膀是脊椎健康的必備條件）。

根據站姿類型進行的垂直診斷

　　當肩胛骨向內縮時就會出現不均衡的姿勢，反之，若是肩胛骨端正展開，以成人的基準來看時，兩邊的肩胛骨之間會是五～八公分，胸部也會展開挺直。若是養成背後的肩胛骨展開時不會超過五～八公分以上的生活習慣，身體就能維持均衡。

一、均衡的健康身體的類型

　　試著先診斷自己身體的均衡狀態吧！背部緊貼垂直的壁面，在腳跟、小腿、雙臀、背部、後腦勺、兩邊的肩胛骨貼壁的狀態下，試著以腳跟擦過牆壁的方式原地踏步。左右失去均衡或身體彎曲者大概連站著都會覺得困難，而且腳離開的瞬間會無法維持重心。

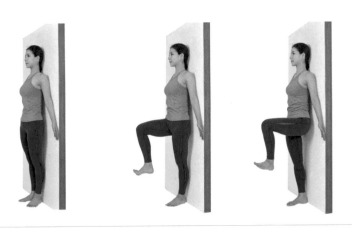

圖 4：透過貼壁踏步診斷

　　特別是身體嚴重彎曲者會像是被牆壁推開一樣彈開，但也有脊椎明
明發生問題，進行貼壁踏步卻相當順利的例子。那就是「背部彎曲、腰
部過度向前彎」的人！由於這一類的人脖子過短，若是後腦勺貼壁的
話，脖子會往後折，視線會朝向比前方更高的位置。如果不是這種特殊
情況的話，整個身體都能緊貼在牆壁的狀態下正常踏步的人便能視為是
身體均衡者。

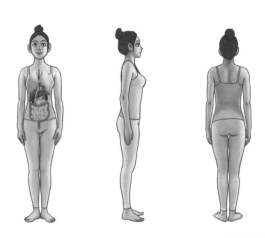

插圖 9：身體端正的健康臟器

　　身體端正的人其臟器和肌肉、骨骼全都保持均衡的狀態，而且肌肉都維持柔軟的狀態，只要沒有造成嚴重的負擔或發生意外，所有的臟器或肌肉、骨骼都一定是健康的狀態。當然皮膚或精神也都會維持健康的狀態。但這裡不會著重於外部環境造成的化學、物理、精神壓力。

::: 診斷時的參考事項

　　脊椎左側彎（往左邊彎曲）、右側彎（往右邊彎曲）、後彎（往後彎曲）、前彎（往前彎曲）。

　　舉例來說，若是腰椎是右側彎，脊椎就會往左邊傾斜，外觀上右邊的脊椎角度會變寬突出，左邊的脊椎角度會呈現變窄下凹的狀態。此時痛症會出現在被壓迫的部位。如果是腰椎前彎，被壓迫的腰部後方部位會僵硬；腰椎如果是後彎，往前壓迫的髂腰肌就會變僵硬。

二、彎曲的肩膀＋左右腳單腳支撐的類型

　　肩胛骨若是往前彎曲，頸椎和胸椎就會跟著彎曲，彎曲的肩膀會隨著環境、習慣往前後左右四個方向移位。因此失去重心的人體為了保持均衡，骨盆會往前後或是左右移位，同時會維持其重心。此時骨盆若是隨著習慣往前方或後方移位時，骨盆和下巴會同時往肩膀的反方向移動，並且維持站姿的重心。肩膀往前彎曲時為了維持身體的重心，和下頁圖 A、B 一樣左、右其中一隻腳支撐的類型從肩膀到骨盆都會往同一個方向傾斜，進而誘發脊椎後彎和往左、右邊彎曲。

　　下面有針對骨盆往左、右邊變形之過程的診斷內容，為了藉由讓肩膀彎曲穩住重心，於是全身呈現不均衡的狀態。

診斷 1　左側單腳支撐──往左傾斜被壓迫的身體（圖 5A）

彎曲處：頸椎、胸椎、腰椎後彎、脊椎右側彎或頸椎左側彎／肩膀左下
　　　　方、骨盆左上方、下巴左側或右側。

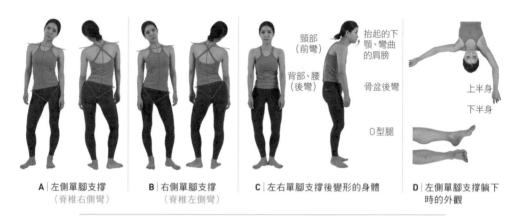

A｜左側單腳支撐　　　B｜右側單腳支撐　　　C｜左右單腳支撐後變形的身體　　　D｜左側單腳支撐躺下
　　（脊椎右側彎）　　　　（脊椎左側彎）　　　　　　　　　　　　　　　　　　　　時的外觀

頸部（前彎）
背部、腰（後彎）
抬起的下顎、彎曲的肩膀
骨盆後彎
O型腿
上半身
下半身

圖 5：彎曲的肩膀與左右單腳支撐的類型

　　就如同前述我的例子一樣，站立時以左側單腳支撐且坐下時以左手
肘支撐的人其所有的疾病都出現在左邊。這一類人具備強烈的惻隱之
心，而且意志力相當強。身體彎曲的同時，位於左右的全部臟器都會變
差，特別是身體往左邊傾斜時，右邊相對地受到的壓迫力量會較少，位
於右邊的臟器與肌肉、骨骼其狀態會比左邊更良好。因此，相較於向右
傾斜導致位於身體右邊肝臟功能較差者，向左傾斜的人藉由正常形成化
學作用供給運動能量，或解毒作用等肝功能會較佳。因此，明明和身體
往右傾斜者一樣都會出現肌肉、骨骼疾病，卻能產生運動能量，只要意
志力強，就算疼痛也能忍耐執行工作或運動。以前有一句話是「病懨懨
的八十歲」，我認為這大概就是指身體往左邊傾斜類型的人吧。

診斷 2 右側單腳支撐──往右傾斜被壓迫的身體 (圖5B)

彎曲處：頸椎、胸椎、腰椎後彎、脊椎左側彎或頸椎右側彎／肩膀右下
方、骨盆右上方、下巴右側或左側。

　　往右傾斜者因肝功能變差而導致整體能量不足，維持生命需要的化
學作用無法正常發揮，代謝功能不順暢，相對地就容易罹患各種疾病。
隨著經過的時間愈久，就會出現右邊的偏頭痛、鼻塞或鼻炎、鼻竇炎、
顎關節發炎、頸椎椎間盤突出、五十肩、肌肉痠痛、小指到手腕的部分
疼痛、富貴手、乾癬、右肺、肝、膽囊、腎臟、盲腸、腰、髖關節、膝
蓋下半部、小腿、外側踝骨和腳踝痛症、香港腳、腿部抽筋等綜合疾
病。此時，因為肝功能降低，導致酒量變差或無法喝酒的可能性高，因
為無法順利供給肝醣，有許多人都會因為慢性疲勞而導致活動力變差。
當然也有可能是因為壓力、飲酒過度、過度疲勞等因素，但只要確實矯
正身體，就能知道錯誤的姿勢是主要的原因。另外，肝若是有問題，附
著於肝的膽囊會變硬導致功能變差。膽囊分泌的膽汁能分解脂肪，膽囊
若變硬會無法分解脂肪，食用炸物時會覺得很油膩而無法吞嚥或腹瀉。
　　隨著右邊骨盆上升，腰椎4、5號的左側彎會引發椎間盤突出，成為
受壓迫之右側腰椎4、5號痛症的原因。另外，盲腸、膀胱、子宮、右側
輸卵管的僵硬會導致盲腸炎、膀胱炎、頻尿症、生理痛、生理不順、便
祕等症狀。換句話說，若是沒有矯正身體的姿勢，無論使用什麼方法都
無法根治疾病。
　　另外，若是以右單腳支撐的話，骨盆就會往右移動上升，受壓迫的
右側脊椎相關隨意肌、非隨意肌會變僵硬。特別是肝、盲腸、腎臟功能
會變差，右腳後方的肌肉會緊縮且造成血液循環不良，造成右邊形成下
肢靜脈瘤、膝蓋下方會持續痠痛、退化性關節炎、腳踝扭傷、足底筋膜
炎、後腳跟龜裂、雞眼與硬皮、香港腳、拇趾外翻等的下肢疾病。

　　特別是會引起不寧腿症候群，造成腿部的不適且成為不寧腿症候群的主因。這一類的人一直都會覺得疲倦，雖然很快就會睡著，但腿部的不適會導致無法熟睡，而且飽受惡夢所苦。雖然把腳放在枕頭或棉被上會稍微放心，但很快就又會覺得不適，甚至還會把腳靠在牆壁上和踢棉被，就這樣整晚重複著相同的動作。特別是往右傾斜的人其主管全身肌肉功能的肝會受到壓迫，導致全身的關節疾病與疲倦感更加惡化。

　　這一類的人因為身體疲倦的關係，經常會覺得煩躁或逃避和他人之間的衝突，由於體力較差，相對地腦袋動得比較快，區分得失之能力較為卓越的可能性很高。難以把他人的話全部聽完，經常打斷他人說話且想要直接聽結論。

診斷 3 以左右單腳支撐後變形的身體 (圖 5C)

彎曲處：整個脊椎及綜合性側彎。

　　舉例來說，長期習慣以左側單腳支撐的人其所有的疾病都會發生在左邊，當左邊覺得不適時，自然而然就會使用右腳支撐。隨著時間流逝右邊也會出現和左邊一樣的病症，同時就會失去可倚靠的地方。這一類的人會反覆地把支撐點放在比較不痛的腳，經過一段時間後，整個脊椎都會後彎與發生綜合性的側彎。我們常稱這種情況為「駝背老奶奶病」，腰部會嚴重彎曲且膝蓋曲折，同時容易形成 O 型腿。起初和下頁圖 6A 一樣肩膀從身體的重心往前傾斜，骨盆和腰部往後移位，然後在頸部往後折的狀態下步行。

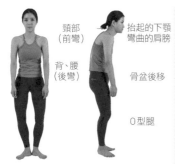

A｜抬起的下顎、頸部前彎、彎曲的肩膀和背部、腰部、骨盆後移。

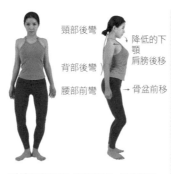

B｜降低的下顎、頸部後彎、往後折的肩膀和彎曲的背部、骨盆後移、腰部向前彎。

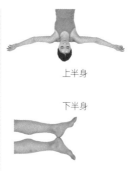

C｜躺下時四肢的外觀

圖 6：以左右單腳支撐後變形的身體

　　但隨著時間久了，身體的重心就會往前移動，而且走路時看起來就像是快跌倒一樣，步伐向前傾斜，走路時呈現相當不穩的姿勢。久而久之為了維持重心，就會和圖 6A 一樣原本後移的骨盆變成和圖 6B 一樣過度向前，肩膀則像雞向後伸展的翅膀一樣過度往後折。此時骨盆會前移，上半身則出現向前傾斜的現象，但纖維化的骨盆、彎曲的胸椎和頸椎 6、7 號讓骨盆不再向前移動，開始誘發腰部過度前彎。相較於往後移的肩胛骨，下顎和骨盆一樣會向前移，呈現下顎放下且腰部前彎的形態。所以現代醫學將這一類的人診斷為腰部前彎患者，根本原因在於彎曲且纖維化的胸椎和頸椎 6、7 號，只要持續展開因為彎曲和纖維化而僵硬的背彎，不僅能解決腰部過度前彎的問題，也能以端正的姿勢步行。

　　像圖 6A 一樣以左右單腳支撐造成「抬高的下顎、頸部前彎、彎曲的肩膀、背部和腰部、骨盆後移的體型」是背部和腰部長期彎曲工作或生活，導致頭部到骨盆都彎曲，呈現 O 型腿的老人們常出現的姿勢。這一類的姿勢無論怎麼努力想要維持均衡，身體都一定會習慣性往左右傾斜，具備往左右傾斜時的大部分症狀。在成為全身慢性疾病的患者後，因為只治療特定部位或運動，所以這一類的症狀會不斷地復發。最重要的是專心展開讓身體彎曲的肩膀、背部和頸部，這樣才不會對腿部造成

過度負擔，身體展開後所有的臟器都會處於舒適的狀態，全身的功能也會恢復正常。

三、注意骨盆的位置

有一點必須注意，那就是骨盆的位置！骨盆之所以會從身體中央往後移，和上頁圖 6A，以及第 76 頁的圖 7 全都一樣。但圖 7 是肩胛骨向內縮的狀態下腰部、背部和頸部展開某種程度後維持內八字腳的姿勢，幾乎不會使用單腳支撐，是腿部後方的肌肉柔軟，但內側與前方僵硬的正常狀態。圖 6A 是隨著身體狀態輪流使用單腳支撐，腳步後方的肌肉會變僵硬且變短，進而變成 O 型腿的形態。

但並不是往前彎曲就全都是因為單腳支撐造成的變形，也不是左右傾斜造成的。不只是和圖 6B 一樣腰椎前彎的情況而已，也有和圖 6A 一樣腰椎後彎導致身體彎曲的人，而且沒有左右傾斜。主要是經常專注於某件事導致身體向前彎曲的年輕族群會出現這樣的情況。這一類的人多半是品性正直和直性子，擅於辨別是非，不會受他人的言語影響，堅信自己的判斷與信念。由於這一類的人重視理性判斷的程度高於感性，做出判斷後，就算對象是家人也不會輕易妥協的情況居多。變化與包容都很主觀，是做好決定就不太會變更的類型。這一類的人具備強烈的領導風範，從工作中能獲得高度的成就感。此一類型的人脊椎線會向前彎曲，左右不會有變化，包覆脊椎的肌肉和骨架比其他人更僵硬是其特徵，多半是脊椎向前彎曲且變僵硬。

而往左右傾斜的人稍微遲鈍了一點，無法認同專家的診斷和警告，經常會說：「我的身體我最清楚！我對自己的健康很有信心！我沒有其他疾病，只是血壓高一點而已。」。脊椎矯正的人其身體狀態會傳達至腦部，會正常感覺到飽足感和空腹感，可自動控制食慾。往前彎曲之類型則多半是相反的情況。

特別是頸椎 6 號到胸椎 4 號嚴重突出，該部位的肉明顯上升者其遲

鈍的情況非常嚴重，就算喝酒也不太容易醉，對於食物不太容易感覺到飽足感和空腹感，暴飲暴食和節食的情況居多。這一類的姿勢加上肥胖時，臟器的功能會變差，肌肉和骨骼會變僵硬，免疫力也會下降，尿酸數值會上升導致痛風等疾病。由於這一類的人未能察覺到問題的情況居多，因此更加危險，而且也常忽視他人的忠告，讓人不禁覺得遺憾。當感覺到自身健康發生問題時，通常都已經太晚了，這就是此一類型的特徵。另外，這一類型的人大部分都會罹患肥胖、血壓或心律不整等的心臟疾病。我見過許多患者透過體態運動讓身體達成均衡時瘦身成功，不僅血壓恢復正常，同時還解決了心律不整的問題。該部位一定要展開，特別是會打呼且症狀嚴重時，經常會伴隨睡眠呼吸中止症。根據近來的研究結果顯示，九十％的老年痴呆症患者會打呼且罹患睡眠呼吸中止症，而這也成為了中年男性心臟病的預測指標。斟酌此一報告內容後顯示，此部位必須展開才行。只要展開此一部位就能改善打呼和睡眠呼吸中止症，而且我合理的推測它大概也能預防癡呆症。

四、骨盆往前後移位的失衡身體

對骨盆向前或向後變形的人來說，使用單腳支撐站立的姿勢不太方便，因此通常不太會使用單腳支撐站立。所以骨盆往左右歪曲的情況不太常見。這種情況下大致上不太會因為腰部以下的不適而訴苦，但股四頭肌或脛前肌僵硬的情況居多。

如果腿部前面的部位緊縮，上樓梯或向前的力量會不足，腳踝無法確實展開，導致難以執行跪坐的姿勢。但長時間站立時，偶爾會不自覺習慣性使用單腳支撐站立，而這會隨著使用單腳支撐站立之習慣的程度而定。但以我的經驗來看，平均四十多歲開始使用單腳支撐站立的那一邊的腰部，或腿部感受到的疼痛會比另一邊更多一點。

診斷　1　抬起的下顎、頸部前彎、肩胛骨前移、挺直的背部、骨盆後移、挺直的腰部（圖7）

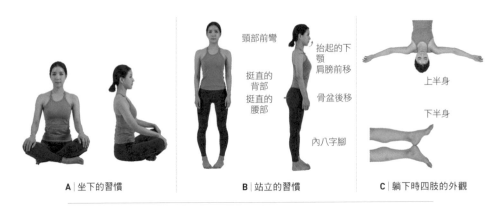

圖 7：抬起的下顎、頸部前彎、肩胛骨前移、挺直的背部、骨盆後移、挺直的腰部。

　　圖 7 的體型主要經常出現在女性身上，從正面看時外觀姿勢端正，但肩胛骨內縮，上半身正常，下半身肥胖的情況居多。這一類的姿勢多半出現在肩膀向內縮，努力想要展開端正姿勢的人身上，因為一味地逞強展開身體，導致頸椎和背部後方僵硬，內縮的肩胛骨引發胸部和肩膀中心的僵硬和疼痛。另外，在上半身向前傾斜的狀態下為了穩住重心，骨盆自然而然就會往後移動，重心會放在腳尖，腿部前面的部位和腳部內側部位的肌肉會變僵硬。腿部內側部位的僵硬會成為誘發內八字腳或 X 字腿的原因。

　　特別是小時候若是習慣以內八字腳跪坐，就會成為造成腰椎前彎的原因，如果無法對成長板造成均衡的刺激，對成長就會造成障礙。這樣的姿勢相較於下頁圖 8，圖 7 肩胛骨展開的程度較低，胸廓同樣也不是完全緊縮的狀態，所以相對地腰部前彎或背部彎曲的程度和正常人較相近。但從整體均衡層面來看時，肩胛骨位於前方，骨盆往後移，為了維持身體的均衡，下顎自然就會抬起，上半身的頸部、背部和腰部都會變

僵硬，下半身會變成內八字腳，腿部內側和前方會呈現僵硬狀態。由於骨盆僵硬和鼠蹊部緊縮，淋巴管功能變差導致受慢性浮腫、腿部沉重和慢性疲勞所擾，這是較常見的情況。

　　這種情況特別經常發生在亞洲女性身上，個人認為這是亞洲文化強調的溫順女性美，讓許多女性將抬頭挺胸視為是很難看的姿勢所造成的現象。肩膀和胸部縮起來看起來很溫順，但基於姿勢要端正，於是就逞強挺直脊椎，為了維持整體的均衡，骨盆自然就會往後移。這一類的女性多半都會抱怨說：「我明明就維持端正的姿勢了，身體不知為何就是會覺得沉重和疼痛！」。

診斷 2　降低的下顎、頸部後彎、肩膀後移、背部後彎、骨盆前移、腰部前彎（圖8）

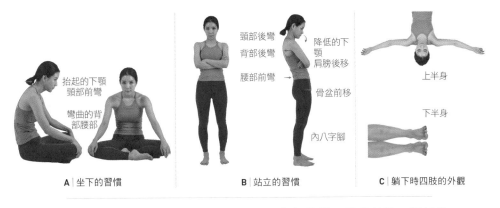

A｜坐下的習慣　　　B｜站立的習慣　　　C｜躺下時四肢的外觀

圖8：降低的下顎、頸部後彎、肩膀後移、背部後彎、骨盆前移、腰部前彎。

　　和圖8B一樣雙手環抱、手放在背後、手放進口袋且挺起肚子的姿勢主要都會呈現「背部、頸部後彎、腰部前彎、肩胛骨後移、骨盆前移、降低的下顎」的狀態，而這些都是肩胛骨完全展開，肩膀和胸廓緊縮的姿勢。坐著的時間比較多時，和圖8A一樣抬起下顎，頸部1～5號誘發

　　前彎，頸椎 6 號開始到薦椎呈現彎曲的狀態。這種狀態下會習慣使用兩個手肘支撐或舒適地放下手臂；站立的時間多於坐下時會誘發腰椎後彎，薦椎和髖關節之間的纖維化讓整個骨盆嚴重僵硬。

　　站立的時間較多時，和上頁圖 8B 一樣肩胛骨內縮，頸椎和胸椎彎曲且後彎，但為了穩住身體的重心，呈現骨盆前移且腰椎前彎的姿勢。

　　這樣的姿勢本身難以單腳支撐站立，多半是肚子嚴重突出的孕婦或肥胖者，除了懷孕的特殊情況之外，相對地較常在男性身上看見。但近來隨著智慧型手機普及率遽增，在雙手環抱的姿勢下兩個手肘支撐肚子使用手機的人變多，而且不分男女老少。反之，也經常看見身材相當瘦的例子。

　　我在指導病患的同時也會觀察體型變化，一直到智慧型手機普遍化的二〇一〇年之前為止，腰椎前彎和後彎的比例是 3：7，後彎者的比例較多，只不過幾年的時間，前彎體型者的比例就暴增至 6：4。特別是這一種姿勢大部分都發生在男性身上，彷彿就像是男性的專利品一樣，智慧型手機大眾化後，這一類的女性也大幅度增加了。

　　這一類的姿勢有值得我們注意的重要內容，無論是坐著或是站著，會擺出此類姿勢的人其特徵是頸椎 6 號～胸椎 12 號為止，全都是彎曲的狀態，頸椎 1 號～5 號於坐著時後彎，站立時則是前彎，由於前後會輪流發生，腰部出乎意外柔軟且不會疼痛的情況居多。相較於脊椎側彎造成的腰椎椎間盤突出，雖然疼痛感不太會傳達至腿部，但腿部前面部位的僵硬經常會讓人感到疲憊。

　　但腰部上方則因為肩胛骨內縮，頸部和背部彎曲導致經常疼痛；心肺功能會變弱，胸部和肩膀部位的嚴重僵硬，造成手臂和手的僵硬變嚴重，罹患背部彎曲衍生的大部分疾病。

　　不過習慣使用此一姿勢的人存在著比肌肉骨骼疼痛更危險的要素，就是韓醫學所說的大椎穴（第七脊椎和第一胸椎脊突之間）的位置突出會對和生命有直接關係的臟器之健康造成威脅。使用此一姿勢的人其大椎穴周圍的頸椎 6 號到胸椎 3～4 就像是放置半顆蘋果一樣嚴重突出，就

算擁有相同的姿勢和習慣，有些人則是頸椎 6 號到胸椎 12 號整個背部會彎曲且腰部前彎。

由於這一類的人無論坐下或站立其脊椎都會持續彎曲且僵硬，慢慢地就會趨向纖維化，僵直性脊椎炎大部分都是這樣形成的。此一情況會導致身體發生的現象傳達至腦部的能力降低，慢慢地身體會變遲鈍，發生疾病的自覺能力會變差。

所以平常認為自己很健康的人因為心血管疾病住院或早逝時，有很多都是具備這一類姿勢的人。問題就在於具備這一類姿勢的人多半會有自己很健康的錯覺，胸椎是維持生命功能的核心，此一部位的變形和僵硬視為是短命也不算誇張。始於匯集所有生命維持功能之胸脊的肋骨內的全部臟器功能，在胸椎柔軟的前提下才能正常維持和發揮其效用。此一姿勢是引發心血管疾病的代表姿勢，是現代人務必矯正的姿勢。

躺下或趴下的水平診斷

一、腰部上方的上半身診斷

透過診斷上半身可確認腰椎是否有任何異常，雙肩蜷縮導致背部彎曲時，隨著傾斜的方向不同，可知道對象上半身的健康狀態。診斷上半身的方法有三種，第一是從躺下的姿勢觀察的方法；第二是透過皮膚狀態觀察的方法；第三是從趴下的姿勢觀察的方法。

診斷 1 平躺時觀察手臂、胸口、肋骨、肩膀高度（圖 9～12）

讓對象躺下雙手伸向頭部上方時，大部分分為三種類型。第一是兩隻手臂向上舉起的姿勢。第二是一隻手臂放在原位置，另一隻手臂放下的姿勢。第三是兩隻手臂下移的姿勢。如果要進一步細分的話，第四是

　　兩隻手臂都放下，但另外一隻手的位置要稍微更往下一點。但基本上只要明確了解前三種類型，對於其他小差異也能輕易進行分析。

第一型：雙手都向上舉起的姿勢

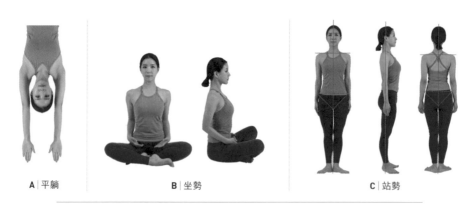

A｜平躺　　　　　　　　B｜坐勢　　　　　　　　C｜站勢

圖 9：端正姿勢的日常類型

　　圖中是最近很難見到的正常肩膀和身體狀態，這一類型的人胸部的高度和大小達成左右均衡，兩邊的肩膀同樣都能觸及地面，手不會跑到肩膀底下。由於肩膀展開，胸廓呈現開放之狀態，五臟六腑處於舒適的位置，肩膀達到均衡，胸椎和頸椎端正，頭部、頸部和肩膀沒有痛症的可能性相當高。另外，五感（視覺、聽覺、味覺、嗅覺、觸覺）相當發達，腰部上半身全都健康的可能性很高。

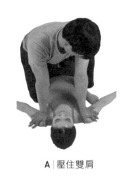 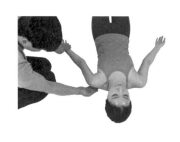

A | 壓住雙肩　　　　　　　　　　**B** | 手試著放在肩胛骨下方

圖 10：肩膀高度診斷方法

　　健康的肩膀是左右肩胛骨放鬆接觸地面時，和圖 9A 躺著雙手都向上舉起的姿勢一樣，左右兩邊的手臂高度相同，在上述的姿勢狀態下都能保持均衡。確認方式有和圖 10A 一樣壓住雙肩的方法、和圖 10B 一樣把手伸向躺著的人肩胛骨底下的方法，以及使用雙眼確認左右高度的方法等。依圖 10A 的方式向下壓時，肩膀較高的那一邊其胸部會比較高和比較大，也會覺得更疼痛。當然手臂的高度也會降低。和圖 10B 一樣把手放進去時，肩膀往上升起的那一邊手可更深入。兩邊的肩膀高度都上升，若是其中一邊比較高，背部就會嚴重彎曲，脊椎則會傾向上升較高的那一邊。

第二型：一隻手臂放在原位置，另一隻手臂放下的姿勢

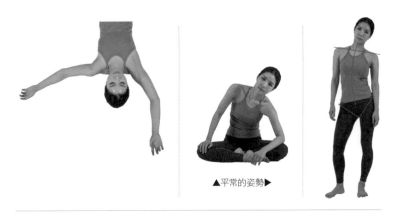

▲平常的姿勢▶

圖 11：放下左手臂的姿勢

　　和圖 11 一樣左手臂下移時，基本上左肩是傾斜的狀態，頸椎和胸椎的肩膀當然是往低垂的方向傾斜。另外，以女性來說的話，傾斜處的胸部會更大和更高。這一類型身體的外觀是手臂下垂、傾斜處的肩膀、頸部、背部和胸部嚴重僵硬。傾斜和僵硬當然就代表該部位有問題，但持續的時間長短將會取決痛症和疾病的程度。傾斜處的肌肉無法正常收縮與放鬆，是造成肌肉僵硬、疼痛和疾病的原因。

　　肩膀的僵硬會誘發手肘、手腕和手產生連鎖的痛症和疾病。以圖 11 的人物來說，就算說她已經罹患五十肩也不為過。這種情況下脊椎會往手臂下移的方向傾斜，傾斜處肩胛骨的後方經常出現痠痛的症狀。

　　而且，隨著頸部偏往肩膀傾斜的方向，頸部的肌肉就會出現疼痛感（頸椎椎間盤突出），這一類的人大部分都會受左側偏頭痛所苦。感冒鼻塞時，傾斜的那一邊之鼻子會塞的更嚴重，若是視力變差和罹患乾眼症時，傾斜那一邊的眼睛症狀會更嚴重。而且被壓迫處的臟器功能會變差，臟器相關的功能會發生變異。舉例來說，左肺、心臟、胰臟和脾臟等會有危險，甲狀腺發生問題時，從傾斜處的器官功能開始會一一變

差。特別是傾斜處的胸部更大且僵硬，腫塊也會更大，若是罹患乳房癌的話，從傾斜處的胸部發病的可能性較高。

第三型：兩隻手臂下移的姿勢

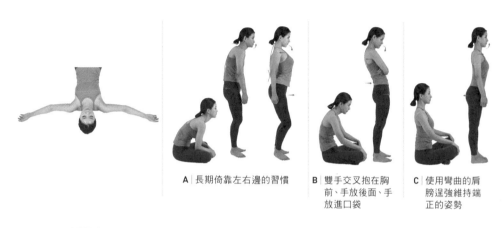

A｜長期倚靠左右邊的習慣　B｜雙手交叉抱在胸前、手放後面、手放進口袋　C｜使用彎曲的肩膀逞強維持端正的姿勢

圖 12：雙手下移的姿勢

造成圖 12 兩隻手臂下移的原因包含長期使用左右腳單側支撐、手肘支撐導致身體彎曲造成骨盆後移；雙手放胸前交叉或雙手放後方造成骨盆前移；內八字腳加上骨盆後彎姿勢等各種不良的習慣。平常坐姿沒有偏向一邊且看起來很端正，但因為肩膀展開的寬度超過正常標準以上，因此不屬於端正的姿勢。

若是長時間維持這樣的姿勢，兩個肩膀一定都會變僵硬，腹腔中的內臟功能會變差，然後飽受僵硬和脊椎後彎，以及僵硬造成的各種疾病所苦。

特別是圖 12B，頸椎 6 號～胸椎 4 號皆呈現彎曲變形的狀態，纖維化導致神經傳達功能變差，進而造成五感功能降低。在不自覺中開始尋找刺激性的食物，不太感覺得到飽足感和空腹感，經常因食物味道而暴飲暴食或節食。

由於喝酒時比一般人還要不容易感受到醉意，就算身體變差也感受不到危機意識，不太容易察覺到各種疾病的徵兆症狀，可能會突然生重病。更危險的是，經常誤以為自己的身體很健康。

診斷 2 透過皮膚狀態觀察

診斷時需要注意臉部的皮膚狀態，若是背部或臉部等有許多皮膚疾病，可視為是五臟六腑僵硬造成交感神經系統異常而造成的現象。最後恆定性的維持會發生異常，進而造成心肺功能變差，同時伴隨全身無力和煩躁的症狀。不僅如此，心胸變狹隘、專注力不足和耐心不夠會造成愈來愈急躁，最後還會有責怪他人的傾向，體力變差甚至會讓個人高尚的理想和哲學瓦解。身體是裝靈魂的容器，容器如果破裂，靈魂也會潰散。結論就是必須好好保護和堅守身體，才能完整保存自身的理念和哲學。

在此還須注意一點，那就是皮膚疾病同樣也是身體傾斜的那一邊較為嚴重。舉例來說，假設臉部或背部出現了癬，傾斜的方向會更加嚴重。當身體彎曲時，兩邊都會出現富貴手、乾癬、香港腳的症狀，但身體傾斜的那一邊狀況會更糟。

診斷 3 從趴下姿勢來觀察（圖 13）

圖 13A 的背部看起來有升起的感覺，試著壓下去後發現僵硬的相當嚴重，是肩膀向內縮且頸椎、胸椎彎曲之類型者的代表性外觀。若是把手放在肩胛骨上，會出現左右高度不同的情況，只要視為是頸椎 1 號（偶爾是 6、7 號）到胸椎歪斜即可。另外，只要觀看見豎脊肌就能知道肩胛骨更高的那一邊的豎脊肌會更粗和更僵硬。這是不均衡的身體最常見的外觀。

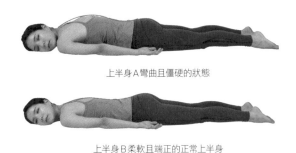

上半身A彎曲且僵硬的狀態

上半身B柔軟且端正的正常上半身

圖 13：趴下觀察的診斷法

　　以圖 13 上半身 B 來說，使用手壓背部後可確認其具備彈性且肌肉本身相當柔軟。此時若是把手放在肩胛骨和豎脊肌後發現左右高度不同時也會出現。這種時候就算不像上半身 A 一樣嚴重，也能知道脊椎會傾向肩胛骨和肌肉更高的那一邊且呈現僵硬的狀態，而且也是那一邊會有痛症和疾病。

二、腰部下方的診斷

　　腰部、骨盆、腿、足部的健康全都取決於骨盆，由於腰椎的位置會依照骨盆的位置而定，骨盆的不均衡會導致腰椎發生病變。另外，隨著骨盆失去均衡的位置不同，施加於腿部的重力也會不一樣，並且決定相關的各個肌肉的使用量與僵硬性，下半身的根本問題最後就取決於骨盆的狀態。骨盆變形會造成腿部的變形，這一類的變形會決定連接各個關節之肌肉的狀態。所以若是骨盆本身沒有矯正，無論使用何種方法治療腰部以下部位的疾病都無法完全根治。先前不斷強調過了，肩胛骨向內縮時就會導致骨盆失去均衡，受影響的骨盆會依照自己的生活習慣往四個方向移位。因此千萬別忘記腰部下方部分受骨盆影響之疾病會因為肩胛骨的位置而不同。

　　結構上的矛盾導致疾病無法解決，若是企圖想要解決每一個症狀，

症狀就會一一復發，解決眼前看得見的症狀固然很重要，但絕對別忘記必須優先矯正身體的均衡才能慢慢解決症狀。再次強調，別忘記左右我們身體整體均衡的就是肩胛骨的位置。

診斷 1 確認足部的皮膚狀態

　　從足部的皮膚狀態不僅能評估足部的健康狀態，還能知道腰部下方的健康狀態。如果罹患香港腳或後腳跟龜裂，足部的血液循環會不順暢，若是一邊更嚴重的話，就會習慣性使用單腳支撐。香港腳是黴菌引起的疾病，但黴菌之所以能繁殖是因為錯誤的姿勢造成肌肉僵硬和血液不順暢，進而讓免疫系統變差，最後就導致罹患香港腳。因此，無論怎麼使用藥物消滅黴菌，只要棲息環境——僵硬的肌肉繼續存在著，香港腳就會不斷的復發。再加上藥物會連同我們身體的益菌也一起消滅，免疫力降低後身體會變得更虛弱，反而可能會造成反效果。結論就是香港腳可視為是骨盆的不均衡造成腰部以下的肌肉和骨骼失衡，進而讓肌肉變僵硬而形成的疾病。只要從結構上讓身體呈現端正的姿勢，肌肉就會放鬆且血液循環會變順暢，解決香港腳或其他各種皮膚疾病。話雖如此，並不是說藥物是不好的東西，而身體的均衡可提升藥效，或是持續維持手術，或各種治療之效果也是不可爭的事實。

　　後腳跟龜裂和乾燥的田地分裂是相同的道理，只要血液循環順利就能解決此一問題。足部長繭或雞眼也是因為血液循環和足部重量不協調所造成的一種現象，只要視為是具備協調且有體態的身材就能解決的問題就行了。下肢靜脈瘤可以說是脊椎的失衡造成腎臟功能變差，進而讓血液變混濁，骨盆失衡後導致腰部到腿部的肌肉僵硬和血液不循環，最後就演變成靜脈瘤。

::: 現代醫學的問題所在

在此提出一個疑問：香港腳黴菌是不好的嗎？

我向來主張這個世界上不存在不好的事物，只要形成香港腳黴菌棲息的環境，黴菌就會在該位置執行其作用，各種菌對我們身體有益處，但同時也會造成疾病。

比菲德氏菌等乳酸菌對我們身體有益處，能增加人體的生命力，就算是害菌也會增加我們身體的免疫力。當然害菌過多的話，對身體會造成致命的傷害。

有害的細菌若是入侵人體，依照個人的免疫力可能會自然治癒，也可能會生病導致喪命。人類的生病不僅讓我們明白人類的極限，它同時也是讓人類回歸大自然的法則。香港腳黴菌就像這樣會在自己的棲息處扮演好自身的角色，而人類死後則會回歸大自然，這何嘗不是一件好事呢？

癌細胞也同樣如此，癌細胞喜歡什麼地方呢？癌細胞喜歡和香港腳黴菌一樣的地方。血液循環不順暢，導致身體冰冷、缺乏氧氣和營養的地方。那個地方的肌肉會呈現緊縮狀態，觀察姿勢後會發現是受到壓迫的地方。如果想治癒疾病或防止其復發，只要矯正身體即可。如此一來，維持恆定性的所有臟器就能正常發揮功能，並且形成讓香港腳黴菌等各種害菌或癌細胞都無法滋生的環境。

不過，儘管現代醫學致力於進步的科學技術，對於脊椎的結構問題相當清楚，但卻一直遲遲找不到解決的答案。我認為最大的理由之一是，現代醫學把健康的絕對條件——脊椎視為是以骨盆為中心，但這卻是錯誤的人體觀。至今我們都受到以骨盆為中心的刻板觀念影響，所以才會導致無法認清肩膀會決定骨盆均衡的事實。

接著則是以治療為主的醫療文化！只要沒有暴露在有害與嚴重之生化環境中，基本上是不可能突然生病，而且物理上的意外也不會造

成疾病。因此預防醫學相當重要。以總體經濟學的角度來看時，預防醫學具備縮減社會醫療費用的龐大經濟價值，但是在資本主義進步的市場經濟中其效果低落也是不爭的事實。而這也是醫療政策須轉換為公共醫療政策的一大因素，平常要傳達關於健康的正確知識，並且持續和反覆地進行實踐的相關教育訓練，讓整個社會形成一定的文化，唯有這樣才能有效預防疾病。

　　倘若我們的身體持續呈現不均衡的狀態，就會慢慢地引發病變，當身體獲得矯正時，自癒能力就會慢慢提升，進而治療人體的疾病。平常一直困擾我的嚴重香港腳和異位性皮膚炎透過矯正姿勢已經獲得了改善，不僅如此，這段期間我也見過許多藉由體態運動改善化膿性炎症、毛囊炎、異位性皮膚炎等皮膚疾病的案例。

　　體態運動透過以醫療為主的醫療文化無法管理的個人健康生活習慣、勞動環境之相關研究與教育訓練塑造社會文化，同時還研發塑造健康身體的運動方法讓其普及化。

診斷 2 利用小腿粗度、肌肉量多寡及僵硬度來診斷（圖 14～16）

　　利用小腿粗度診斷的方法有兩種，分別是觀察肌肉量，以及確認小腿實際上的僵硬度和粗度。

　　診斷小腿肌肉量的第一個方法是使用眼睛觀察，第二個方法是使用雙手握住小腿。第三個方法則是使用捲尺測量。小腿肌肉量多代表那個人長期都是使用單腳支撐站立。

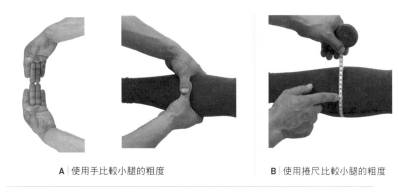

A｜使用手比較小腿的粗度　　　B｜使用捲尺比較小腿的粗度

圖 14：透過小腿粗度觀察的下半身診斷

　　測量小腿的僵硬度與粗度時最好使用手感確認，因為目前尚未研發出比較好的測量工具，但利用手去感受時，不僅能測量僵硬度與粗度，也能幫助理解身體傳來的各式各樣的資訊。若是長期使用這樣的診斷方法，日後只要接觸到小腿就能了解身體的狀態，更熟練一點的話，光是用看的就能進行推測。

　　習慣使用單腳支撐的腿部其肌肉會明顯比另一邊的僵硬，所以習慣性單腳支撐的腳其香港腳、後腳跟龜裂的情況更嚴重，或者是外觀上就能輕易看出有拇趾外翻的症狀。另外，有些人還會罹患對步行造成不便的足底筋膜炎、以及會造成睡眠障礙和失眠的不寧腿症候群。這一類的患者都是在腿部後方部位的肌肉變僵硬時會出現症狀。

1. 一邊的肌肉量多且較僵硬，但另一邊的肌肉量較少且僵硬度較低

　　肌肉量多且僵硬的通常都是習慣性使用單腳支撐的腿部，就算一直到診斷為止都沒有疼痛或其他症狀，但卻要視為是骨盆已經往那一邊上升，腰椎 4、5 號已經側彎的狀態。習慣性單腳支撐的腿部其臀部、大腿和小腿肚的肌肉會變短，而且比另一邊還要彎，腿部的長度同樣也是變短的狀態。膝蓋下半部的痠痛於每次下樓梯時會更強烈。

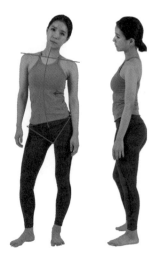

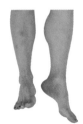

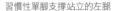

習慣性單腳支撐站立的左腿　　　　平常的站姿（脊椎右側彎）

圖 15：習慣性單腳支撐站立造成腿部外觀變化與粗度

　　腿部前面部分的肌肉主要是爬樓梯時用來協助施力向前移動，後面的部分主要則是下樓梯時用來支撐。所以使用單腳支撐站立的腿部於下樓梯時其膝蓋前面下方的部分會感到疼痛，外側踝骨下面部位的僵硬導致腳踝經常扭傷，如果不斷地受傷，變虛弱的腳踝會讓人對激烈的方向轉換等動作，或動態性的身體活動失去信心。

　　使用單腳支撐站立的習慣若是持續沒有糾正，就會引發前面談過的疾病，而且再也無法使用那隻腳單側支撐站立，通常另一隻腳的肌肉質量和外觀，此時還沒發生病變。而這一類情況常發生在十多歲到二十多歲之間的年輕族群身上。

　　當疾病更加惡化時，就會無法再繼續使用那隻腳支撐站立，若是使用另一隻腳支撐站立，肌肉的質量和外觀就會變成和下面內容描述的一樣。這類情況都是始於背部和腰部彎曲的姿勢，是造成 O 型腿的主因。

2. 一邊的肌肉量較多，僵硬度較低；另一邊肌肉量較少，僵硬度較高

原本一直單側支撐站立的腳因為腳踝、膝蓋、腰部等的疼痛而無法繼續單腳站立，當然也會有例外的情況。習慣性單側支撐站立的那隻腳發生意外，或多種疾病造成無法支撐時，臨時使用另一隻健康的腳支撐，結果導致發生急性變形的情況。

像這樣使用另一隻腳支撐站立，原本習慣用來支撐站立的腳的負擔會減輕，平常僵硬的肌肉隨著時間過去也會稍微放鬆。不過另一隻腳的肌肉量少，隨著僵硬度提升，測量粗度時可能會讓人覺得似乎變更粗了。原本習慣使用的那隻肌肉量高的腳之疼痛可以獲得改善，但若是肩膀和背部沒有展開，可能會造成連另一邊的腳也發生病變。這種情況較常出現在三十多歲的人身上。若是持續此一姿勢，最後肌肉量少的那一邊也會生病，隨著疼痛變嚴重，就會使用疼痛感相對減輕且肌肉量較多的那隻腳支撐。那肌肉量就會和下面內容一樣產生差異，全部的肌肉都會緊縮在一起。

3. 一邊的肌肉量較多，另一邊則較少，但兩邊的僵硬度都很高時

接著就會進入兩邊都會出現疼痛和疾病的階段，一般來說，在三十七歲到四十歲初的年齡層較常見。情況惡化到這種程度時，如果持續在不均衡的狀態下使用身體，那退化性關節炎大概也已達到相當的水準了。順序當然是從肌肉量較多的那隻腳開始，然後才會輪到另一隻腳。

4. 兩邊的肌肉量全都相同且僵硬度高時

兩邊的腿部若是持續出現疼痛，習慣性使用單腳支撐站立的人，就會輪流使用兩邊的腳支撐，經過漫長的時間後，兩邊的小腿厚度或僵硬度就會變差不多。

這類型的人外觀上是腰部彎曲且具備 O 型腿，在五十歲以上的中高齡者身上經常可見，當達到此一階段時，就算視為兩隻腳都已經罹患退化性關節炎也無妨。

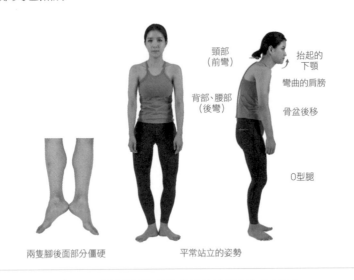

頸部
（前彎）

背部、腰部
（後彎）

抬起的
下顎

彎曲的肩膀

骨盆後移

O型腿

兩隻腳後面部分僵硬　　　　平常站立的姿勢

圖 16：腰部彎曲者的腿部外觀和站立姿勢

診斷 3　透過腿部、足部外觀與角度觀察的診斷

（圖 17＋17-1～17-5）

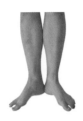 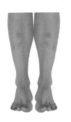 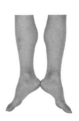 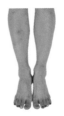 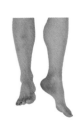

A｜健康的腿部　　B｜左右　　　　C｜左右　　　　D｜左右皆僵硬　　E｜左後方僵硬、
　　左右前後放鬆　　　前面僵硬、　　　後面僵硬、　　　　　　　　　　　　前面放鬆
　　　　　　　　　　　後面放鬆　　　　前面放鬆　　　　　　　　　　　　　右前方僵硬、
　　　　　　　　　　　　　　　　　　　　　　　　　　　　　　　　　　　　後面放鬆

圖 17：依照腿部的外觀與角度診斷下半身

利用足部的外觀與角度兩項條件就能知道腿部的健康。

第一，觀察腳是否和圖 17B 或 D 一樣立起來了呢？還是和圖 17A 或 C 一樣朝向外側呢？足部立起來時，腿部前面部分的肌肉就會呈現僵硬狀態。第二，觀察腿部和足部的角度是否和圖 17C 或 D 一樣呈現 1 字形呢？還是和圖 17A 或 B 一樣，立正時的腿部和足部的角度明顯呈現呢？腳踝的角度呈現 1 字形的腳其後面的肌肉會是緊縮的狀態。

1. 健康的腿部：左右前後放鬆

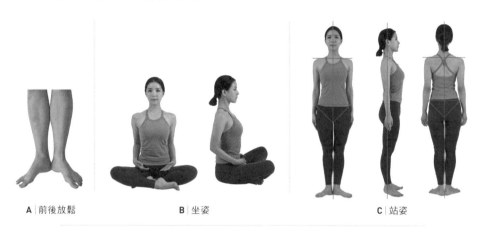

A | 前後放鬆　　　　　　　　　　**B** | 坐姿　　　　　　　　　　　**C** | 站姿

圖 17-1：健康的身體，腿部和足部之間的腳踝角度鮮明

圖 17-1 矯正後身體的足部和腿部外觀沒有像圖 17-2、3 一樣伸展或立起，足部適當地朝向外側，腿部和足部之間的腳踝角度鮮明，腳踝沒有呈現 1 字形。

一般的診斷法將足部向外側張開的形狀視為是外側肌肉收縮所致，多半的人都有以負面的角度評價這類型足部的傾向。但這是錯誤的判斷，我認為這是因為一直以來接觸的對象都是病患，未能接觸到完全放鬆的健康腿部的關係。讓腿部前面部位的肌肉放鬆的人躺下後發現，足部的外側部位會呈現快觸及地面的狀態。這類型的人肌肉完全放鬆，腿

部和足部的皮膚狀態佳，可確定腿部幾乎沒有疼痛且相當健康。我的情況也亦是如此，特別是偶爾可以在跳芭蕾或練瑜伽等身體柔軟的人當中發現。

2. 左右腿前面僵硬、後面放鬆

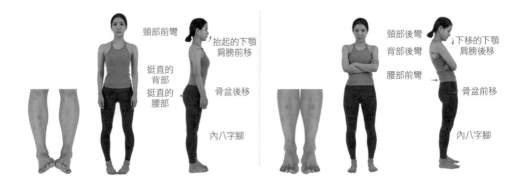

類型 1｜抬起的下顎、頸部前彎、肩膀前移、挺直的背部、骨盆後移挺直的腰部。

類型 2｜下移的下顎、頸部後彎、肩膀後移、彎曲的背部、骨盆前移、腰部前彎

圖 17-2：左右腿前面僵硬、後面放鬆的兩種類型

　　如果足部沒有像圖 17-1 一樣向外，而是和圖 17-2 一樣呈現立起的狀態，就會成為腳背、小腿肌、四頭股肌僵硬的證據。此時無論腳踝是否有伸直呈 1 字形，腿部前面部分都會呈現僵硬的狀態。如此一來上樓梯或向前的力量會變弱，膝蓋上面的部分和小腿會引發腳背出現各種形態的疼痛與疾病。這一類型的腿部幾乎沒有使用單腳支撐站立的傾向，所以雖然骨盆左右維持均衡，但卻會出現骨盆往前或往後變形的情況，就是這類的姿勢造成腿部前面的部位僵硬。在這裡我們必須明白一件事，這一類的骨盆變形主要是肩膀向內縮所造成的現象，最常發生在內八字腳和 O 型腿的人身上。

3. 左右腿後面僵硬、前面放鬆

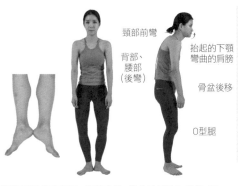
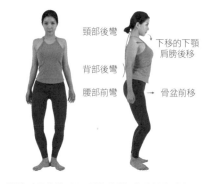

類型1 抬起的下顎、頸部前彎、彎曲的肩膀和背部、腰部、骨盆後移。

類型2 下移的下顎、頸部後彎、往後折的肩膀和彎曲的背部、骨盆前移、腰部過度前彎。

圖 17-3：左右腿後面僵硬、前面放鬆的兩種類型

以立正的姿勢站立時，足部和腿部的角度沒有和圖 17A、B 一樣鮮明，而是和圖 17C、D 一樣，小腿和腳背伸直呈現 1 字形的話，就是後面的股二頭肌、小腿肚、腳底板收縮、僵硬的證據。這種情況下會對前十字韌帶和膝蓋造成負擔，下坡和下樓梯時膝蓋骨頭下面的部分會疼痛。反而是上坡或上樓梯時沒有問題。另外，後腳跟和腳底的僵硬是造成後腳跟龜裂、足底筋膜炎和香港腳的原因。

這一類型的人躺著時兩邊的手臂全都是下移的狀態，不會傾向任何一方，身體只會向前彎曲，脊椎則是後彎。換句話說，就是背部彎曲的人。若是背部彎曲的話，會導致胃下垂和臟器受到壓迫，髂腰肌緊縮也會造成腰痛、生殖功能變差、生理痛、生理不順、嚴重一點會提早停經和造成不孕。這種時候腰痛是最常發生的疾病，還會造成便祕、臟器功能變差和 O 型腿。

4. 左右腿前後僵硬

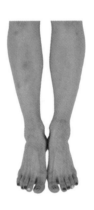

圖 17-4：左右腿前後僵硬

　　若是以前面談過的圖 17B、C 之概念來看圖 17D，小腿和腳背呈現 1 字形且沒有朝向外側。此時是最糟糕的情況，腿部的前後部位都僵硬，上、下樓梯時膝蓋會痛，全身僵硬且相當不舒服。

　　可能會害怕外出且對生活與人生缺乏自信，心理上會畏縮且被孤立，並且導致罹患憂鬱症。這種時候需要心理和精神上的慰藉，當務之急是要先解決疼痛，如果放鬆彎曲的腰部、肩膀和胸部，以及展開胸部的話，呼吸就會變順暢，全身會放鬆且內心也會趨向安定。

　　由於這一類的人都會呈現坐立難安的狀態，隨時都是想要倚靠某處站著的姿勢，難以舉出代表性姿勢的例子。

5. 左腿後僵硬、前放鬆／右腿前僵硬、後放鬆

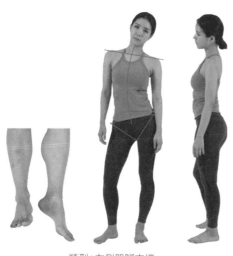

類型：左側單腳支撐

圖 17-5：左腿後僵硬、前放鬆／右腿前僵硬、後放鬆

這是平常習慣性使用單腳支撐的人會有的姿勢，以左腳為主軸且常使用右腳前面部分肌肉的人常出現。舉例來說，以左腳為主軸反覆地使用右腳踢沙包，或是反覆使用右腳用力踢球時出現的現象，經常會發生在跆拳道選手或足球選手身上。

右腳的腳背、小腿和股四頭肌累積大量疲勞度，如此一來，膝蓋骨上面有一部分會疼痛，上樓梯時會引發痛症。這種情況下小腿、腳背和腳趾頭會出現抽筋的症狀，只要矯正肩膀和骨盆，以及放鬆緊縮的肌肉便能解決問題。

左腳是股四頭肌緊縮的狀態，下樓梯或屈膝施力的動作會讓膝蓋下面部分疼痛或造成負擔。另外，左邊骨盆上升的同時，腰部右側彎引起左側的腰痛。髂腰肌的僵硬會導致杵臼關節髖關節呈現不柔軟的狀態，左腳後方的肌肉全都會僵硬，不僅會導致罹患不寧腿症候群和下肢靜脈瘤，也是造成抽筋的主要原因。隨著股二頭肌、小腿肌肉等腿部後方的

肌肉緊縮，不寧腿症候群會造成睡眠障礙、下肢靜脈瘤、腳踝經常扭傷，以及後腳跟疼痛，足底筋膜炎和拇趾外翻等大部分都出現在左邊。

有人說如果抽筋的頻率太高，就必須留意是否罹患下肢靜脈瘤。現代醫學認為造成抽筋的理由相當多樣化，但以我的經驗來看這是相當簡單的問題。彎曲和側彎的脊椎伸直後，腎臟和所有臟器的功能就會變好，肩胛骨若是端正，骨盆就會位於身體的中央，隨著髂腰肌變柔軟，腰痛的症狀也會消失，髖關節會維持柔軟的狀態，只要維持這樣的姿勢就能自然解決抽筋和下肢靜脈瘤的問題。

使用嬰兒跪姿觀察的水平及垂直診斷

此一診斷方法難以仔細診斷，但要在短時間內綜合診斷全身時這是最合適的一種方法。重點就是肩胛骨的外觀代表腰部上方的狀態，髂骨的外觀則代表腰部下方的狀態。

一、利用肩胛骨、胸椎豎脊肌的左右高度觀察

使用眼睛觀察時，若是發現一邊的肩胛骨升起，那就表示胸椎和頸椎已經歪斜了。倘若難以使用肉眼精準判斷，使用手左右輪流放上，利用感覺就能找出較高的一邊。

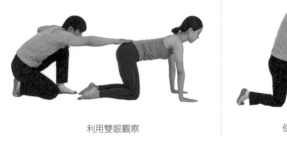
利用雙眼觀察

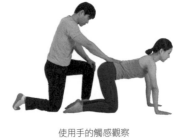
使用手的觸感觀察

圖 18：利用肩胛骨、豎脊肌、髂骨的左右高低觀察的診斷

　　若是左肩較高，就代表頸椎 6 號到胸椎 12 號都已經歪向左邊了。坐著時習慣性使用一邊手肘支撐、或是習慣性使用單腳支撐的人都會出現這樣的情況。但頸椎 1 號到 5 號歪向左邊的可能性高，也可能依照個人習慣歪向另一邊。包含手臂和手在內從頭部頂端到胸椎 12 號的左邊會因此而出現痛症和疾病。另外，觀察脊椎豎脊肌的左右高度，或使用手觸碰豎脊肌就能知道哪邊比較高。當然會是肩胛骨較高的那一邊的豎脊肌會比較高。但過度負荷引起的急性僵硬也可能提升另一邊的僵硬度。

　　雖然這種情況並不常見，但偶爾只有頸椎 6、7 號歪向肩胛骨升高的方向，頸椎 1 至 5 號則歪向另一邊。若是想要準確了解這一類的情況，只要觀察頸椎後面的頸椎豎脊肌左右哪一邊比較高且呈現僵硬狀態，以及歪斜的方向就能進行詳細的診斷。當然頸椎會歪向突起的方向，頸椎 5 號以上到頭部的疼痛與疾病都會出現在歪斜的那一邊。

二、利用髂骨、腰部豎脊肌的左右高度觀察

　　使用眼睛觀察時，如果一邊的髂骨升高，那就代表腰椎也會往那一邊歪斜，原因就在於單邊支撐的腳！當然腰部後方的豎脊肌也會比另一邊的更高。如果使用雙眼難以進行精準的診斷，使用兩隻手輪流觸摸、確認就能找出比較高的一邊。雖然肉眼看不見，但前面的髂腰肌同樣也往歪斜方向呈現嚴重僵硬的狀態，而這就是造成腰痛的主要原因。倘若左邊比較高，至少目前腰椎以下骨盆、腿部、足部其左邊的疼痛與疾病會更嚴重。但以腿部來說，原本比較常用來支撐的腳因為很不舒服，於是便換另一隻腳支撐，可能會因為急性而出現那一類的現象，必須連同小腿的粗度和僵硬度一起綜合判斷。但無論哪一邊比較痛，只要矯正左右的均衡，經過一定的時間後就會慢慢好轉。

三、觀察胸椎和腰椎的彎曲高低

　　有些人和圖 19 一樣擺出嬰兒的跪姿時無法抬起頭，而且背部和山一樣隆起，這類型的人通常被診斷出僵直性脊椎炎的可能性很高。乍看下姿勢很不錯，但頸部與背部嚴重彎曲和僵硬，腰椎嚴重往前方彎曲。此時骨盆的左右高度一樣的可能性很高。

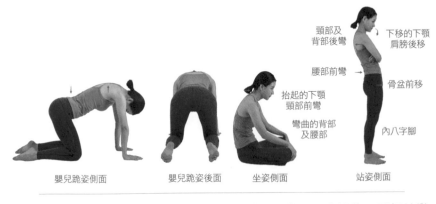

頸部及
背部後彎　　　下移的下顎
　　　　　　　肩膀後移

腰部前彎　→

抬起的下顎　　　　　　骨盆前移
頸部前彎

彎曲的背部
及腰部　　　　　　　　內八字腳

嬰兒跪姿側面　　嬰兒跪姿後面　　坐姿側面　　　站姿側面

圖 19：下移的下顎、頸部及背部後彎、肩膀後移、骨盆前移、腰部前彎

　　和圖 20 相同類型的人，多半於平常坐下時會稍微駝背，站在他人面前時就會逞強擺出端正的姿勢。背部彎曲了，但卻逞強想要挺直身體，腰部卻無法呈現端正的姿勢，胸椎 10 號至腰椎 2 號之間會嚴重前彎。背部和腰部向前彎曲，經常會消化不良，背部一直覺得沉重，上半身屬於標準，多半是下半身肥胖。

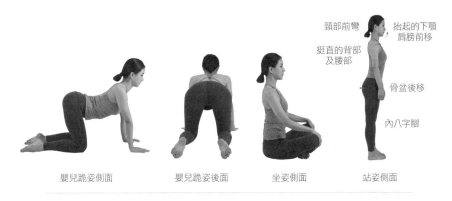

圖 20：抬起的下顎、頸部前彎、肩膀前移、挺直的背部及腰部、骨盆後移

頸部前彎　抬起的下顎　肩膀前移

挺直的背部及腰部

骨盆後移

內八字腳

嬰兒跪姿側面　　嬰兒跪姿後面　　坐姿側面　　站姿側面

　　圖 21 平常坐下時背部都是彎曲，而且長期習慣左右腳輪流單側支撐，從頭到腳全都呈現彎曲的狀態。所以就算擺出嬰兒跪姿，腰部或背部也都無法形成弧線，這類型的人大部分是因為長期單腳支撐站立造成身體失去均衡，左右脊椎豎脊肌的僵硬度或高度多半都是不一樣。當然只要視為是脊椎偏向豎脊肌較高的那一邊即可。

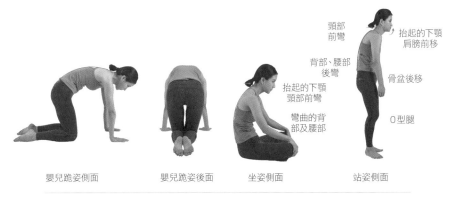

頸部前彎　抬起的下顎　肩膀前移

背部、腰部後彎

抬起的下顎頸部前彎

彎曲的背部及腰部

骨盆後移

O型腿

嬰兒跪姿側面　　嬰兒跪姿後面　　坐姿側面　　站姿側面

圖 21：抬起的下顎、頸部前彎、肩膀前移、彎曲的背部、腰部、骨盆後移

表 8：以彎曲部位看人體疾病

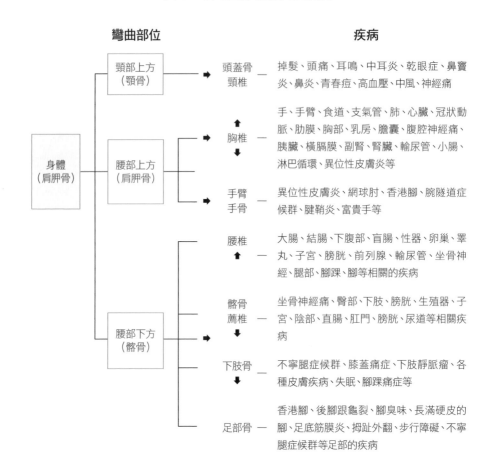

彎曲部位		疾病
頸部上方（頸骨）	頭蓋骨 頸椎	掉髮、頭痛、耳鳴、中耳炎、乾眼症、鼻竇炎、鼻炎、青春痘、高血壓、中風、神經痛
腰部上方（肩胛骨）	胸椎	手、手臂、食道、支氣管、肺、心臟、冠狀動脈、肋膜、胸部、乳房、膽囊、腹腔神經痛、胰臟、橫膈膜、副腎、腎臟、輸尿管、小腸、淋巴循環、異位性皮膚炎等
	手臂 手骨	異位性皮膚炎、網球肘、香港腳、腕隧道症候群、腱鞘炎、富貴手等
腰部下方（髖骨）	腰椎	大腸、結腸、下腹部、盲腸、性器、卵巢、睪丸、子宮、膀胱、前列腺、輸尿管、坐骨神經、腿部、腳踝、腳等相關的疾病
	髖骨 薦椎	坐骨神經痛、臀部、下肢、膀胱、生殖器、子宮、陰部、直腸、肛門、膀胱、尿道等相關疾病
	下肢骨	不寧腿症候群、膝蓋痛症、下肢靜脈瘤、各種皮膚疾病、失眠、腳踝痛症等
	足部骨	香港腳、後腳跟龜裂、腳臭味、長滿硬皮的腳、足底筋膜炎、拇趾外翻、步行障礙、不寧腿症候群等足部的疾病

身體（肩胛骨）

均衡的肩膀是脊椎健康的必備條件

目前為止我們談到了脊椎彎曲就會生病，脊椎挺直展開身體就會變健康。

同時了解人類就算失去四肢也能生存，但脊椎健康若是發生異狀，就難以繼續維持生命。那麼決定脊椎健康的因素是什麼呢？

所謂的疾病，須明確的診斷原因且理解本質後，才能找到真正的解決方法，目前醫學界主張骨盆就如同墊石一樣在支撐所有的脊椎，因此脊椎的健康取決於骨盆的狀態。換句話說，就是把骨盆的健康視為是脊椎健康的重心。不過，這一類的骨盆矯正和脊椎矯正會不斷地復發卻是不爭的事實，因為那項理論從出發點就錯了。儘管醫學界的有些人也強調了肩膀的重要性，但卻沒有真正去發掘它所具備的價值。

均衡身體的重心在肩膀

・肩胛骨的位置決定胸椎的位置
・肩胛骨的位置決定髂骨和顎骨的位置
・髂骨決定薦椎、腰椎的位置，顎骨決定頸椎的位置
・是新主張的理論（不過，肩胛骨也會對頸椎造成影響）

插圖 10：體態運動標誌

體態運動主張「均衡的脊椎健康取決於肩膀的位置」。

而其標誌代表著人體的肩胛骨，「━━」意指水平，肩膀對直立步行的人類來說，最理想的位置即為水平，所以只要位置正確就能矯正全身，擁有健康的身體。而這新的理論就是肩胛骨的位置決定胸椎的位置；肩胛骨的位置決定了髂骨和顎骨的位置；而髖關節關係到薦椎、腰椎的位置；顎骨則是關係到頸椎位置。

人在下顎關節、肩膀關節、髖關節這三個地方有臼關節，這三處的臼關節有維持全身前後左右均衡的作用。如下顎關節傾斜時頸椎也傾斜；肩胛骨傾斜時胸椎也傾斜；髖關節傾斜時腰椎也會傾斜，它們相互

間有著密不可分的關係。而頭骨的顎關節和骨盆的髖關節，會跟著它們兩者之間的肩關節位置依照補償作用決定我們身體的平衡和體型。依據每個人的身高多少會有所不同，從身後看背部時，若肩膀兩肩胛骨間的距離，超過成人標準的五～八公分寬度時，肩膀會往前移動到身體前方，此時為了順應往前移動的肩膀，髖關節也會朝前後左右四個方向來改變位置、腰椎也彎曲變形、下顎也跟骨盆一樣會隨著個人的習慣而改變位置，進而影響到頸椎。

　　因此若不保持端正的肩膀，那麼當駝背往前彎時，骨盆也會朝四個方向移位，造成不同的身體變化。

　　肩膀位置正確的話，無論坐下或站立時，骨盆的髖關節和下顎關節就能維持身體正中央位置的左右水平；反之，從背面看兩肩胛骨時，若肩膀往前彎則髖骨、顎骨就會離開身體中間，朝前後左右四個方向移位，那麼很容易產生脊椎變形，身體出現因不正而導致的一連串連鎖反應。肩胛骨的位置會隨著習慣，讓胸椎跟頸椎朝向前後左右的某一個方向而變形，隨著骨盆移位，讓腰椎、下顎、頸椎也移位，因此肩胛骨移位時造成的背脊疾病；骨盆移位造成的下腰部疾病；下顎移位造成的頸椎疾病，其實都是環環相扣，互相影響，因它們是造成疾病的原因也是治療的條件。

　　打開肩膀讓所有骨頭都歸位的姿勢，可使全身端正。反之，肩膀往前駝背時（單腳站立、雙腳站立）會同時有不端正的情況，且各自又會產生各兩種不端正的變化，如單腳站立、雙腳站立時骨盆皆會產生往前、往後的不端正變化。人體所有的不端正變化可依照身高，從背部兩肩胛骨間的距離來判斷，超過正常間距（五～八公分）時，就可知道肩膀逐漸移位。

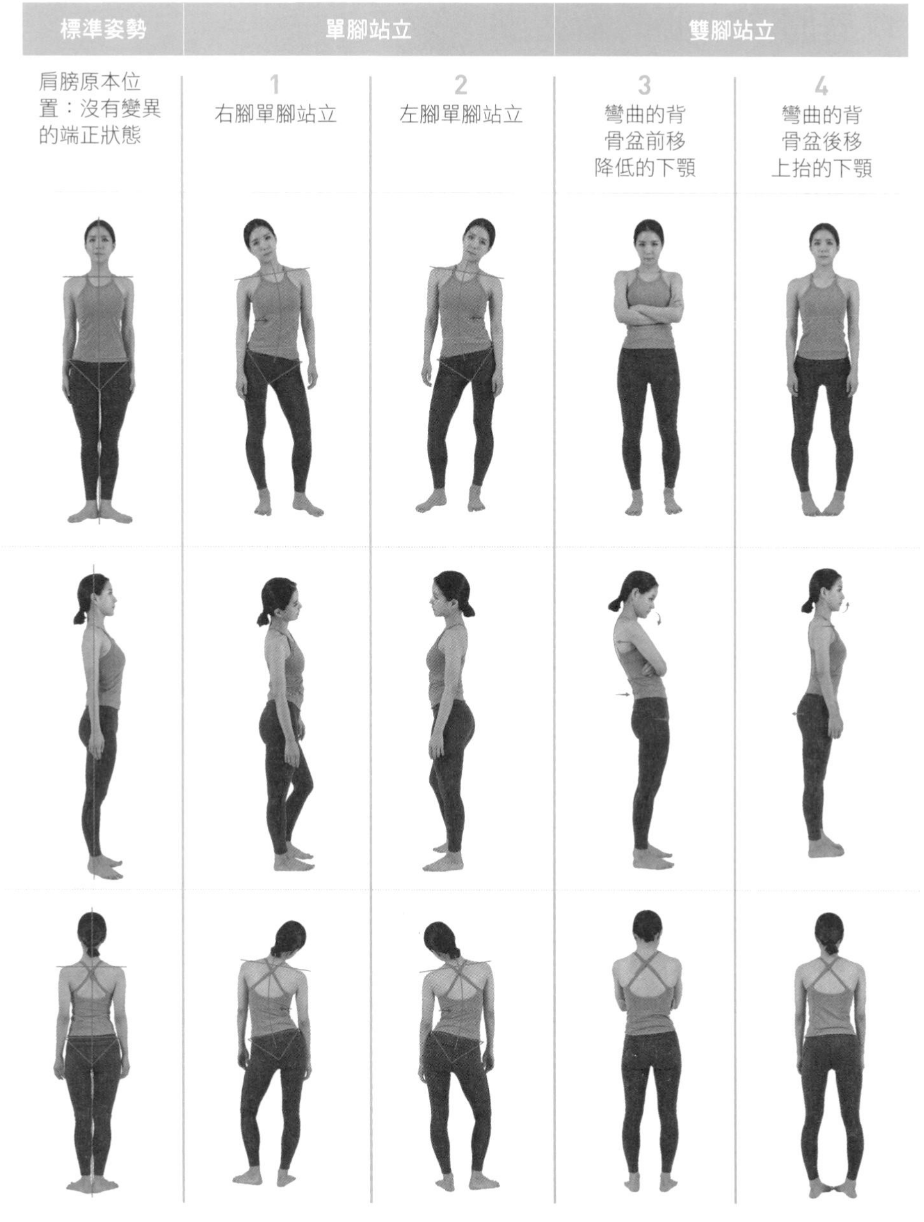

標準姿勢	單腳站立		雙腳站立	
肩膀原本位置：沒有變異的端正狀態	1 右腳單腳站立	2 左腳單腳站立	3 彎曲的背 骨盆前移 降低的下顎	4 彎曲的背 骨盆後移 上抬的下顎

圖 22：依據肩胛骨位置所造成的身體變化

以肩膀為中心的新觀點

當肩胛骨往後恢復到正常端正的水平狀態時，頸椎跟脊椎就不會往前彎曲或往左、右側彎。如此一來，可預防肩膀因左右傾斜而造成的五十肩等各種疾病，彎曲的背、脊椎側彎或烏龜頸都是因肩膀往前彎曲所造成，讓肩胛骨往後歸位就能預防高低肩，以及烏龜頸、脊椎側彎，透過端正的肩膀位置，進而使頸椎跟脊椎為了能抓住自己部位的骨頭而回到最端正整齊的狀態。

骨盆的健康與骨盆的位置無法靠它自己做到，因肩膀位置決定了骨盆的命運，而骨盆的位置又決定了腰椎、薦椎與尾椎的排列狀態。肩膀若往前彎則骨盆會往前後左右四個方向移位；以肩膀往前彎的狀態走路時，雙腳會分成單腳支撐或雙腳支撐兩種形態，單腳支撐時以左腳或右腳支撐的骨盆會往上，造成腰椎側彎或後彎。此外，肩膀往前彎的狀態時，會產生骨盆往前或往後這兩種變化，這時會造成腰椎前彎或後彎，只要讓肩胛骨歸位，就能防止骨盆往四個方向移位。

下顎關節也是無法自己保持端正的部位，當肩膀往前彎時，脊椎會跟著肩膀往左或右傾斜、骨盆也會跟著上半身的方向調整，下顎也會左右傾斜，造成頸椎側彎，隨著肩膀的前後位置，骨盆若往前，下顎關節降低，頸椎彎曲；骨盆若往後，下顎關節上抬，在頸椎 5 號、6 號間往後折。如此一來，就可知道這裡提到的體態理論是指肩膀的位置，可改變骨盆與其相連結腰椎以下的狀態。

只要調整好肩胛骨的位置，胸椎、頸椎就能直立；身體中央的髂骨若位置正確，也能調整薦椎與腰椎的變化；下顎骨則是隨著身體中央位置的改變而達到端正的效果，以上就是體態運動，以「肩膀為身體中心」論點，這個理論是以我身上無法用現代醫學解決的根本疾病，透過自我不斷地尋找解決方法，經過二十多年實驗、研究與教育，用所得來的治療效果整理出的理論。

長短腳、O 型腿與內八字腳也是肩膀不正引起

　　O 型腿或長短腳是單腳站立的人因腿部後方肌肉變短而造成的體型，肩膀若往前彎會形成烏龜脖與駝背，習慣單腳站立的人，後腿肌肉僵直使腿彎曲，造成膝蓋下方疼痛，緊繃的小腿可能會讓腳踝時常扭傷，再加上後腳跟疼痛、足底筋膜炎的產生，讓腿部站立變得更加不便。導致累積成用另一隻腳來站立，使得另一隻腳也彎曲而形成 O 型腿。

　　如圖 23 中用單腳站立的人，讓肩膀恢復到原位後，身體因單腳支撐而導致的病痛消失，O 型腿及長短腳自然能解決。

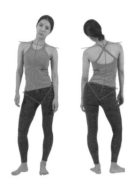
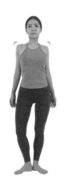
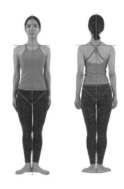

A｜肩膀過開導致往左下方傾斜，骨盆往左上方、脊椎右彎。

B｜肩膀太過靠攏導致長短腿。

C｜肩膀回正確位置後，左右平衡的肩膀讓右側骨盆往下，恢復脊椎端正。

圖 23：擁有長短腳的人，打開肩膀時的樣子

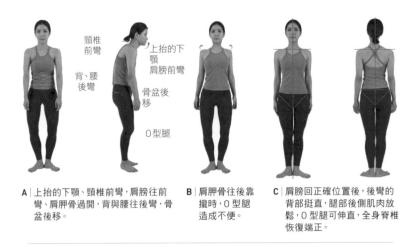

A｜上抬的下顎、頸椎前彎，肩膀往前彎、肩胛骨過開，背與腰往後彎，骨盆後移。

B｜肩胛骨往後靠攏時，O 型腿造成不便。

C｜肩膀回正確位置後，後彎的背部挺直，腿部後側肌肉放鬆，O 型腿可伸直，全身脊椎恢復端正。

圖 24：身體彎曲的 O 型腿體型，打開肩膀時的樣子

　　圖 24 裡的 O 型腿，把肩膀往後擺正後，身體就無法維持不變的單腳站立或駝背等姿勢，可自然地進行體態矯正。因此肩膀若打開了，頸椎、脊椎、腰椎就會回到正常位置，骨盆也會恢復正常而舒緩腿部肌肉，改善 O 型腿，但若是在頸椎跟脊椎彎曲的狀態下，強硬刻意地打開肩膀，不僅會造成身體的不自然，也會導致腰部過度前彎。須先舒展胸部肌肉、肩膀肌肉後，肩胛骨才能順利地回到原位，舒展脊椎後才能找回正確的姿勢，讓骨盆回到身體的中心、後腿肌肉被舒緩來解決 O 型腿。因此，體態運動可讓僵硬的肌肉跟不整齊的骨骼重新歸位，這樣才能有正常生活並解決所有問題。

　　內八字腳也是一樣。圖 25 裡的內八字腳為「上抬的下顎、頸椎前彎、肩膀前移、挺直的背部及腰部、骨盆後移」的姿勢。

　　這樣的姿勢，會出現在背部與兩肩胛骨之間的距離分開，兩側肩膀往前移，努力將腰部挺直的人們身上。上半身重心往前的狀態下挺直腰部很吃力，骨盆也就自然而然的往後移，下顎則是為了維持身體重心而上抬。

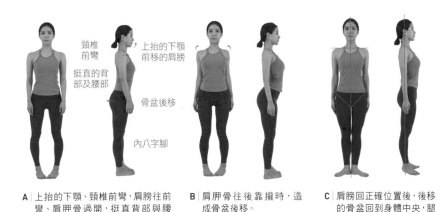

A｜上抬的下顎、頸椎前彎，肩膀往前彎、肩胛骨過開，挺直背部與腰部，骨盆後移。

B｜肩胛骨往後靠攏時，造成骨盆後移。

C｜肩膀回正確位置後，後移的骨盆回到身體中央，腿部內側肌肉放鬆，內八字腳可擺正，全身脊椎恢復端正。

圖 25：有骨盆後移跟內八字腳的人，勉強打開肩膀時的樣子

　　造成骨盆後移的鼠蹊部往內，腿部內側與前側部位僵硬，腳尖為了保持身體重心而形成內八字腳體型。只要將過度分離的肩胛骨回到正常位置，收下顎，讓骨盆回到身體中央後，就可消除腿部內側、前側的僵硬，不再形成內八字腳。

　　以上的內容就是因肩膀往後靠攏，導致身體不端正，身體為了維持重心而導致長短腳、O 型腿與內八字腿的體型。若是沒有先找出肩膀的癥結，就強硬的伸直 O 型腿或矯正內八字腳，這樣會造成身體骨骼各分節很大的單邊摩擦，以及肌肉骨骼系統的負擔，市面上販售許多矯正產品，但沒有先端正肩膀就矯正腿部的話，這些產品的矯正效果是微乎其微的，若不改善肩膀彎曲的習慣，會引起力學上更大問題的危險性。

體態束帶的效果與使用

　　使用體態束帶讓肩胛骨回到正確位置後，能讓烏龜頸、駝背、脊椎側彎、骨盆不正、腰椎不正、O 型腿、內八字腳等，歸位到應有的位

置，基於以肩膀為中心的身體觀，並以身體結構為基礎，而誕生了體態束帶。

體態束帶的使用方法

1. 與圖①相同，將體態束帶穿戴於肩膀。
2. 與圖②相同，將交叉繩 A 扣入交叉繩 A 的扣環。
3. 與圖③相同，將交叉繩 B 扣入交叉繩 B 的扣環。
4. 與圖④相同，將水平繩扣入水平繩的扣環。
5. 與圖⑤相同，視穿戴者的身材，調整位於肩胛骨位置的交叉繩、水平繩的長度。
6. 圖⑥為穿戴好體態束帶後，使用者後面、側面、前面端正的姿勢。

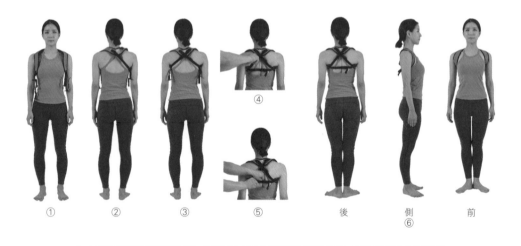

圖 26：體態束帶使用方法

體態束帶的使用例子

在還沒有使用體態束帶前，平常可能會有如圖 27 的錯誤習慣，但當使用體態束帶（非彈性）如圖 28 後，是不可能側睡與使用不端正姿勢的。

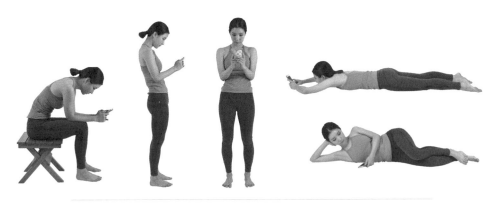

圖 27：使用體態束帶前的錯誤生活習慣

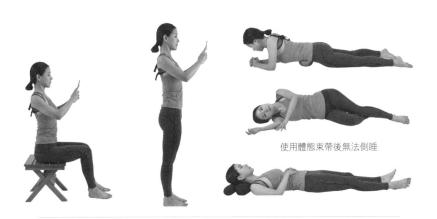

使用體態束帶後無法側睡

圖 28：使用體態束帶後無法駝背的生活

體態束帶的種類

　　1. 體態束帶（非彈性）：要確保體態束帶的材質具有登山用背包的透氣、舒適感，才能將使用時的不適感降到最低，目的在於限制錯誤駝背姿勢時的活動，來維持端正姿勢；這就跟骨折受傷時，以石膏固定的原理相同。骨折的骨頭癒合了，但因脊椎的不整齊，會導致維持恆定性和有緊密關係的非隨意肌機能下降，造成比骨折更嚴重的病。

　　側睡的人，是沒有辦法獲得健康的，只有把背部打開的人才能用端正的姿勢睡覺，如同打石膏固定後不得不維持正確姿勢一樣，在睡覺時也要使用體態束帶，若覺得端正的平躺姿勢實在不方便的話，可使用體態束帶後平躺，將不會帶來任何不適感，但駝背的人無法端正的睡覺。

　　體態固定束帶的目的為矯正身體，因此使用非彈性材質的束帶時，肩膀是無法往內彎的，若是肩膀往內彎，肩膀與手臂的血液循環會有所阻礙，無法持續地保持烏龜頸或駝背的姿勢。因此使用體態固定束帶，最好在不是睡覺或有特別事務時，而是在休息時使用比較好，當然進行其他工作時也最好盡量使用固定束帶。

　　會將肩膀往內彎的人，需要自我了解到自己是病患，就跟鎖骨斷裂時到醫院被強制使用 X 束帶固定骨頭是一樣的意思。鎖骨骨折癒合後就沒事，但各位要記住脊椎沒處理好的話會讓全身機能下降，不僅會影響到身體恆定性的維持，日後還會造成更大的傷害。

　　2. 體態束帶（彈性）：這類的體態束帶可用在日常生活中，讓使用者在平常生活中不斷地注意要保持正確的姿勢，以達到維持端正姿勢的目的。「體態束帶」分為穿在衣服內的「內衣用」與「外層使用」；在不影響外出服裝時可穿著「內衣用」外出，「外層使用」可在運動、日常生活時隨意搭配。

　　反觀市面上既有的體型矯正器大部分都以各部位獨立的身體觀來製作，肩膀矯正器用來矯正頸椎與背脊；護腰帶用來固定腰部，減少腰部負擔；O 型腿或內八字腳矯正器則是強調繫緊、固定的功能。這些矯正產品大部分都是使用有彈性的材質，但這樣的材質其實很難有矯正的功能，必須要像體態束帶這種非彈力的束帶，才能確保固定功能，當然也有部分的矯正產品分為彈性與非彈性兩種，不過卻未照著身體觀來製作，效果當然會有限。

Chapter 3

幫助身體回正，
重獲健康的
體態運動

體態運動：健康的生活文化

　　體態是「姿態端正的樣子」的意思，姿態端正是美麗的表現，而構成美麗條件中的重要因素就是均衡與調和。人類的身體若失去均衡與調和，就會導致疾病，因此體態包含著健康的意思。運動（movement）狹義代表「身體運動」（physical exercise）；廣義則包含代表健康生活的「生活文化運動」（cultural movement for healthy living），如同「社會文化運動」的英語說法。因此體態運動可定義為是「為了打造體態端正的健康身體，所進行的身體與生活文化運動」。

體態運動的內涵

　　體態運動是可透過檢查身體端正的「體態診斷法」，進行自我診斷後依照診斷方法自行治癒的「體態鍛鍊操」。分為以肩膀為身體中心的理論，擺脫讓身體不端正生活習慣的「體態生活運動」，與很難自我運動或想治療陳年疾病而互相幫忙的「體態協助法」等內容。

體態標誌 ∞

1. 排列整齊的意義

　　體態標誌「∞」代表人體的肩膀，「▬」則代表水平，因肩膀對直立步行的人類來說最佳的理想位置就是水平，這樣才能有全身端正的

健康身體，代表從原本以脊椎健康和骨盆為中心的理論，轉變為以肩膀為中心的理論，並以有產業革命之意的莫比烏斯帶（∞）來代表人體的革命性理論。

2. 循環的意義

莫比烏斯帶（∞）有循環之意，象徵人體內所有血管與神經，流暢的貫通全身，將這樣的生命力加以形象化；莫比烏斯帶（∞）的兩個圓圈代表我們體內擔任引擎角色的心臟與肺，另外，也象徵人體內臟與體表（身體表面）相互連結合一，不分內、外而是一體的意思。

3. 生命的意義

構成人體的物質，都存在於自然界中，生命可以說是存在土、水、空氣中。體態標誌（∞）的顏色為藍色，藍色代表生命起源的水與維持生命時不可缺少的空氣，體態運動是期許能跟占據地球七十％的水跟充滿大地間的空氣一樣，保留在宇宙中的生命體間。

體態運動這微不足道的標誌，是希望所有人類能脫離疾病與痛苦，過著互相分享健康又幸福的生活。

根據以上可了解，體態運動是幫助以治療為主的醫學文化中，無法管理到的個人正確生活習慣與健康運動方法，並成為全家人預防疾病與健康生活為目標。（註 世界衛生組織 WHO 將健康定義為「無疾病、無虛弱且身體、心靈、社會都安定的狀態」。）

體態運動的用語

第一，用語要簡單扼要：使用從幼稚園孩童到一百歲的長輩都可了解的單字，如此一來，聽過一次後就可知道內容，不需要重複說明，盡

可能地簡潔有力；運動名稱也是一樣，避免使用艱深的文字或未被認可的新造詞彙，為的是要讓人只聽名稱就可知道是什麼動作，打造出練習體系的效果。

第二，所有新用語是用人體名稱來命名：體態運動是以發現至今的生命科學知識為依據，並以個人的學校教育及運動經驗所領悟出的新內容為基礎，內含具有二十一世紀時代性的新體系化運動項目。

正如我常主張的，人類與四腳禽獸的身體構造不同，人類生來並非在水上生活而是在陸地生活，所有的生命體都依照本能來生活，但是別忘了人類有著自主性、創造性及意志性。

在動物與人類基準明確的二十一世紀，我不認為運動項目非得要借動物的動作，或名稱來發揮想像力命名或想出另一種名字、稱呼，而是要知道如何使用發展至今的所有價值才對，所以體態運動中所有的動作名稱與語言，都是以人體的相關字所構成。

體態運動的輔助器具

1. 小卻功效強大的體態球

體積雖小彈性強的體態球分為小球（5 英寸）與大球（6 英寸），可依照個人身體狀態與柔軟性做多樣化的使用。體態球主要可放在身後，來回滑動使僵硬、結塊的肌肉鬆開，或是將彎曲的背躺在球上，利用胸腔呼吸來展開上半身。大球主要使用在身體正面，讓下腹部、胸部、腋下伸展，也可來幫助脊椎前彎者的脊椎舒展。有些人在使用體態枕運動時睡著會陷入吃力的窘境，但體態球即使在使用時睡著也不會造成副作用或增加疲勞，不過，若是年老體弱者用大球舒緩下腹部，會頂住 11、12 號脊椎而有斷裂的危險，因此進行運動時要避免靠在肚臍以上。

2. 體態枕

　　若說體態徒手運動與體態球運動是循環階段最後的伸展運動的話，那麼體態枕運動的最終目標是將舒展後的身體加以排列回正的運動，幫忙檢查脊椎的彎曲度以達到卓越的回正效果。此外還可以作為檢查肩胛骨與骨盆的歪斜後進行回正的工具。這對很難自己運動的人來說可給予極大的幫助，不僅可舒展從頭到腳的肌肉，還能協助排列回正身體，用途相當廣泛。

　　該產品有大枕頭（直徑十公分）跟小枕頭（直徑七公分），可依照運動動作與運動者的身體狀態做多樣化使用，體態枕是體態運動最後排列回正階段的必要工具，該枕頭可按照脊椎前彎、後彎者來做使用，不會太硬所以使用時不會有危險。

3. 人體均衡的基準點，垂直的牆與水平的地板

　　・垂直的牆：能將腳跟、小腿、臀部、肩胛骨、後腦靠著垂直牆面自然站立時，是直立步行人類最理想的姿勢。維持該姿勢走路的話，人體所有的肌肉可獲得緩和並解決痛症。在可進行牆壁走路的狀態下做走路運動，是不會讓肌肉緊繃的理想走路運動。

　　・水平的地板：正如所有地板都是水平，若將駝背的人肩膀壓的跟地板一樣平行，那麼脊椎可展開、胸廓變寬，五臟六腑也會舒暢且恢復穩定。此外，若找回肩膀的均衡，則頸椎會恢復端正，連帶可解決頭痛、失眠、耳鳴、呼吸疾病等問題，讓頭腦變清晰。

　　骨盆歪斜的人可將兩膝彎曲抬起，讓膝蓋跟地板平行，按壓兩側髖骨靠近地面並維持髖關節與骨盆的水平，舒緩骨盆周圍的肌肉與下肢僵硬的肌肉，這對腰椎也有影響，對矯正腰椎側彎也有很大的效果。

　　此方法的特徵在於不需要因脊椎「是前彎或後彎」，只要按壓讓它碰觸地板，找到平衡後舒展肌肉來解決痛症，來發揮最佳的運動能力。

　　像這樣利用牆壁或地板來成為人體端正的基準，就能打造出勻稱、理想的脊椎排列狀態，擁有健康的身體。

體態運動的練習目的及目標

　　健康的肉體可保障健康的精神、健康的精神可保障健康的肉體。體態運動練習的目的為「恢復自我本質」，透過正確的身體活動與生活，來打造排列回正的身體並恢復強健精神與肉體健康。當愈有自信時身體也會強大，所以目的在於維持並恢復勻稱的體型、健康的體力，和恢復人類本來的身體與天性。

　　而體態運動的目標為排列回正的身體，因排列回正的身體可保障健康。體態運動並非當下就解決痛症或治療疾病的運動，大部分的疾病與痛症並非是瞬間造成，生病是因長久累積的習慣所導致，因此，若要痊癒也要累積健康的習慣。

　　若是罹患重大疾病，就很難靠排列回正身體來解決，不如從推拿治療開始，也需要西藥、手術這類現在醫療的幫助，有時服用增加氣血循環或補充氣力的韓藥也很重要。透過適合身體的飲食習慣、規律的生活、內心安定的正面人生觀及使用健康的語言，加上科學、合理知識跟世界觀等一起並用的話，會有更好的效果。

　　病症若不嚴重的話，很常透過回正身體後就能立刻消除痛處的不適感，或是達到根本的治療效果，經由回正身體就可讓身體達到自然自癒，都是練習體態運動達到的。

和身體對話的體態運動

　　人生就是無限的慾望跟有限肉體之間的不斷衝突，人的夢想與貪念是無止盡的，為了達到這無限的夢想跟貪念，只能透過精神、肉體的勞動來達成，所以夢想遠大又有慾望的人工作慾也很強，可是人的身體是

有限的，工作超過身體極限後，身體會發出疼痛或無力等危險訊號，到這為止還不算病，只要適當的休息並回正身體後，就可解決體力不足與痛症。

也有人主張「精神很重要，只要咬牙撐過就沒有辦不到的事！」

尤其是運動選手們，為了創新紀錄或贏過其他競爭者，必須不斷地挑戰自我極限，挑戰的結果不是進步就是退步，因這兩個結果隨著自己的準備程度而改變。身體不正的人再怎麼努力，到達某個極限後就會停止發展，身體也出現異狀，身體不正的人跟正常體態的人之間的差距在於關節可動的範圍較小、各器官的僵硬導致新陳代謝的問題，會讓病痛逐漸擴大，有著卓越的本事與老實卻因小傷而無法成長突破的倒楣選手跟大部分的人一樣都是屬於這類型。

我們人體相當奧祕，疼痛時只要忍住並持續運動或活動身體，就算沒有解決病症的根本問題，很常就不再感受到痛。這是因他們的肌肉僵化，沒有把身體出現的現象正常傳遞到腦部，覺得自己是「我身體不柔軟，但是很健康。」前面有提過體態診斷法，可是這些人無法注意到自己身體有大病，所以當確認出病痛時，往往都已經超過治療範圍，無法治療。

疼痛是身體向腦傳遞的交談要求（信號），若無視身體發出的交談要求，不解決根本問題卻繼續逼身體辛苦的話，身體會自我麻痺並再也不跟腦對話，這麼一來外表感覺問題都已經解決，但沒有信號後只會造成單方面、暴力性的結果，這單方面的暴力若不停累積，進而造成身體疾病，最終則會耗盡生命。

在身體不正姿勢下的生活習慣，或在身體不正姿勢下工作勞動，反覆進行這些出於自發性或強迫性的活動，則會更加嚴重，問題是不知道自己為何會疼痛，或是知道疼痛卻因工作需要而無法避免，只好忍耐的這些人其實才是更大的問題，他們很常會因忍痛工作後突然感覺不到疼痛，而產生自己變健康的錯覺。

進行體態運動的時間是頭腦對過度貪心、對自己身體認識不足而辛

苦的身體所進行的道歉時間，舒緩僵硬的身體，給予刺激後找出疼痛部位，撫摸該部位並將歪斜部分歸正的動作，對自己任意放置的身體道歉也就是體態運動的時間，讓頭與身、精神與肉體調和共存與相互溝通，才能找回自我原本正常、健康的樣子。

好轉反應

這裡有一個重要的問題，透過練習體態運動讓僵硬的身體舒展時，曾經疼痛過的部位有可能會再疼痛；或是沒有疼痛的部位出現疼痛，這就是常聽到的「瞑眩反應」也就是「好轉反應」（Healing Crisis）。

好轉反應分為兩種，第一，身體與腦斷絕對話時曾經疼痛過的部位僵硬而無法感受疼痛，好轉之後原本的部位又重新痛了起來。第二，曾經健康過的部位因長時間處在身體不正的狀態下形成疾病，或是不自覺自己習慣了錯誤的姿勢，直到身體回正後，頭腦與身體相互溝通後才出現新的痛症，此外，也可能會出現持續全身痠痛、想睡覺、持續打嗝或運動後感覺身體變更重等各種好轉反應。

進行體態運動時最重要的就是克服好轉現象，因身體不舒服時很常喪失練習慾望。當好轉現象嚴重時會懷疑「我的身體是不是超過負荷了？」其實讓身體回正並沒有壞處，少則一天，反應嚴重時可能會持續一週以上，還是必須要克服，向曾經這麼辛苦，許久沒有溝通的身體，滿懷道歉的心來讓身體休息。頭腦是不是單方面的隨意對待身體數十年？要帶著對身體感謝的心真誠地道歉，若沒有道歉的意志那麼身體也會離開頭腦，這樣「我」這生命體的頭與肉體分離，離開世界的時間也就所剩不多了。

太痛、太辛苦時，最好跟體態運動的指導者諮詢，有可能是錯誤的診斷後運動，卻讓問題更加惡化，只要透過正確的判別跟診斷，進行體態運動是不會造成傷害的。

體態運動的療癒效果

指導別人體態運動時遇到最困難的是：「做這個有什麼好處？」的尷尬問題。因如果回答「身體會變好。」又會擔心怕被人認為是以前市場裡，邊叫賣邊表現魔術、才藝，賣萬用膏藥的賣藥商人一樣。其實他們想聽到的答案是可治療高血壓、鼻炎、耳鳴、化膿性炎症、頸部痠痛、神經痛、五十肩、溼疹、手麻等不同疾病的方法。

但仔細想想看，頸椎往右傾斜時會造成鼻塞、眼睛疲勞、偏頭痛、化膿性炎症、頸部痠痛、肩膀痠痛、手麻、網球肘、腕隧道症候群、溼疹等病症都會發生在身體右半部，或是右半部較嚴重，那麼當身體許多地方都出現病症時，要建議他們要到各科去接受檢查跟治療嗎？

雖然疾病的原因都不同，但如果是因身體構造不均衡所引發的疾病，只要把彎曲或傾斜的背部與頸部打開，讓肩胛骨回到原位，保持挺胸的習慣，那麼就能一次解決上面的疾病，進行個別治療會有不停復發的可能。發生疾病的原因有很多種，但最基本的原因大部分都是因不正確的姿勢所造成。

現代人生活在資訊洪水中，能健康或解決疾病的各種祕方或內容，都會被大肆的宣傳，可是這些標榜著能簡單又快速治療各種疾病的刺激性內容，大部分都是穩定現狀的治療，因疾病並非單獨出現，而是因各器官沒有相互溝通而產生的連鎖問題，就如免疫力下降時所產生類似帶狀皰疹的疾病，也不是單純的皮膚病。

我們的身體共有兩百零六個分節，只要其中一節歪斜，全身的骨頭會為了保持重心而連鎖性的變動，所以不是矯正某個地方就能健康，重要的是要矯正全身。當然依體質或歪斜程度的不同，較嚴重的部位會先發出病症，但不是先矯正嚴重部位而連帶矯正其他地方，要把全身看為一體才能打造端正的身體，所以若要依照症狀一一治療疾病的話，會有不斷復發的可能。正如因錯誤的姿勢引發一連串的病症；治療也能連鎖性的慢慢進行，若要我說明各疾病的治療效果，可參考前面提過的體態

診斷法「表 8：以彎曲部位看人體疾病」（第 102 頁），就能快速理解。

那麼該如何擁有端正的身體呢？你必須先知道自己的身體，如大自然會自我淨化一樣，我們人體也能透過正常的代謝與週期，自然地治療病症。

曾經肥胖的人變成沒有贅肉的勻稱體型，結塊的肌肉自然放鬆後解決肌肉骨骼的痛症，曾經被擠壓過的臟器也能回到正常的器官位置，以確保各器官的正常運作功能。

身體的主人是誰？就是你自己。當然身為主人的自己要關心、愛護身體，若持續不好的習慣會帶來疾病，相反的，若維持健康的習慣就能維持健康。首先先完成自己能做到的事，那麼大部分的問題就能自然解決，如果是大病，那麼可到醫院接受治療來讓效果最大化。相信自己身體有偉大的能力，有自信的成為自己身體的主人吧，我的健康由我來負責，了解到只要將身體端正就能擁有健康的簡單原理，就能過著健康的生活。

不會失敗的體態瘦身法

所謂的肥胖並非單純的體重較重，而是指「體內累積過多體脂肪的狀態」，也就是當體重較重是因肌肉量多，卻不是增加體脂肪時，就無法稱為肥胖，此外，更重要的是指「腹部肥胖」而不是全身的體脂肪。最近測量腹腔內臟脂肪，比測量皮下脂肪還要重要，其中研究結果有使用「內臟脂肪型肥胖」的用語。

從一九九六年世界衛生組織將肥胖判定為「需要長期治療的疾病」後，到現在的二十一世紀，我認為肥胖一直是人類需要克服的重大疾病之一。

肥胖的原因

　　肥胖是指能量的消耗比攝取的養分來的少時，多餘的能量轉變為體脂肪形態的現象，也就是吃多卻活動不足的現象。除了這種基本概念之外，肥胖跟各種神經內分泌物質、能量代謝相關的許多因素，以及遺傳或生理的許多複雜關係，有不規律的飲食習慣、暴飲暴食、運動不足、內分泌疾病、遺傳因子、心理因素或藥物等原因，累積在體內的脂肪（肥胖）可說是身體的緊急糧食。

表 9：透過人類與國家來看的肥胖原因

比較	肥胖原因 1	肥胖原因 2	肥胖原因 3
國家 （軍糧——米）	緊張——國際戰爭	戰爭——爭端及衝突	豐收
人類 （碳水化合物→糖←脂肪）	肌肉僵硬——肌肉超過負荷，身體沒回正	痛症——筋膜的電流反應透過中樞神經系統傳達到腦部	暴飲暴食——腦部對攝取的胺類賀爾蒙異常

　　只要看一個國家累積緊急糧食（軍糧）的過程，便可知會有國際的紛爭衝突，進而強化軍糧的儲備，就算是遇到豐收也還是會儲備糧食。

　　相同的，當人的身體疼痛時，身體會發動緊急系統，自律神經會自己在疼痛的地方累積脂肪塊來當作能量，暴飲暴食後超過基礎代謝率或活動代謝率的能量，會累積成脂肪。

　　看那些身材曾經不錯的人其發胖過程，可知道會在發生痛症的地方慢慢地變胖。舉例來說，孕婦生產後因養育嬰兒所以彎著身體哺育母乳或照顧小孩而側睡，因此破壞了身體的骨骼排列，脖子變烏龜頸、單側肩膀持續歪斜、彎腰駝背，擠壓著體內所有內臟。

　　這時，脖子與肩膀持續疼痛，脂肪就會累積在那邊；被壓住的下腹部同時發生生理不順與消化不良也累積皮下脂肪。一開始是累積在背部與三頭肌，沒想到連下腹部也累積脂肪。頸部與肩膀不正會影響骨盆不

正，臀部累積脂肪後水腫愈來愈嚴重，最後連腳也累積脂肪，從原本的部分肥胖擴大成全身肥胖，因此產後身材管理的重點是，保持端正的姿勢。

有一個簡單的方法可確認是否為身體不正所導致的肥胖，請確認自己斜方肌的皮下脂肪，兩邊的脂肪量可能會相同，若有平常肩膀往某一邊傾斜就痛的狀況時，該邊的肩膀跟手臂會比另一邊的肩膀與手臂的脂肪量還要厚，其他部位也會相同，脂肪量在有肌肉骨骼疼痛問題的地方，比沒有痛症的地方來的厚。

在這種情況下要讓骨頭回原位，成為正常體態的話，就必須捏揉凝聚的脂肪使之軟化減少厚度。

暴飲暴食造成的肥胖原因也是因為姿勢。肩膀內彎、頸部與背部弓著造成脊椎變形，這樣的變形姿勢引發痛症不斷，最後使得中樞神經不容易傳遞神經，這麼一來與攝取飲食相關的胺類賀爾蒙，無法正常的將飽足感與空腹感傳達至大腦，造成平常不怎麼吃東西或暴飲暴食的生活習慣。攝取食物、很難消化或無法克制食慾並非個人的意志問題，而是「因錯誤姿勢導致的神經傳達異常疾病」，由此可知暴飲暴食與痛症是肥胖的現象原因，這兩種亦可說是所有體態不正的根本原因。

一般的瘦身定義

瘦身（Diet）是所謂的食譜或是以增進健康、減少體重為目標，調整攝取食物的意思。減肥的關鍵在於基礎代謝量與活動代謝量，基礎代謝量是指生物體為了維持生命所需要的最少能量數值，以維持呼吸、循環、調節體溫、細胞代謝等，為了維持生命無意識性的生理需求所需要的能量，依照不同年齡跟性別各有不同。

活動代謝量是指人體活動時消耗的能量數值，因此基礎代謝量與活動代謝量相加後的量為自己所需的總能量數值。

人類的健康可透過外在活動（隨意肌）與內在活動（不隨意肌）的

均衡來達到充足。順便一提，這裡的體態瘦身會用體態活動或體態鍛鍊操來代替。

體態瘦身法

指的是透過身體的均衡發展與維持，可增進健康的一連串活動。

‧均衡的身體：身體所有機能皆正常，確保有維持生命的足夠來源，保護身體免受外部攻擊，讓攝取後的食物可順利代謝並維持健康。

‧均衡的食譜：挑選符合身體所需的所有養分，供給營養讓身體各種代謝機能都順暢地並預防肥胖。

‧均衡的身體活動：透過維持均衡的正確身體活動，在各種學業、工作現場或生活環境中維持、提升健康勻稱的身體。

透過體態活動擁有勻稱身體的好處：

1. 痛症消失後身體就沒有累積能量的理由，脂肪會自我燃燒。
2. 痛症消失後可積極進行運動（隨意肌活動），預防因會疼痛而放棄運動。
3. 五臟六腑會變輕鬆，積極進行不隨意肌的活動也變得容易，可預防內臟肥胖，增加脂肪燃燒。
4. 中樞神經的神經傳達能力變容易，攝取食物時會正常感受到飽足感或空腹感，自然變健康也可對正常食慾進行自動控制與攝取。

體態鍛鍊操的意義

　　如前面所說的，痛症與疾病的原因從肌肉的僵直開始，而僵直是因身體不正引起，導致人體不正的主要原因不在骨盆而是肩膀，將肩胛骨回正後就可恢復協調健康的身體。另外，身體不正是因自我習慣與生活的態度所決定，若不改變自己的習慣，靠他人來回正只不過是得到一時的效果而已，這裡強調的重點是，要領悟到「我的問題要由我自己解決。」因此體態運動是透過體態診斷法進行自我診斷，體態鍛鍊操則是用循環・排列回正的 23 組動作來舒緩身體，恢復正常體態的劃時代運動。

　　為了要熟記體態鍛鍊操，首先要了解循環・排列回正的意義。

　　循環的意思是能讓身體變柔軟，讓身體的血氣順暢，身體只要柔軟，就能擁有自然治癒力，但舒緩身體後病痛消失，並不是完全的變好，因身體不正的肌肉會再次結塊，所以先讓身體變柔軟後必須要持續維持著良好的生活習慣。要長時間維持回正的身體才能維持身體順暢的循環狀態，而持續維持循環狀態後身體會慢慢的恢復自然治癒力，所以運動後在日常生活與工作現場中維持正確姿勢的習慣，是體態運動的核心過程。

　　這裡有一點需要注意，若不透過體態鍛鍊操打造循環・排列回正身體的狀態，只靠著習慣與努力維持端正的姿勢時，會引發其他的問題。舉例來說，大椎跟胸椎並非柔軟狀態，身體卻要強硬維持端正姿勢時，反而會讓肌肉更加僵硬或造成脊椎前彎，因此日常生活中只有擁有端正身體的人，才能舒服地維持端正姿勢。

　　尤其是要求駝背的孩子們以端正的姿勢來生活，這反而可能有害。

強硬讓駝背的孩子以正確姿勢坐時，必須要刻意的用肌肉的力量來撐開身體，這種情況下孩子無法感受到端正姿勢所給予的舒服，而是覺得自己被受罰或對自己有偏見，應該要告訴他如何擁有端正的身體，而不是強調姿勢，當成為端正身體後，舊習慣對身體帶來的不舒適感與端正身體所帶來的舒服感相比較，他自然就會選擇端正的身體；如果只是一味的強調要擁有正確的姿勢，對方就會對端正的姿勢產生不好的偏見，這點各位要記住。

體態鍛鍊操大致上分為循環過程（體態徒手運動、體態球運動）、排列回正過程（體態球運動、體態枕運動）、改變生活習慣過程，必須要正確地實踐上述內容才能達成體態運動的目標與目的。

體態鍛鍊操為循環→排列回正→復健→強化來打造完美的體態，以安全、有效的方式所構成。為根據個人身體狀態的各別性原理、從低強度到高強度的漸進式原理、經由比現在水準更高的刺激來提升身體機能的超負荷原理、在特別部位花更多時間與給予刺激的特殊性原理、最後最重要的是持續性原理。在短時間達到運動效果雖比不動來的好，但身體提升的範圍還是有限，不可忘記要持續、反覆的實踐才能達到本質上的變化。

正確的體態姿勢

體態姿勢是指直立步行人類最理想的骨骼排列狀態，在正常狀態下可感受到全身柔軟且循環順暢的健康身體，這也就是體態運動的最終目標。從雙手於身後交叉的體態姿勢變成脖子朝前方十五度，雙手移至兩側裁縫線，成立正狀態；靠牆站時從雙手張開的姿勢，到雙手放置兩側褲子裁縫線的「立正」姿勢，因「立正」姿勢就是體態姿勢。這裡最重要的一點是肩膀骨頭（肩胛骨）間的距離要縮至五～八公分，這樣胸部才能打開，隨著胸廓變寬後不僅五臟六腑變健康，烏龜頸也能端正、矯正骨盆變形，可是這姿勢對駝背的烏龜頸人們來說會相當不方便，駝背

的人立正時腰椎反而會前彎，頸椎 5 號、6 號間會反折，使得下顎抬得更高，因此體態姿勢不是想做就能做到的，是要身體充分放鬆且排列回正過的人才能做到的姿勢。

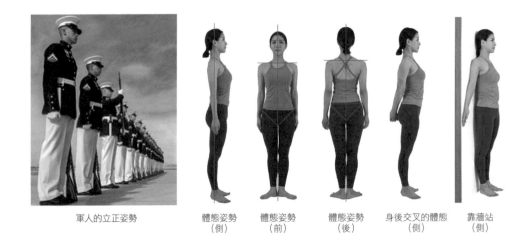

軍人的立正姿勢　　　體態姿勢（側）　體態姿勢（前）　體態姿勢（後）　身後交叉的體態（側）　靠牆站（側）

圖 29：排列回正過的姿勢類型

「立正」原本的意思為「準備」，「立正」姿勢是軍人制式訓練中，要身體跟內心調正的動作命令，挺直兩腿、手臂、胸部視線朝前方十五度的固定姿勢，這狀態是最好的體態，也是體態運動追求的理想姿勢，對軍人來說「立正」是生命般的姿勢。對軍人來說最需要的是什麼？就是戰鬥力，最好的戰鬥力是指已維持最好狀態，並用立正姿勢將身體活動調整到最佳狀態的姿勢。

軍隊裡會使用「專心立正」，「專心」是指精神、「立正」是準備狀態，專心立正是上級為了提升軍紀，對下級進行身體上的訓練活動，來達到武裝精神、肉體的訓練方式，這種精神、肉體合一的看法在東西方的人體文化中想法皆一致，可惜的是，我跟許多一線長官們分享過，但大部分的人都沒有理解到這種立正的意義，對他們來說立正的印象還停留在是相當不方便，且有強迫的感覺，不過我覺得為了培養軍人精神

與為了他們的健康，軍事教育過程中是必須要加入體態運動的。給各位做個參考，我曾經受軍方的邀請進行過體態運動的專題演講，之後還聽到該部隊人員們將國軍徒手體操跟體態運動並行的好消息。

可放鬆全身的運動

在既有的多種運動中學到的體操形式是從西方傳過來的，即二分法的人體觀體操，這樣的二分法人體觀是從距離心臟較遠的地方開始（手腕→腳踝→膝蓋→手臂→腰→身體運動），以各部位依序放鬆的體操形態，但這類的體操形態是將身體各部位看作是各別的存在，不僅會讓身體放鬆的時間變長，了解身體是有機而連結成一體的觀點相當不足。

體態運動以傳統的東方思想為基礎，將大自然與人類看作一體，人類的肉體與精神也看作一體，人體的所有組成要素也看作是有機且相互連貫的一體，因世界上所有的東西都互相是有機關係，若將它們各別分開來看會很難接觸到根本問題。基於這樣的人體觀，將體態姿勢（直立步行人類最理想的姿勢）從腳趾到腳背→腳踝→膝蓋→髖關節→骨盆→腰→背與胸→肩膀與手臂、手→頸→頭，為一次放鬆的原理，用一種運動動作來放鬆人體所有的關節與肌肉，可達到相當高的效率與效果。

為了讓以整體人體觀所組成的體態鍛鍊操效果最大化，創出將我們的身體分成五大區域（1.肩膀區、2.全身區、3.骨盆區、4.脊椎區、5.四肢區）的新式徒手體操形式，另外，加上可增加循環‧排列回正效果的「6.體態球區」跟排列回正身體的最後動作「7.體態枕頭區」，完成循環‧排列回正的體態鍛鍊操。

找出站立時的「安定姿勢」

跳舞、武術、各式器具種類、體操等多種身體活動中，都以肩膀寬度為準備動作，有著相當重要的意義。舉例來說，武術種類中以肩膀寬

度來站立是最穩定的姿勢,是可立刻攻擊、防禦的重要基本姿勢。不過,在身體活動的所有領域中,被認為是最基本且重要的肩膀寬度,跟其重要性相比後,它的基準與概念根本大不相同,我覺得原因是沒有完全深入考慮到肩膀寬度,為了解決這樣的問題體態運動重新定義了肩膀寬度如下:

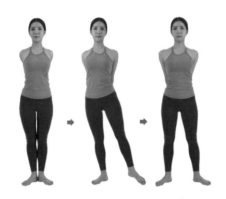

以單腳站立後,伸出另一隻腳用腳尖輕輕畫過地板的寬度,就是符合自己體型的肩膀寬度,確認好肩膀寬度後雙腳輕踩,可感受到身體穩定站立著,這時寬度再多三公分站立的話,會感覺身體吃力沉重;反之,若將腿部往內靠攏三公分後,可感受到自己重心不穩的不安感。

圖 30:找出基準的肩膀寬度

這樣就算身高或體型不同,也能照各人的柔軟度跟姿勢來找出自己的安定姿勢(肩膀寬度),一開始距離會較窄,但隨著身體變柔軟後距離就會變寬,因安定姿勢(肩膀寬度)的基準是體態徒手運動練習的重要基準,一定要遵守。

以肩膀寬度站立的目的是放鬆、消除身體的緊張,用最安定姿勢站立可快速且正確進行目標動作的準備姿勢。但以自己實際肩膀寬度來跨開時,不一定是可進行目標動作的最好姿勢。因安定姿勢(肩膀寬度)依照每個人的身體結構會有所不同,腿較短的人因自己的重量重心而腿部張太開時,重量重心會被分散,很難立刻看到動作反應;腿長的人以自己肩寬來站立時,腿部相對的會比較靠攏,很難抓到安定的重心。另外,肩膀寬度的基準也相當模糊,要把自己的腳放在肩膀寬度內,還是要把內側的腳放在肩膀寬度外側的線,幾乎都沒有說明如何劃分。

　　體態鍛鍊操的運動過程之目的，不是強化肌肉，而是放鬆僵硬的身體來達到回正的目的，所以要在身體最均衡、安定的姿勢與呼吸下進行，運動太喘或吃力的話，最好先對運動方法有所保留並接受指導者的調整。

體態鍛鍊操的動作

　　以下詳細介紹體態鍛鍊操的 23 組動作，請先看看表 10 為所有動作的總整理，有個大致的概念後，再進行更細部的了解。

表 10：體態鍛鍊操的 23 組動作

> 註　除了視線處理以外，所有運動姿勢都以體態姿勢為基準。但，進行站立運動時，視線以前方十五度為基準，趴下時則注視前方。

區域	種類	動作	區域	種類	動作
1 肩膀區	**01** 轉動手臂	① 輕輕轉動手臂	**3** 骨盆區	**02** 平躺放鬆骨盆	① 骨盆往外轉動
		② 深呼吸轉動手臂			② 骨盆往內轉動
		③ 用力轉動			③ 雙腳合掌打開骨盆
	02 拍手	① 張開手臂體態（上·下）		**03** 趴下放鬆骨盆	① 雙腳合掌上下運動
		② 前後拍手			② 雙腳合掌前後運動
		③ 肩膀拍手			③ 雙腳合掌扭動肩膀
		④ 上下拍手	**4** 脊椎區	**01** 打椿運動	① 薦椎打椿
2 全身區	**01** 打造體態	① 身後交叉體態			② 背部打椿
		② 伸展側腹			③ 雙腿打椿
	02 扭動全身	① 雙拳扭動全身		**02** 扭動脊椎	① 手枕膝蓋併攏扭動腰部
		② 單拳扭動全身			② 張開雙臂扭動骨盆背部
		③ 身後交叉扭動全身			③ 捲頸左右扭動
3 骨盆區	**01** 雙手撐坐	① 上下蹲坐			
		② 左右蹲坐			
		③ 四方轉動			

區域	種類	動作
4 脊椎區	**03** 捲脊椎	① 抓膝蓋窩捲動腰部
		② 抓腳底捲動背部
		③ 抱住雙膝往後滾動
	04 翻轉脊椎	① 趴下靠手肘扭動肩膀
		② 趴下轉身望天
		③ 跪趴往遠方看
	05 脊椎左右伸展	① 嬰兒跪姿由下左右搖擺
		② 嬰兒跪姿由上左右搖擺
		③ 伸懶腰將身體呈現 C 字型
5 四肢區	**01** 跪趴伸展手臂	① 手掌往四方伸展
		② 十指交叉往二方伸展
		③ 手指朝內手臂往前伸展
	02 坐地伸展腿部	① 雙腳合掌腹部往下
		② 雙腳合掌成菱形腹部往下
		③ 雙腳與肩同寬腹部往下
		④ 張腿將上半身往下
		⑤ 張腿肋骨往側邊伸展
		⑥ 腳往四方伸展
	03 平躺伸展腿部	膝蓋窩彎曲往二方伸展
6 體態球區	**01** 小球骨盆‧腰部運動	① 放置薦椎腰部
		② 薦椎打樁
		③ 滾動髖骨周圍
		④ 滾動大腿闊筋膜張肌
		⑤ 抓單邊膝蓋（骨盆、腰椎）

區域	種類	動作
6 體態球區	**02** 小球背部‧肩膀運動	① 打開胸椎（7～3 號）胸式呼吸
		② 肩胛骨周圍胸式呼吸／滾動
	03 大球腹部‧腿部運動	① 滾動髂腰肌（臀部、腰部）
		② 清空丹田
		③ 滾動鼠蹊部
		④ 滾動大腿根部
	04 大球腋下‧胸部周圍運動	① 側躺滾動胸部外側
		② 側躺滾動腋下
		③ 側躺滾動肩胛骨外側
		④ 側躺滾動肩膀斜方肌
7 體態枕頭區	**01** 頸部枕頭運動	① 用枕頭讓外側頸部（1～5 號）往下
		② 枕頭對角線斜放，頸部（大椎）往下
		③ 胸椎 7 號放枕頭、大椎放球
		④ 頸椎 7 號枕頭放 T 字
		⑤ 趴下兩側肩膀放枕頭，頸部左右扭動
	02 胸椎枕頭運動	① 胸椎 7 號放置枕頭
		② 胸椎放置枕頭雙膝併攏扭動
		③ 枕頭側放（側彎）
	03 腰椎‧骨盆枕頭運動	① 腰部放置枕頭
		② 腰部放枕頭雙膝併攏抱住
		③ 腰部放枕頭抱住單膝
		④ 腰部放枕頭雙膝併攏扭動
	04 枕頭腿部運動	① 用枕頭放鬆膝窩
		② 用枕頭放鬆小腿
		③ 用枕頭放鬆腳踝
		④ 踩枕頭體態運動

1. 肩膀區

　　以原則上來看，確立體態姿勢是肩膀區的運動沒有錯，但若不先放鬆包覆肩膀的肩迴旋肌腱、胸部、背部、肩膀部位，則無法達到端正的姿勢。要先放鬆肩膀區後調整體態姿勢再進行全身體操這樣才是合理的運動。但肩膀區跟全身區為互補關係，要依據身體狀態跟指導者的判斷來決定這兩區的進行順序，來做不同的搭配也是個不錯的方法。

01-轉動手臂

① 輕輕轉動手臂（圖31）

- 準備：雙腳依肩膀寬度張開站立後，挺直頸椎、視線朝前方十五～四十五度往上看，伸出雙手手心向上（三種轉動手臂的共同準備姿勢）。
- 運動方法：如鐘擺般雙臂輕輕地繞過耳朵，持續地畫圈轉動，此時肩膀若是用力則會失去動作原本的目的，所以每轉一次就要像一開始一樣放鬆，用反作用力來轉八圈，身體須保持固定狀態，腹部不可挺出或內收，頸部不搖動，盡量保持只有手臂在轉圈。
- 運動目的：此運動為體態鍛鍊操前的準備動作，也有自我診斷的作用，雙手輕輕轉動時可檢查肩膀的健康狀態，目的在於可依據身體狀況來設計當天的整體運動。
- 診斷方法：沒有不適且雙臂可自然繞過耳朵的話為良好狀態，但有可能一邊可自然繞圈，另一邊卻無法碰到耳朵或手臂無法在展開的狀態轉動，這代表那邊的頸椎跟胸椎有側彎問題，肩膀也會出現往該側傾斜的症狀，代表該側胸部跟肩膀周圍的肌肉僵硬。兩手臂高度相同但卻無法順利張開或轉動時手臂會彎曲，代表是擁有嚴重彎曲的烏龜

頸。可參考第 79 頁的「腰部上方的上半身診斷」來選擇適合的運動
方法。

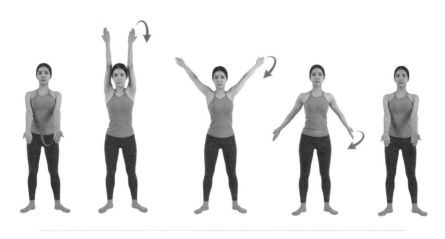

圖 31：輕輕轉動手臂

② 深呼吸轉動手臂（圖 32）

· 運動方法：從轉動手臂的基本姿勢開始，固定身體後僅動手臂。過度
挺出肚子轉手臂會讓腰部受不了，也會讓脊椎前彎的患者們腰部狀況
更加惡化。雙臂從前往上繞過耳朵到頂端，再慢慢的往後轉下。配合
呼吸動作，當手臂轉到最高點時，要大大的吸氣後閉氣，並在轉下四
十五度左右高度時吐氣並放鬆手臂，呼吸以鼻吸鼻吐為原則，依照身
體狀態也可用嘴巴吐氣。可做一組（最少八次～十五次）～三組，依
自己的肺活量來調整次數跟組數，做一次後調整好呼吸再接下去，要
注意呼吸，避免連續轉動手臂。

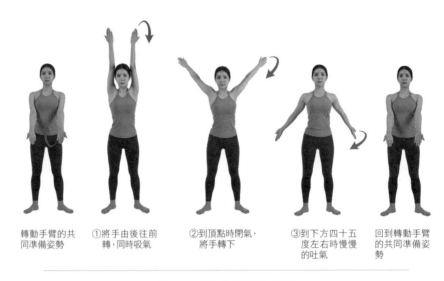

轉動手臂的共　　①將手由後往前　　②到頂點時閉氣，　　③到下方四十五　　回到轉動手臂
同準備姿勢　　　　轉，同時吸氣　　　將手轉下　　　　度左右時慢慢　　的共同準備姿
　　　　　　　　　　　　　　　　　　　　　　　　　　　　　　　的吐氣　　　　　勢

圖 32：深呼吸轉動手臂

- 運動效果：可安全的放鬆肩迴旋肌腱與包覆的肌肉、肌腱、韌帶、神經等效果卓越。這跟深呼吸搭配的運動可幫助強化心肺機能，先深呼吸轉動手臂後再輕輕的轉動時，可感受到肩膀變柔軟。
- 注意與參考事項：最好依照自己的心肺功能來進行，平常有血壓問題或會頭暈的人最好不要硬撐去做。

③ 用力轉動

- 運動方法：如鐘擺般將雙臂用力地繞過耳朵，每繞完一次後休息不連續轉動，身體須保持固定狀態，腹部不可挺出或內收，頸部不搖動，盡量保持只有手臂在轉圈。
- 運動效果：有放鬆、矯正肩膀僵硬的效果。
- 注意與參考事項：若勉強進行此運動會加速傷害肩迴旋肌腱，老弱者或有肩膀痛症的人可輕輕轉動即可，盡量不要強迫自己，這類的人建議先提升自己的肩膀功能並在肩膀區最後階段的拍手運動後再進行。

02-拍手

① 張開手臂體態（上・下）（圖 33）

· 準備：腳跟併攏靠牆站立，手臂張開跟身體距離四十五度。
· 運動方法：手掌朝前靠牆站立的解剖學姿勢下，手臂跟指尖以最大的限度往後翻，內心數十。手臂高度不同刺激到的部位也不一樣，可多花時間練習不好伸展到的高度。

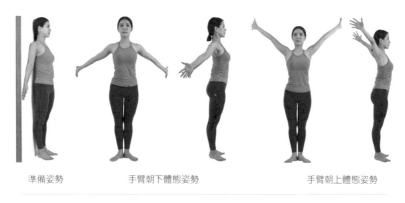

準備姿勢　　　手臂朝下體態姿勢　　　　手臂朝上體態姿勢

圖 33：張開手臂體態（上・下）

· 運動目的與效果：這運動嚴格來說是全身區「打造體態」的一種，但作為拍手前的準備運動效果很好，所以放到肩膀區。主要可伸展胸部肌肉、消除肩膀後側肌肉的緊張跟安定的效果，很適合作為強力拍手前的預備動作。
· 注意與參考事項：靠牆站立時，身體不可亂動，過度挺出肚子會讓脊椎前彎的患者們前彎狀況更加惡化，也可能會引發腰痛。

② 前後拍手（圖34）

- 準備：靠牆姿勢，雙腳以肩膀寬度站立，雙手伸向前側四十五度後併攏。
- 運動方法：手臂水平的前後移動，身體前後分別以手掌、手背拍手，在身體放鬆的狀態下前後拍手數次，這時身體不出反作用力只有手臂活動，往後拍時放鬆如甩出雙臂般用手背拍手。

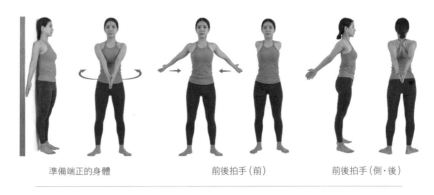

準備端正的身體　　　　　前後拍手（前）　　　　　前後拍手（側·後）

圖 34：前後拍手

- 注意與參考事項：用手背拍手時手會用力的往後擺動，這時前臂下方的肌肉會最先受到刺激，而該動作會用到的胸部、鎖骨、肩膀、腋下前側、上臂前側的放鬆會相對的不足。

　另外，把手腕過度的往後翻用手背拍手時，可能會因指甲而造成手背的傷，要特別注意。身體要時常保持固定只使用手臂活動，腹部不可往前或往後、頭部要固定不可前後搖晃。

- 運動目的與效果：肩膀往內的狀態生活久了之後，胸部、鎖骨、肩膀、腋下、上臂、下臂、手掌的肌肉會僵硬、縮短而引發痛症，更大的問題是，這些變短的肌肉會限制肩膀回到正確位置，讓胸部、肩膀無法完全打開。用張開手臂體態、前後拍手、胸部拍手、上下拍手等運動來增加各部位的肌肉並放鬆肩迴旋肌腱，能解決肩膀痛症與肌肉

僵直的效果，完成這些運動後再次深呼吸轉動手臂，可感覺到手臂轉動的角度變廣，肩膀的痛症也消失。

拍手的效果不只有放鬆胸部與手臂前側部位的僵硬，當肩膀往內彎時，頸部會變成烏龜頸，後頸、肩膀後方、脊椎、上臂後側拉長，持續這樣的狀態時拉長的部位會僵直並產生痛症，透過拍手可放鬆胸部、鎖骨、肩膀、腋下、上臂、下臂、手掌的僵硬，當肩胛骨回到正確位置時，背後的肌肉不再是拉長狀態，自然地就會舒緩僵硬，關節可活動的範圍變大，當然也能自然解決痛症。

③ 肩膀拍手（圖35）

· 準備：靠牆姿勢，雙腳以肩膀寬度站立，手臂微微彎曲，雙手在肚臍前合掌。

· 運動方法：手臂往身體後方的對角線方向用力的展開，再併攏手臂的重複動作。這動作的目的並非拍手，而是手往後時順便刺激胸部、肱二頭肌與兩肩胛骨間。這時身體不出反作用力只有手臂活動，往後時放鬆如甩出雙臂般，之後雙手在肚臍高度前合掌拍手。若應該要刺激到的部位沒有被刺激的話，代表動作錯誤。

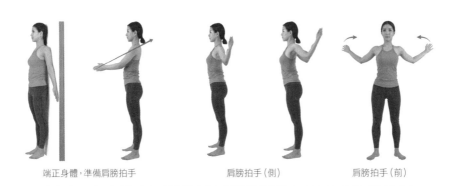

端正身體，準備肩膀拍手　　　　肩膀拍手（側）　　　　肩膀拍手（前）

圖 35：肩膀拍手

- 注意與參考事項：**手臂往後翻時，手要比手肘還往後，可提高刺激。**
- 運動目的與效果：**主要效果為放鬆胸部與腋下、上臂前側、兩肩胛骨上方的肌肉。**

④ 上下拍手（圖 36）

- 準備：**靠牆姿勢，雙腳以肩膀寬度站立，手臂微微彎曲，雙手在肚臍前合掌。**
- 運動方法：**手臂往身體後方的對角線方向用力的甩雙手般（比③肩膀拍手的高度更高一點），再在胸前併攏手臂的重複動作。這動作的目的並非拍手，而是手往後時順便刺激胸部、整隻手臂的內側部位、兩肩胛骨間，若應該要刺激到的部位沒有被刺激的話，代表動作錯誤。這時身體不出反作用力只有手臂活動，往後時放鬆往上甩出雙臂般，之後雙手再合掌拍手。**

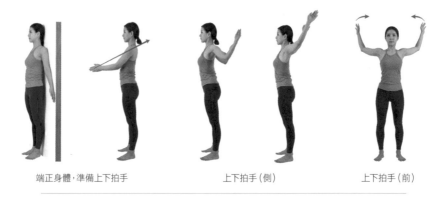

端正身體，準備上下拍手　　　　　　上下拍手（側）　　　　　上下拍手（前）

圖 36：上下拍手

- 注意與參考事項：**手臂往後翻時，手要比手肘還往後，可提高刺激。**
- 運動目的與效果：**主要效果為放鬆胸部與腋下、側腹、上臂前側、肋間（肋骨間）的肌肉。**

2. 全身區

　　原則上，要先確保體態姿勢後，再進行肩膀區運動是最正確的，但若不先將包覆肩膀的肩迴旋肌腱跟胸、背、肩膀放鬆的話，無法做到體態姿勢，體態姿勢是體態運動的最終目標，不時的透過各種體態鍛鍊操來放鬆身體，就可無時無刻的確保自己的體態姿勢，更重要的是達到用體態姿勢來生活的習慣。

01-打造體態

① 身後交叉體態（圖 37）

・運動方法：身體維持靠牆站姿，雙腳腳跟併攏開口呈四十五度，肩膀盡量往後翻轉於身後手指交叉，這時手肘要完全伸直、脖子挺直、牙齒咬合、肛門縮肛並集中精神。大口吸氣後閉氣七秒～十秒，並維持「身後交叉體態姿勢」，依身體狀態重複做三～五次。

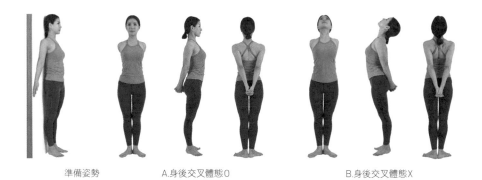

準備姿勢　　　A.身後交叉體態O　　　　　B.身後交叉體態X

圖 37：身後交叉體態

· 注意與參考事項：若是手肘無法伸直的話，無需過度嘗試「身後交叉體態」，勉強進行身後交叉體態會讓上臂肱三頭肌僵硬產生痛症，或給手肘負擔而引發痛症，這樣的人建議進行張開手臂體態、雙拳扭動全身等動作會比較有效果。或者是在室內躺著用體態球靠背來進行胸式呼吸的用體態球打開背部後再進行「身後交叉體態」。

另外，如圖 37 的 B 一樣，若用力將脖子往後，頸椎 5 號、6 號之間反折的問題造成頸部負擔，在靠牆站立時就要努力把頸部調整端正。硬要張開手臂而將腹部往前推會造成腰椎前彎或成為惡化的原因，所以重要的是在進行靠牆站立的基本姿勢時，就要讓全身直立，這樣才能讓肩胛骨完全地往後。

· 效能：為打造最理想的體態姿勢，可放鬆全身肌肉，讓全身構造與機能到達最佳狀態。

· 運動目的與效果：目的在於先進行自我診斷，左右手肘無法伸直的話，代表背部嚴重彎曲、僵硬，這樣的人當然會有烏龜頸，不僅頸椎無法端正，若勉強調整的話會發生頸椎 5 號、6 號之間反折的問題；一邊手臂可伸直另一邊無法時，代表無法伸直那邊有脊椎側彎問題。

背後交叉狀態時，若將雙手輕輕放在臀部上，有脊椎側彎的人大拇指無法準確地放到尾椎中間，而是會傾向一邊，若交叉的手往右邊移，脊椎往左彎為右側彎；往左邊移，則脊椎往右彎為左側彎。依據這樣的診斷結果用下一個動作「伸展側腹」來看側彎程度後再進行運動會比較好。

② 伸展側腹（圖 38）

做這運動前一定要先確認自己的脊椎是往哪一邊側彎。

· 脊椎側彎診斷方法：如身後交叉體態圖 37 一樣，在身後交叉體態姿勢下自然的將手放在臀部上，看看自己大拇指是否有對準骨盆中心的尾椎位置。

如果靠攏的拇指往左移，代表脊椎為左側彎；往右移則代表為右側彎，想要再精準的確認側彎的話，胸椎側彎平常會累積痰或是肩膀疼痛，而小指旁邊的外側手腕疼痛也是因為脊椎角度變小、傾斜所導致。腰椎側彎是平常後腳跟龜裂、膝蓋下方痠痛或小腿有一邊較粗因習慣用單腳站立，可知道該側的腰已彎曲。

· 運動方法：有明顯的側彎狀況時，在靠牆姿勢中腳張開至肩膀寬度，將傾斜那邊的手臂往上伸直貼耳，另一隻手則一次放在肋骨上；兩次放在腰上，將舉起的那隻手往另一邊的耳朵跟肩膀部位傾斜。

若無側彎可左右各做一次，胸椎跟腰椎有不同方向的側彎時，胸椎是把手放在肋骨；腰椎是把手放在腰上，來進行「伸展側腹」。

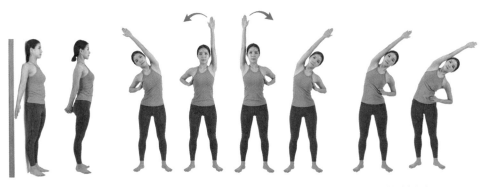

靠牆站·身後交叉體態　　　　　　伸展側腹　　　　　　調整手的高度

圖 38：伸展側腹

· 運動效果：雖不是很仔細，但整體對脊椎側彎有回正效果，也可預防之後運動過程中身體出現傾斜或錯誤動作，等身體變柔軟後就算進行其他反作用力的運動，也能維持最佳的狀態並預防受傷。

02-扭動全身

從肩膀區運動到胸部、肩膀、背部放鬆的話，會更容易進行身後交叉體態，「伸展側腹」只解決某個程度的脊椎側彎，若要全身放鬆的話，「扭動全身」的運動效果最大。先讓身體完成靠牆站或體態姿勢狀態後進行的「扭動全身」，是從腳趾到腳背→腳踝→膝蓋→髖關節→骨盆→腰→胸椎‧胸→肩膀‧手臂→手→頸→頭，一次放鬆的原理。

關節不回正的話，包覆關節的韌帶、肌腱、肌肉會僵硬，而僵硬的人體構造會限制通過分節的血液循環。舉例來說，肩膀、頸椎、胸椎往左傾斜的話，會產生身體左側的頭、眼、鼻、耳、頸、背、肩膀的各種疾病與痛症。

尤其左側的胸骨、鎖骨、肩胛骨周圍與上臂上方部位容易僵直，讓左側主要關節到下臂骨頭的血液循環受到限制，受到限制的左側手腕僵硬彎曲且不自然，會比右手來的冷，這個冷並不是單純的「啊，好冷，我的手好涼。」就能解決的問題，要理解到這可能會帶來嚴重的疾病，這個冷是血液循環有所阻礙，會成為所有疾病的原因（參考第二章的體態診斷法）。

體態鍛鍊操 23 組動作中肩膀區與全身區的打造體態，最後可用「扭動全身」來達到最好的效果，經常正確的進行「扭動全身」可解決手腳冰冷、讓全身溫暖、提高免疫力，可以把它想成是最好的體操。「扭動全身」這個動作幾乎可讓全身所有的關節、肌肉轉動，放鬆包覆關節的肌肉，既然放鬆了全身肌肉，全身的血液循環自然就會更有效率，是效果相當高的運動，日常生活中只要常進行扭動全身，就不太會有身體僵硬的問題。

「扭動全身」在進行肩膀區前先做，也可對肩膀區的運動帶來好的運動效果，所以才把肩膀區跟全身區放一起，可依身體狀態來調整運動順序與運動量並混合進行。

① **雙拳扭動全身**（圖 39～41）

・運動方法：身體維持靠牆站姿，雙腳以肩膀寬度打開，腳呈四十五度，雙手輕輕握拳，手肘彎曲盡量往身後併攏讓肩胛骨靠近，從肚臍到上胸位置調整高度後左右重複轉動全身，這時最重要的是腳跟與頭部不抬起也不轉動，在固定的狀態進行轉動。

腳跟活動的話，腳跟腳踝不會受到刺激；頭部活動的話，頸椎跟下顎關節不會受到刺激，所以固定雙腳和頭部是相當重要的原則，尤其這對脊椎、肩胛骨的刺激很大，對飯後常噎到的人很有效果。

為了不讓靠攏的肩胛骨分開，手臂要成為固定身體的角色，基本上可以有空就做，若是要放在正式運動時間內進行的話，以各高度各做十次為基準，運動時若有產生更多刺激的部位，最好集中於該部位上。

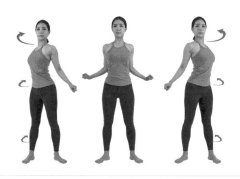

圖 39：低位置的雙拳扭動全身

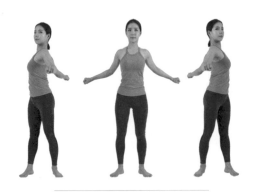
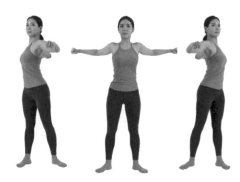

圖 40：中間位置的雙拳扭動全身　　　　圖 41：高位置的雙拳扭動全身

・**注意與參考事項**：依手高度的不同，刺激點跟效果也不同，運動時感受到刺激較多的高度應花較多的時間進行，握拳狀態下依照高度從肚臍下方開始（腳、腳踝、膝蓋）、心窩（髖關節、腰、頸椎）、胸（胸椎、頸椎、肩胛骨）來集中刺激。

・**運動效果**：

　　a. 握拳至肚臍高度時：集中刺激腳、腳踝、膝蓋跟放鬆周圍肌肉的效果。

　　b. 握拳至心窩高度時：最基本的位置，可均勻地刺激全身，特別對髖關節和腰及周圍肌肉的放鬆效果最好。

　　c. 握拳至胸部高度時：可刺激全身，尤其對胸椎、頸椎、肩胛骨和周圍肌肉有刺激跟放鬆的效果。

② **單拳扭動全身**（圖 42～44）

　　雙腳以肩膀寬度打開，腳呈四十五度，視線維持看往前方十五～四十五度，腳跟與頭部不抬起也不轉動，在固定的狀態進行轉動。從肚臍到上胸位置調整高度後，左右重複轉動全身，依手高度位置的不同（分為以下介紹的三種不同高度進行），刺激點跟效果也不同，運動時感受

到刺激較多的高度應花較多的時間進行，會比「雙拳扭動全身」的轉動角度更大，刺激較強，也更有效果。

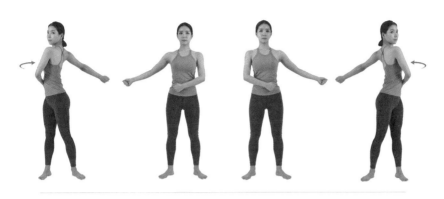

圖 42：低位置的單拳扭動全身

· **低位置運動方法**：靠牆站立姿勢雙腳以肩膀寬度打開，腳呈四十五度站立，拇指朝上輕輕握拳，手臂伸直距離全身四十五度，維持拳頭高度後如圖 42 般左右平行轉動。

往後轉動時拳頭要保持平行移動，若高度變低，則會影響並降低刺激與運動效果，此動作有集中刺激腳、腳踝、膝蓋跟放鬆周圍肌肉的效果。每個高度左右各做十次，感受到刺激較多的地方最好多花時間進行。

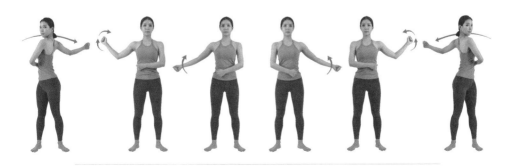

圖 43：肩膀高度的單拳扭動全身

．肩膀高度運動方法：如圖 43 拇指朝上輕輕握拳、手臂往外伸直，拳頭高度維持在肩膀位置才能達到最大的轉動，這時重點為上臂跟身體距離四十五度、上臂跟下臂維持九十度，身體才能精準的被刺激，記得要讓拳頭往後超過手肘。此為最基本高度的運動可均勻地刺激全身，尤其是強化刺激髖關節、腰、胸、肩膀並放鬆，左右各做十次後，感受到刺激較多的地方最好多花時間進行。

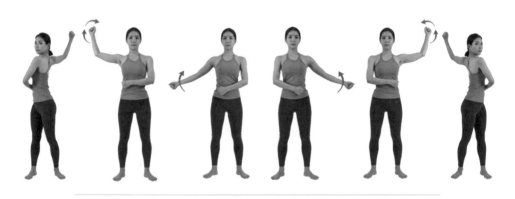

圖 44：頭部高度的單拳扭動全身

．頭部高度運動方法：如圖 44 拇指朝上輕輕握拳、手臂往外伸直，拳頭高度維持在肩膀以上位置才能達到最大的轉動，拳頭舉高時上臂跟身體距離九十度、上臂跟下臂維持一百三十五度，記得要讓拳頭往後超過手肘。可均勻地刺激全身，尤其是刺激胸椎、頸椎、肩胛骨跟放鬆周圍肌肉有效果，左右各做十次後，感受到刺激較多的地方最好多花時間進行。

③ 身後交叉扭動全身（圖 45）

．運動方法：由靠牆站立姿勢雙腳以肩膀寬度打開，腳呈四十五度站立，以身後交叉體態姿勢左右扭動全身，重要的是腳跟與頭部不抬起也不轉動，在固定的狀態進行轉動。左右各做十次，感受到刺激較多

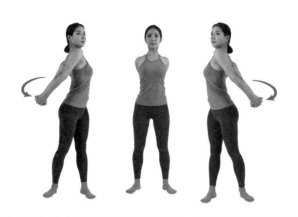

圖 45： 身後交叉扭動全身

的地方最好多花時間進行。

· 注意與參考事項：為全身扭動的最後階段。進行完肩膀區跟全身區運動後還是無法做到身後交叉體態的話，則無需強迫自己，因不是用正確姿勢進行的「身後交叉扭動全身」不僅會降低運動效果，反而會造成身體負擔，不妨改成做「雙拳扭動全身」會更加有效。

· 運動效果：可轉動到腳踝、膝蓋、髖關節、骨盆、腰椎、胸椎、頸椎、肩胛骨達到放鬆全身肌肉的效果。

3. 骨盆區

　　體態運動是以肩膀為中心的人體理論，由肩胛骨的位置決定頸椎與胸椎的位置，也決定骨盆的位置，而骨盆包含腰椎、薦椎、尾椎的新主張。體態診斷法是以肩膀為中心的身體理論為主軸，得知肩胛骨的排列狀態影響到腰部以上的疾病，骨盆的排列狀態則影響腰部以下，而肩胛骨的位置會影響骨盆。

　　體態徒手運動是由這樣的理論為基礎，共分為五大區。透過前面的肩膀區運動說明找出腰部以上僵直與歪斜的方法；全身區運動則提出可消除大部分全身肌肉的僵硬與歪斜，進一步達到回正身體的方法，而接

下來的是骨盆區，主要放鬆骨盆周圍，包含放鬆腰部、骨盆及舒緩下肢僵硬的過程。

　　為了要理解骨盆區的活動，也需要連帶了解肩膀區的活動，因肩胛骨與手臂骨相連的模樣與髂骨跟下肢骨相連的模樣相同，運動方法也是相同原理，所以要先理解，只不過骨盆區的運動會比肩膀區運動來的複雜。從表11可了解具體的內容。

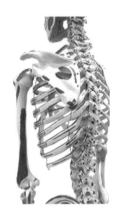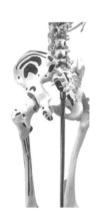

肩胛骨：手臂骨　　　　　　　　髂骨：下肢骨

圖 46：肩膀關節與臀關節的比較

表 11：骨盆區與肩膀區運動原理的相同處

骨盆區			肩膀區	
雙手撐坐	上下蹲坐	轉動手臂	用力轉動	
	左右蹲坐			
	四方轉動			
平躺放鬆骨盆	骨盆往外轉動		深呼吸轉動手臂	
	骨盆往內轉動		輕輕轉動手臂	
	雙腳合掌打開骨盆	拍手	張開手臂體態運動（上・下）	
趴下放鬆骨盆	雙腳合掌上下運動		前後拍手	
	雙腳合掌前後運動		肩膀拍手	
	雙腳合掌扭動肩膀		上下拍手	

　　舉例來說，就如先做「深呼吸轉動手臂」後再做「輕輕轉動手臂」可感覺肩膀變柔軟；做「雙手撐坐」時骨盆相當不舒服，若先做「平躺放鬆骨盆」後再做「雙手撐坐」的話，可驚訝地感受到骨盆變柔軟。骨盆區運動比肩膀區運動複雜的原因在於手臂骨是懸掛著，相對比較容易；骨盆區則是緊貼地面，較不容易進行運動。

01-雙手撐坐

① 上下蹲坐 (圖47)

· 運動方法：張開雙腳比肩膀寬，往前趴後用手撐地，手臂伸直，手臂不施力僅輕輕用手撐，腰部往下後視線注視前方，上下擺動臀部各八次，重複兩回。

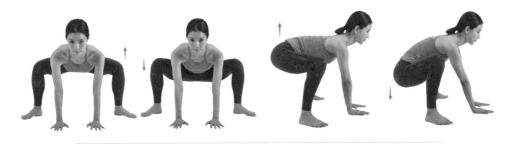

圖47：上下蹲坐

· 注意與參考事項：手臂維持端正伸直的狀態，不將體重加重在手部，視線注視前方。
· 運動效果：透過抬起的脖子，進行從頸椎開始到尾椎的脊椎矯正，對放鬆包覆骨盆的肌肉跟回正骨盆有很好的效果。

② 左右蹲坐（圖 48）

· 運動方法：以上下蹲坐的姿勢進行重心左右移動，左右各八次，重複
　兩回。

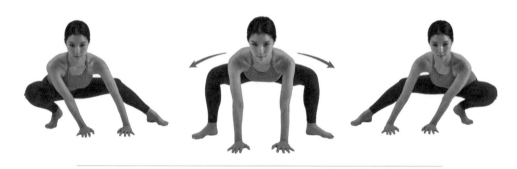

圖 48：左右蹲坐

· 注意與參考事項：這時不可抬起腳跟，才能刺激腳踝達到運動效果。
· 運動效果：透過抬起的脖子，進行從頸椎開始到尾椎的脊椎矯正，對
　放鬆包覆骨盆的肌肉跟同時回正骨盆有很好的效果。

③ 四方轉動（圖 49）

· 運動方法：以上下蹲坐的姿勢不將體重加重在手部，將手臂伸直撐
　地，盡量往四個方向全身轉動畫圓，左右各五次。

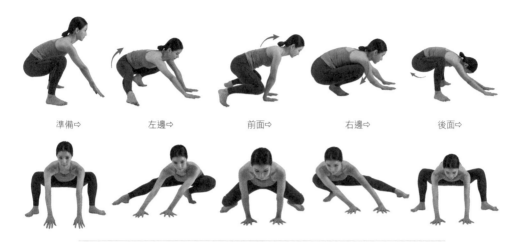

準備⇨　　　左邊⇨　　　前面⇨　　　右邊⇨　　　後面⇨

圖 49：四方轉動

· 注意與參考事項：別忘記要注視前方，全身不出力跟著重心移動而轉動，手肘不彎曲來感受肩胛骨突出的感覺。建議先進行骨盆區「平躺放鬆骨盆」的「骨盆往外轉動」、「骨盆往內轉動」。

· 運動效果：要讓骨盆、膝蓋與腳踝關節的可活動範圍變廣，才能提升下肢循環與運動功效；加上在肩膀不出力的情況下進行，對肩胛骨周圍跟整體脊椎也會有影響。

02- 平躺放鬆骨盆

① 骨盆往外轉動（見綠色箭頭→）（圖 50 上）

· 運動方法：平躺狀態下張開手臂，全身放鬆後將肩膀貼地面，腰向左扭後將膝蓋彎曲，盡可能的將膝蓋靠近腋下，再將大腿上方畫過胸部後往外轉，膝蓋努力靠近同側腋下的地板，最後再回到一開始的位置。這運動做愈多次愈好，但基本做五～十次，由內往外轉五次、外往內轉五次、再往外轉兩次後結束。

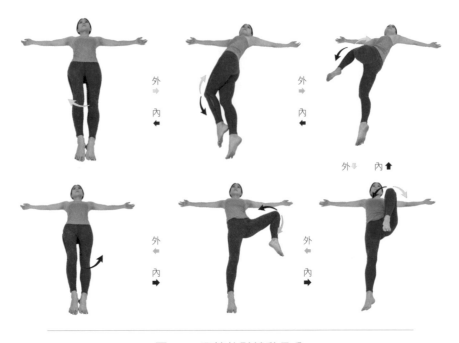

圖 50：平躺放鬆轉動骨盆

② 骨盆往內轉動（見黑色箭頭←）（圖 50 下）

- 運動方法：是骨盆往外轉的反方向，將膝蓋靠近同側腋下的地板後，再將大腿上方畫過胸部後往反方向的腋下盡量靠近，最後再回到一開始的位置。做五～十次。
- 運動效果：最大的效果是可有效的放鬆髖關節周圍，當然也可以放鬆骨盆周圍的肌肉，轉動脊椎的動作可給予脊椎周圍、肩膀、胸部、背部的肌肉刺激，幾乎是刺激全身，可說是平躺進行的「全身扭動」，對提升全身柔軟度跟增加運動能力也有幫助。

③ 雙腳合掌打開骨盆（圖 51）

· 運動方法：此運動在雙腳合掌狀態下，以膝蓋上下擺動來打開骨盆的
　「雙腳合掌上下運動」跟同樣是雙腳合掌狀態下將腿部伸直後再次合
　掌靠攏的「雙腳合掌拉攏」為一個組合。雙腳合掌上下運動可增加骨
　盆的刺激與柔軟度，膝蓋進行上下兩次擺動後，再做打開骨盆一次，
　共做十組；「雙腳合掌拉攏」重複十次為一組，做一～三組。

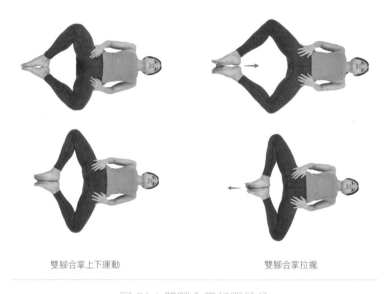

雙腳合掌上下運動　　　　　　　雙腳合掌拉攏

圖 51：雙腳合掌打開骨盆

· 注意與參考事項：進行「雙腳合掌拉攏」動作時，可能會讓骨盆變不
　平整，為了防止這情形，進行時兩手可輕輕按壓大腿，會更有效果。
　此動作是為了骨盆太僵硬、疼痛，無法進行下一階段「趴下放鬆」而
　替代的運動，若真的無法做趴下放鬆動作，可多做此動作。
· 運動效果：反覆進行組合動作時可感覺骨盆愈來愈柔軟、舒適。

03-趴下放鬆骨盆

① 雙腳合掌上下運動（圖52）

· 運動方法：在雙腳合掌的趴下狀態，手臂打直撐住上半身，讓骨盆
上、下反作用運動各八次，重複兩回。骨盆往下時膝蓋要打開。

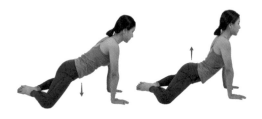

圖52：雙腳合掌上下運動

· 運動效果：雙腳合掌上下運動跟前後運動，可讓骨盆跟膝蓋、腳踝所
有關節的可動範圍變廣，可提升下半身整體的循環並提升運動功效。

② 雙腳合掌前後運動（圖53）

· 運動方法：在雙腳合掌的趴下狀態，手臂打直撐住上半身，保持臀部
高度讓骨盆前、後來回各十次，進行骨盆前後運動時，膝蓋的距離隨
著臀部往後變大、往前距離變小。

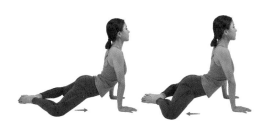

圖 53：雙腳合掌前後運動

③ 雙腳合掌扭動肩膀（圖 54）

・運動方法：在雙腳合掌的趴下狀態，手臂打直撐住上半身，視線固定
看前方，將肩膀往左、右各扭十次。有腰部前彎體型的人在進行時要
將腳跟固定於地板，但腰部前彎的人可能會加速前彎，因此可省略這
動作。

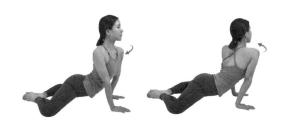

圖 54：雙腳合掌扭動肩膀

・運動效果：此運動可刺激骨盆，以運動效果來看，應該屬於脊椎區的
「趴下靠手肘扭動肩膀」裡，而非骨盆區，但為了方便運動順序把它
包含在內。在這姿勢中肩膀左右扭動可讓彎曲的頸椎、胸椎、腰椎打
開，隨著肩膀的扭動方向脊椎也會跟著動，放鬆脊椎間的每個關節，
改善肩膀、胸部、頸部的僵硬後有助於大大提升肺功能。

4. 脊椎區

　　如前面提到姿勢與健康的關係，脊椎健康不只會關係到脊椎疾病，喉嚨痛或腰痛雖然不會致死，但頸椎持續有問題的話會造成頭、胸椎、腰椎的問題，引發會影響五臟六腑威脅生命的疾病，最後面對死亡。

　　換句話說，脊椎健康可說是關係到人體的健康，脊椎彎曲、傾斜或僵硬時，每個脊椎關節會對相連內臟的不隨意肌有壞影響，讓生命狀態出現紅燈，脊椎出現異常不只是某個脊椎關節有問題，頭、肩膀或人體的某關節離開身體中心時，身體為了均衡會出現連鎖性的失衡，若繼續維持不均衡的姿勢，那麼病症也會陸續產生。

　　「人老了就會有病痛。」這句話是真的嗎？若要讓這個主張有說服力，那麼「人年輕就不會有病痛。」應該也要成立，但事實並非如此。不管年輕或年老，生病的原因都是慢慢累積後出現的，不是因老而生病，而是造成病原的錯誤姿勢、習慣跟暴露在環境的強度、頻率數和時間，發展成疾病後產生痛症。年老人也可以維持端正姿勢、保持健康習慣跟在環境中生活，無關年紀跟健康，就算是曾經生病的人在達到某個水準後也能恢復健康。當然，人類的身體是有限的，但我相信只要活著的時候好好善待身體，也能過著健康的生活直到死亡那刻，歸回塵土。

　　必須維持脊椎的柔軟，才可有身體端正的彎度且不失去彈性。脊椎柔軟的話，相連的所有器官都會柔軟，持續這柔軟的狀態後可慢慢提高免疫力，肌肉骨骼的痛症會開始消失，步伐會輕盈且皮膚恢復彈性，眼睛可看得清晰，消化跟呼吸都很順暢，身體變舒服後對人會寬容，臉上充滿生氣。

　　已經自己習慣了錯誤的姿勢跟習慣，不會注意到自己的健康狀態正漸漸失去的問題，反而會怪罪於遺傳、體質、年齡、運動不足，現在起不要找藉口，不要因為上了年紀或怪遺傳或體質，讓自己原本強健的身體因自己沒有正確的使用而產生不好結果，透過將體態運動生活化或具體的脊椎區運動來感受吧。

　　人們因年老身高會變矮，其中有三大原因。第一，脊椎間的椎間盤有七十～八十％的水分，代謝功能下降後水分減少，椎間盤會愈來愈扁平使得身高變矮，加上包覆脊椎的肌肉變得無力，讓椎間盤的壓力變大也是原因。第二，脊椎側彎、後彎、前彎等，脊椎與骨盆變形造成腿部彎曲，身體漸漸僵硬，讓身高變矮。第三，有骨質疏鬆症或組成人體的骨頭密度變低，造成身高變矮，這點是變矮原因比重中最低的原因，但對健康影響卻很大。

　　找出變矮原因後加以改善的話，就能恢復健康回到原本的身高，讓彎曲僵硬的身體變柔軟骨頭又排列好的話，可馬上消除肌肉骨頭的痛症，且代謝功能變好後，椎間盤或人體水分、營養供給正常，可恢復一定程度的身高，想要恢復代謝功能就必須強化身體的免疫力，恢復身體健康，進行脊椎區運動後，就可感覺到脊椎變柔軟。

　　在進入脊椎區運動前，先了解脊椎區的組成結構後再進行，對運動會有所助益。脊椎區運動的結構是根據個人身體狀態的各別性原理、從低強度到高強度的漸進式原理、經由比現在水準更高的刺激來提升身體機能的超負荷原理、在特別部位花更多時間與給予刺激的特殊性原理所組成。脊椎區運動首先透過打樁運動來放鬆全身肌肉和關節間的緊張，再進行放鬆脊椎最安全的扭轉，將脊椎前捲後仰、左右伸展、擺動的方式，讓脊椎經由每個動作都能放鬆、伸展脊椎間的每個關節，打造出柔軟的脊椎。

01-打樁運動

　　打樁運動是在進行脊椎區運動前，讓包含脊椎的全身放鬆後，能安全進行之後運動，可說是脊椎區的準備運動。打樁運動的順序上排在「骨盆區」的「平躺放鬆骨盆」前進行，是比較合理的方法。

① 薦椎打椿（圖 55）

· 運動方法：平躺狀態下雙膝立起來，用手肘撐地輕輕握拳，將骨盆抬起後放下，重複動作十次。

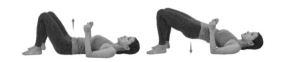

圖 55：薦椎打椿

· 運動效果：可刺激包覆骨盆、腰椎、部分胸椎的肌肉、腹部器官、橫膈膜等，並消除緊張達到排列的效果。

② 背部打椿（圖 56）

· 運動方法：平躺狀態下雙膝立起來，用手肘撐地輕輕握拳，頭、兩手肘跟薦椎撐地後將被抬起後放下，重複動作十次。

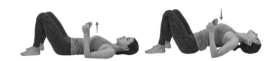

圖 56：背部打椿

· 運動效果：給胸椎和胸部刺激，有排列胸椎放鬆肺、心臟肌肉、橫膈膜，及提升功能的效果。

③ 雙腿打樁（圖 57）

· 運動方法：平躺將兩腿伸直平放腳掌垂直，用手肘靠地輕輕握拳，用
　兩手肘固定上半身，雙腳併攏屈膝，用腳跟稍微碰觸到地板、膝蓋窩
　稍微靠近地板的感覺來回伸展腿部，進行二十～三十次的打樁運動。

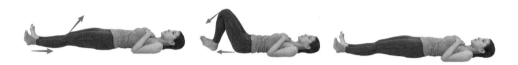

圖 57：雙腿打樁

· 運動效果：有消除骨盆與腿部僵硬並排列的效果，尤其有矯正 O 型腿
　的卓越效果，約重複進行三十次的四～五組後，可看見雙腿能併攏。
　這動作跟「平躺步行」一樣對有 O 型腿，或腰部彎曲步行不便的長輩
　們會有些辛苦，但其實是很建議進行的運動，對骨盆、矯正 O 型腿、
　活化變弱的肌肉很有幫助。

02- 扭動脊椎

　　從這裡開始才是脊椎區的運動。如同其他運動一樣，脊椎運動最重
要的問題是安全，而最安全的脊椎運動是扭動。舉例來說，折麥芽糖的
話糖會斷裂，但用扭轉的話，糖則會變長是一樣的道理。過度彎曲腰
部、往後折或左右太傾斜的動作會造成脊椎的負擔。如此看來「全身
區」的「扭動全身」是可安全有效放鬆脊椎的運動法。

　　我在戶外指導體態鍛鍊操時很常會聽到一個問題：

　　「老師！體態鍛鍊操為什麼沒有頸部運動？」

　　「各位所知道的國民體操，是將身體分成各區一一放鬆，確實是很
好的運動方法，但將人體分成各部位是起於西洋的二分法價值觀；但以

『我們的身體是一個整體』為觀點的體態運動中，『扭動全身』這個動作就能讓身體所有關節達到安全的刺激，是性價比（時間、努力、效果）相當高的原理，這就是為什麼體態鍛鍊操中不需要額外進行頸部運動的原因。讓頸椎過度地往後折並不會讓頸椎端正，在正確狀態下的下顎可固定腳跟頭，把肩胛骨盡量往後靠攏的『扭動全身』可全方位的不斷進行刺激。尤其是頸部的刺激，頸椎後方會聽到咯吱咯吱的沙子摩擦的聲響，這就是安全放鬆頸椎跟周圍肌肉的證據，也有人頸椎不會發出聲音，有可能是因脖子太僵硬不太好活動、達到已經完全放鬆的狀態或是運動姿勢錯誤。」

　　先讓脊椎適當放鬆後再作脊椎區運動的話，也能安全的進行真正、更加具刺激脊椎效果的運動。

① 手枕膝蓋併攏扭動腰部（圖 58）

· 運動方法：平躺後十指不交叉，把雙手放在頭下當成頭枕，雙腿屈膝。吸氣後邊吐氣邊讓手肘是緊貼地面的狀態下，將膝蓋左右來回扭動，這時雙腿跟腳需完全併攏後扭動。這運動中呼吸法相當重要，要邊吐氣邊扭動膝蓋，這樣身體才不會用力，刺激作用也會更加有效。如上右、下左的圖，雙腳跟膝蓋要同時移動，若抬起腳或腳跟時基準點會搖晃，將無法精準感覺到左右身體的狀態，這點要多加注意。進行這運動時伸展部位的手臂、腋下、背、側腹、臀部、大腿外側可感受到強烈的刺激，要注意的是膝蓋併攏扭動時，會感覺左右的拉扯不太一樣，代表刺激較多的那邊有脊椎側彎的證據，所以要從拉扯較多的那邊開始跟結束，這樣脊椎側彎的部分可受到更多的刺激而出現回正效果。每組做三～七次（以單數次進行）。

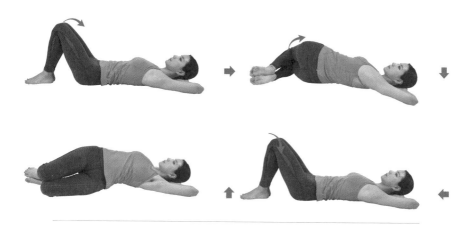

圖 58：手枕膝蓋併攏扭動腰部

· 運動效果：「雙膝併攏扭動」會刺激到胸椎跟腋下，但扭動腰椎放鬆
　更有效果，用運動姿勢達到均衡安全的放鬆效果也不錯，用自己脊椎
　與全身左右均衡來做的診斷效果也很好。

　舉例來說，膝蓋往左扭動時很輕鬆，往右扭時不太容易的話，可證明
　大部分的脊椎是往左傾斜，那麼不容易的那一邊多試幾次，可讓傾斜
　的脊椎張開，收縮不好、無法放鬆的僵硬手臂、腋下、背、側腹、臀
　部、大腿外側肌肉也能一起舒緩。

② 張開雙臂扭動骨盆背部（圖 59）

· 運動方法：平躺、雙手張開的狀態下，全身放鬆後將一側的膝蓋放到
　另一邊膝蓋的旁邊，這時膝蓋若太過彎曲抬過高的話會降低效果，保
　持膝蓋微彎再放到另一邊膝蓋旁。柔軟度不夠的人可能會碰不到膝
　蓋，碰觸到膝蓋是很重要的事，就算是手抬起來也要碰到。

　手抬起後身體會出力，用胸式呼吸吸一大口後用全身的力量把氣吐
　出。左右輪流做二～五次，不舒服的那側需多花點時間進行運動。

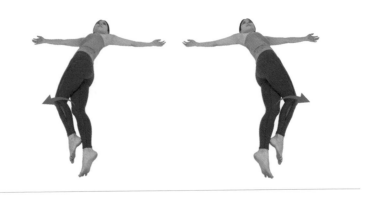

圖 59：張開雙臂扭動骨盆背部

・運動效果：有放鬆後彎、側彎胸椎的效果，但頸椎、肩胛骨、胸椎、腰椎、臀部、大腿若感受到很強的刺激，代表周圍肌肉有被伸展跟放鬆的效果。

③ 捲頸左右扭動（圖 60）

　　此動作比較像是「捲脊椎」的預備動作，「捲頸」動作沒有做足就進行「捲脊椎」的「抱住雙膝往後滾動」，可能會帶來脖子跟背部負擔而造成傷害，因此是做「捲脊椎」動作前的運動。

・運動方法：平躺、雙腳屈膝的狀態，將十指交叉放於頭下。用胸部大口吸氣後一口氣把氣吐完，當全身放鬆的狀態下只有手臂出力，把手肘朝心窩方向把頭拉過去，這時肩膀若抬起脊椎會出力，這樣頸椎跟胸椎的刺激會不夠，所以不可以抬肩膀。「捲頸」狀態下手肘用力地左右扭轉，可刺激脖子、背部、肩膀周圍與後側部位，動作重複做三次。

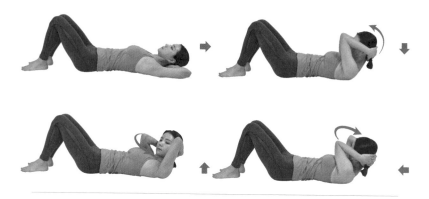

圖 60：捲頸左右扭動

03-捲脊椎

　　這運動過程偏向於自我診斷，在重複數次捲脊椎的過程中，有的人身體會斜向一方，不太容易能無法正常的運動，他們在進行「抓膝蓋窩捲動腰部」將骨盆抬到腰側或「抓腳底捲動背部」動作時很容易會斜向身體胸椎傾斜的那一邊，沒辦法做「抓膝蓋窩捲動腰部」或「抓腳底捲動背部」動作的人都是腰椎前彎的病患。

　　像這樣透過捲脊椎運動確認自己脊椎狀態後，用矯正背跟腰的體態枕頭區之「枕頭雙膝併攏扭動」動作來矯正側彎也是個好方法，腰側彎就把枕頭放腰部、胸椎側彎就把枕頭放在背後，集中訓練膝蓋無法跨過的那一側，跟「膝蓋併攏扭動腰部」一樣當左右跨過時有相同的阻力感，就代表側彎已被回正到某種程度，完成後再做「捲脊椎」可更標準地跨過。側彎不嚴重但「捲脊椎」動作無法順利進行的腰椎前彎或胸椎後彎體型，可先用「抓膝蓋窩捲動腰部」跟「抓腳底捲動背部」柔軟前彎、後彎的脊椎讓脊椎能打開，這樣雖然算很勻稱，但可以看作是已經有均衡的全身。

::: **參考事項**

　　在做此三項捲脊椎動作前，要先透過「體前屈（腿伸直將上半身向前彎，測試柔軟度的方法）」確認自己脊椎的柔軟度，以及雙膝併攏扭動來確認脊椎側彎程度與柔軟度，因先做過捲脊椎後再做體前屈和雙膝併攏扭動會有驚人的效果。

　　通常做過兩組十次後再測量，體前屈可自然地增加三～六公分、原本某個方向不容易過的雙膝併攏扭動也能毫無負擔的完成，看到脊椎變柔軟的證據後會加深想要運動的動機，建議各位在運動前先進行這兩項測試。

① **抓膝蓋窩捲動腰部**（圖61）

- 運動方法：平躺後腦貼地，用雙手抓住膝蓋窩外側的筋，這時雙腳如輕輕往後踩同時也兩手肘用力靠緊地面，抓膝蓋窩或雙腳往上時絕對不可以抬頭。重複動作十～三十次，對骨盆後傾、腰部前彎的病患有幫助。

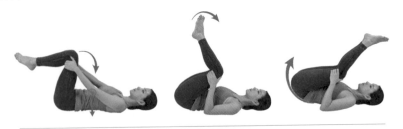

圖61：抓膝蓋窩捲動腰部

- 運動效果：這運動最大的效果是讓腰部前彎的病患防止腰椎不再往後，也能放鬆腰部的僵硬，當然讓雙腿到最大極限時，還可以強烈刺

激背部，但無須勉強，把重點集中在腰部就好。因下一個運動「抓腳底捲動背部」主要集中腰部的刺激。

② 抓腳底捲動背部（圖 62）

· 運動方法：平躺後腦貼地，舉起雙腳雙手抓住腳掌外側（小拇指關節開始處）。這時只有手臂用力，讓雙腳超過頭上反覆放鬆，要注意膝蓋需微微打開，避免撞到臉部，當腳超過頭部時要注意膝蓋不要超過頭部。重複動作十～三十次。

雙腿下來時身體要出力，若頭常抬起來，則腳的反作用力會有推擠背部的傾向，因此，身體要放鬆只有手臂出力來進行這動作，放鬆不帶力的脊椎才會有運動效果，運動時集中在背部的刺激，讓自己身體接收對應的刺激。

動作反覆做十～三十次，是所有體型都適合投入長時間進行的運動。若有柔軟度不夠或無法抓到腳的情況，可利用手帕來勾住腳後雙手拉緊手帕來進行。

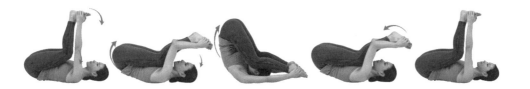

圖 62：抓腳底捲動背部

· 運動效果：雙腳愈往頭部靠近時，胸椎跟頸椎受的刺激愈大，放鬆脊椎與附近肌肉的效果也愈好。現代人們的背大部分都駝背，可能會有再做讓背更彎的運動會不會不好的疑問，但已經彎的背要讓它更彎才能給予刺激，讓背放鬆後才能打開，會比直接讓駝著的背打開來更有

效果。這就跟在溼木頭裡用羊角錘拔生鏽鐵絲一樣，只會把釘子的頭拔起來，但若再用力的釘那釘子，破壞了固定於樹木的鐵鏽，這時再次拿羊角錘拔釘子時就可順利拔出來的原理類似。

③ 抱住雙膝往後滾動（圖 63）

在抱膝滾動前需要先診斷自己的身體，這運動不適合骨盆前傾、骨盆後傾的腰部前彎病患，腰部無法向前捲就要滾動的話，根本滾不起來，會如圓木般一字型的咚！倒下，造成身體的負擔，如前面提過的，這樣的人應該要花更多時間在「抓膝蓋窩捲動腰部」跟「抓腳底捲動背部」的動作上。

- 運動方法：左手包覆右手手背放在膝蓋下方後，抓住手腕並讓膝蓋跟胸部分開，背部彎曲手臂伸直的姿勢坐著。這時頭與背要盡量捲成圓形，全身放鬆後將重心往後移動如自由落下般往後倒下，胸椎碰地的瞬間腳盡量越過頭部，當腳趾碰到地板時再次恢復坐姿。這對脖子可能會造成負擔，因此先做扭動脊椎的「捲頸扭動」動作後可以減少這動作對頸部造成的負擔。

如果滾動後很難起來的話，可抓住膝蓋窩後伸直腿部就能輕鬆站立，這跟一般出力的翻滾著重的重點不同，這裡是要全身放鬆如倒下般的滾動。一組十次請做一～三組。

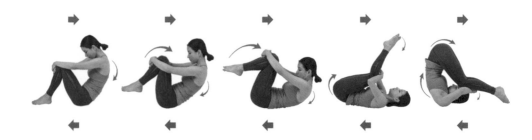

圖 63：抱住雙膝往後滾動

・運動效果：為捲脊椎的最後階段，對腰、背、頸椎後側的刺激很強，有伸展、放鬆的極佳效果。

做完這三個捲脊椎動作後再做雙膝併攏扭動或體前屈（腿伸直將上半身向前彎，測試柔軟度的方法）可實際看到運動效果。

04- 翻轉脊椎

上一階段把脊椎往前捲，這一階段的動作則是把脊椎往後仰。

① 趴下靠手肘扭動肩膀（圖 64）

・運動方法：趴下狀態，雙臂於胸前打開肩膀寬度，上臂垂直用手肘撐地，雙手輕輕十指交叉，頭微微抬起看向前方一公尺處，全身放鬆讓垂直的雙臂如下垂肩膀左右反覆扭動，依身體狀況一分鐘內重複進行長又慢的扭動或短又快的扭動。

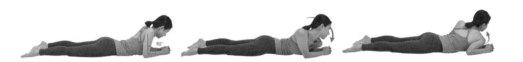

圖 64：趴下靠手肘扭動肩膀

・運動效果：這運動適合腰部前彎、後彎體型的人，不會有副作用。將彎曲的胸椎往後仰並左右扭動，可提高胸椎與頸椎關節的活動範圍，尤其對放鬆肩膀周圍的肩迴旋肌腱特別有效果。將體態枕頭橫放在下腹進行這動作時，對腰部前彎的病患來說可預防腰部過度後仰，以減少腰部的負擔，對腰部後彎、側彎病患來說也有舒緩髂腰肌、改善腰部痛症的效果。

② 趴下轉身望天 (圖 65)

- 運動方法：趴下狀態，雙臂於胸前打開肩膀寬度，用上臂將上身撐起來，雙手垂直。全身包含肩膀都放鬆，只靠支撐身體的兩手臂出力，這時轉身往左、右後方對角線方向看去。左右各進行三次，從刺激較多的那邊開始跟結束。

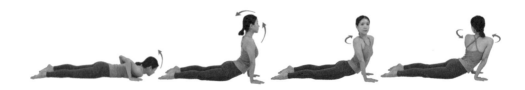

圖 65：趴下轉身望天

- 注意事項：此動作可能會增加「脊椎前彎病患」的惡化症狀，該類病患絕對不可做此動作。前彎患者可用「趴下靠手肘扭動肩膀」動作來代替，不僅可減少腰部負擔又能打開彎曲的背部，透過扭動讓脊椎變柔軟。
- 運動效果：可伸展臀部與骨盆從前往上拉的腹直肌、從前往下拉的髂腰肌、股直肌、闊筋膜張肌等，把脊椎往後仰也能增加關節的柔軟性。尤其在脊椎往後仰的狀態下左右扭動，可達到頸椎、胸椎、腰椎、肩胛骨與周圍肌肉的刺激，恢復肌肉柔軟的效果。

③ 跪趴往遠方看 (圖 66)

- 運動方法：手、腳垂直的「嬰兒趴下姿勢」，伸直雙臂讓腋下有接觸地面，上半身緊貼於地的感覺，這時臀部與大腿往後十五度，視線看向遠方微微抬頭。回到開始姿勢後全身包含肩膀都放鬆，讓兩手臂緊貼地面，朝左、右後方對角線方向觀看。一次停七～十秒。

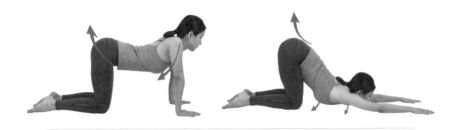

圖 66：跪趴往遠方看

05- 脊椎左右伸展

　　透過「打樁運動」舒緩脊椎的緊張，讓脊椎往內捲、往後仰的狀態下左右扭轉，或是在身體捲曲的狀態下左右扭轉脊椎，使身體在各種角度都有立體的刺激。最後的動作則是將脊椎往左右兩側移動，讓脊椎活動的最後角度運動。

① 嬰兒跪姿由下左右搖擺（圖 67）

· 運動方法：手臂與腳在垂直狀態趴於地面，讓脊椎往下凹的嬰兒跪姿，這時為抬頭並將視線看向遠方。全身包含肩膀都放鬆，靠垂直的雙手雙腳支撐，把肩膀跟臀部往左、右搖擺左右各做十次。

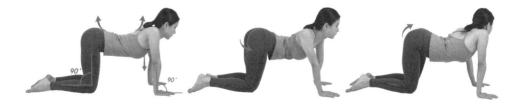

圖 67：嬰兒跪姿由下左右搖擺

· 運動效果：在脊椎往下的狀態（後仰狀態），肩胛骨跟骨盆左右搖擺，可達到收縮／放鬆骨盆、肩胛骨周圍肌肉、全身肌肉，反覆進行還有消除全身緊張跟僵硬的效果。

② 嬰兒跪姿由上左右搖擺（圖 68）

· 運動方法：手臂與腳在垂直狀態趴於地面，在頭和背盡量往內捲的狀態下將肩膀跟臀部左右搖擺，左右各做十次，最後用「嬰兒跪姿由下左右搖擺」做結束。

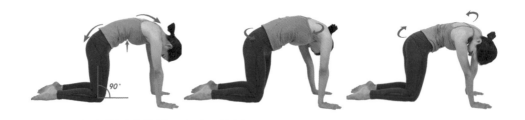

圖 68：嬰兒跪姿由上左右搖擺

· 運動效果：脊椎往內彎的極限狀態下將肩胛骨跟骨盆左右搖擺，可達到收縮／放鬆骨盆、肩胛骨周圍肌肉、全身肌肉，反覆進行還有消除全身緊張跟僵硬的效果。

③ 伸懶腰將身體呈現 C 字型（圖 69）

· 運動方法：手腳伸直後呈一直線伸懶腰，先把右腳打開，左腳也隨右腳移動，這狀態下左邊臀部會抬起，將全身慢慢放鬆後，伸展那側的脊椎跟肌肉可感受到強烈的刺激。另一邊也以相同方式進行。比較僵硬、刺激較多的那邊可多花時間進行，該側或許是因手肘支撐的習慣或有長短腳。依自己感受的刺激與身體狀態左右各做一～三次。

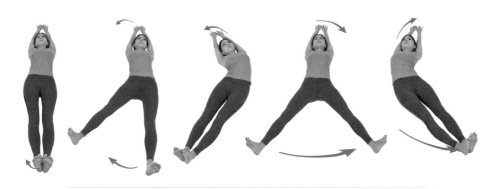

圖 69：伸懶腰將身體呈現 C 字型

· 運動效果：可讓脊椎左右伸展及伸展骨盆外側部位跟內側腋下部位的肌肉。

5. 四肢區

　　依照體態診斷法「表 8：以彎曲部位看人體疾病」（第 102 頁）的內容來看，腰部以下的肌肉僵硬與疾病很可能是骨盆不對稱造成的症狀，腰部以上的肌肉僵硬與疾病則可能是因為肩胛骨歪曲的關係。另外，肩胛骨若是發生問題，手臂也會出現異狀，骨盆若是發生異狀，腿部就會跟著發生問題。因此肩胛骨周圍若是充分獲得放鬆，手臂肌肉僵硬的情況也能獲得改善；骨盆不正的情況若是獲得矯正，腿部僵硬的肌肉就會放鬆。在進行四肢區之前必須先進行肩膀和骨盆的部分，這樣就能提升「伸展四肢」的效果。換句話說，若是因為四肢僵硬與不舒服而一味地專注於放鬆四肢，最後再次變僵硬的可能性相當高。

　　從「肩膀區」到「四肢區」共五區的體態鍛鍊操都沒有使用任何工具（之後則是使用體態球和枕頭的體操），目的是在沒有借助任何工具的狀態下緩和身體的僵硬，並且讓整個身體達到均衡。可以算是一種讓全身變柔軟，進而讓身體達到均衡的過程。

在「四肢區」運動中有一點必須弄清楚，就如同前面說明「骨盆區」運動時同時也需要理解「肩膀區」是一樣的道理，四肢區同樣也是只要理解相接的肌肉與構造，執行時就會更加順手。舉例來說，位於肩胛骨的胸肌與髂骨的髂肌雖然位於前後相反的位置，但卻要視為是作用與外觀都相同的肌肉，與該位置相接的肱二頭肌和股二頭肌其形成的原理也是一樣。另外，肱三頭肌和股四頭肌同樣也是以類似的外觀與原理組成。

所以我們必須知道放鬆肌肉的方法基本上也是使用相同的原理，舉例來說，嚴格來講在「手臂伸展」和「腿部伸展」當中的「往四方伸展」和「往兩方伸展」有些不足的地方，但基本上大部分要放鬆的肌肉都包含在內。

01-跪趴伸展手臂

完成此一運動後試著用力轉動手臂，肩膀痛症的改善效果、如釋重負般輕盈的肩膀，以及關節可動範圍的增加都會讓各位感到相當驚艷。如果單純依照肩膀周圍的部分編制運動，第一階段是站立的「肩膀區」體態鍛鍊操；第二階段是現在要介紹的跪趴伸展手臂；第三階段則是肩胛骨周圍球滾動。每當確實完成一個階段時，就能感覺到肩膀的病痛獲得驚人的改善。

① 手掌往四方伸展 (圖 70)

· 運動方法：首先擺出手臂和雙腿都呈現垂直狀態的嬰兒跪姿，接著一隻手支撐地面穩住重心，另一隻手盡可能伸向遠處，在手指全都張開的狀態下撐住地板。伸展的那隻手固定保持不動，全身放鬆降低上半身讓腋下或胸部緊貼地面，同時身體要往伸出的那隻手的反方向移動。此時，手盡可能伸至愈遠的位置支撐愈好，注意千萬別滑倒。往

四個方向伸展的肌肉若是沒有感受到強烈的刺激，就代表動作不正確，盡可能在受到刺激的狀態下左右執行兩次，每次維持動作的時間是十秒。

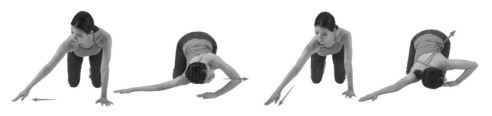

一方：外側肩線→反方向側邊　　　　　　二方：外側對角線→對角線後方

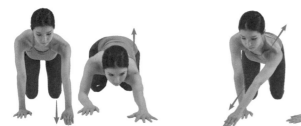
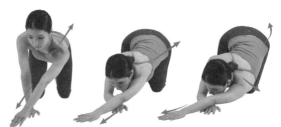

三方：前方→後方　　　　　　四方：內側對角線→對角線後方

圖 70：手掌往四個方向伸展

・運動效果：一方、二方主要具備伸展橈骨周圍的肌肉、肱二頭肌（二頭肌）、腋下、前鋸肌、胸大肌等身體與手臂前面部位的效果，同時也具備改善手背痛症的效果。

三方、四方主要具備讓從手掌開始至尺骨周圍的肌肉、肱三頭肌（三頭肌）、闊背肌、腹外斜肌等手臂後方、肩胛骨部位、胸部外側部位等身體外側與後側伸展的效果，對手刀側手腕的痛症具備效果。

拇指側手腕痛症只要鬆緩斜方肌、三角肌、提肩胛肌等就會有效果，此一運動有使用球和枕頭的方法，後面將會介紹相關內容。

② 十指交叉往二方伸展（圖 71）

· **運動方法**：手掌往四個方向伸展，此一運動具備和一、二方運動差不多的效果，唯一不同的是手臂伸展的方向與身體移動的方向不同，方法則是一樣。跪趴讓膝蓋與肩膀同寬，一隻手握住另一隻手呈現十指交叉的狀態，上面的手掌壓住下面那隻手穩住重心後趴下。在上面那隻手壓住另一隻手的狀態下完全張開兩隻手臂，身體則往反方向移動且數十秒。

繼續維持身體伸展的狀態，執行第二輪動作時，上面那隻手的同一邊的膝蓋慢慢靠向另一邊的膝蓋，接著再次數十秒。膝蓋張開的狀態下進行運動雖然也能造成相當程度的刺激，但膝蓋靠向反方向的動作所造成的刺激更強烈，同時也能加強運動效果。每個方向都執行一次。

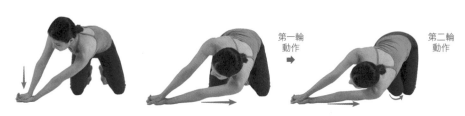

一方：從前方看時肩膀高度保持水平狀態→往反方向一百八十度

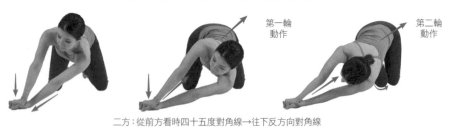

二方：從前方看時四十五度對角線→往下反方向對角線

圖 71：十指交叉往二方伸展

· 運動效果：此一運動會對手背、手臂後方、三角肌、腋下、鎖骨下方
三角肌、胸肌、肩胛骨、肩膀下方、雙肩之間、外側胸部、脊椎、薦
椎等上半身所有的部位造成強烈的刺激，視為是腰部上方整個身體的
伸展（伸展運動）的權威版也不為過。

③ 手指朝內手臂往前伸展（圖72）

· 運動方法：跪姿狀態下提臀，手指全部張開且兩個手掌都朝向前方，
從指尖開始到手掌慢慢往後扳，指尖往後且撐住地板。在擺出手往後
支撐的嬰兒跪姿後將身體的重心往後移動，如同臀部接觸到後腳跟一
般的感覺。
心中數到十後慢慢恢復姿勢，順序只要反過來執行即可。動作請進行
一次。

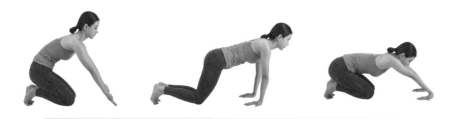

圖72：手往後支撐且手臂向前伸展

· 運動效果：光憑四方伸展與二方伸展就能讓手部肌肉放鬆，也有可能
不需要執行。但彎曲的手指、手掌、手腕前方、下臂前面部位等部位
光憑前面的運動無法獲得充分的效果，此一運動能有效舒緩手和下臂
的僵硬。

02- 坐地伸展腿部

　　腿部伸展其實單憑「腳往四方伸展」和「膝蓋窩彎曲往二方伸展」就能讓大部分的腿部肌肉放鬆，但多樣化角度的腿部伸展能加強其效果，因此最好能利用更多的時間與角度進行運動。

① 雙腳合掌腹部往下（圖 73）

・運動方法：雙腳合掌，兩隻手握住雙腳，頸椎挺直，兩邊的肩胛骨盡可能緊貼身體的狀態下深呼吸且吐氣，同時放低上半身。以十秒為單位進行二～三次形成反作用力的方法也不錯。抬起下巴注視前方，頭部呈現抽離的感覺，上半身放低讓腹部觸及地板。此時要注意背部不能彎曲。

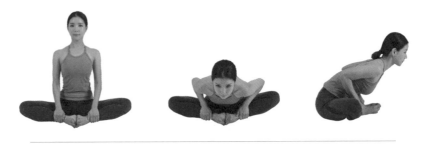

圖 73：雙腳合掌腹部往下

・運動效果：對髖關節周圍與大腿內側造成強烈的刺激。

② 雙腳合掌成菱形腹部往下（圖 74）

・運動方法：雙腳合掌呈現菱形，膝蓋張開的狀態下雙手輕輕放在腳踝，使用兩個手肘輕壓膝蓋內側。脖子與背部挺直後深呼吸，吐出時放低上半身讓腹部往下。以十秒為單位進行二～三次形成反作用力的方法也不錯。

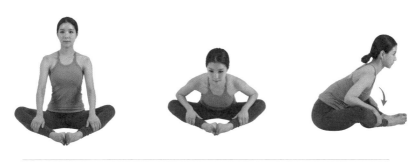

圖 74：雙腳合掌成菱形腹部往下

· 運動效果：對髖關節周圍、大腿內側和大腿後面部位造成強烈刺激。

③ 雙腳與肩同寬腹部往下（圖 75）

· 運動方法：雙腳張開至與肩膀同寬，雙手輕放在腳踝上，使用手肘輕壓膝蓋內側。挺直頸椎後兩邊的肩胛骨盡可能緊貼身體且深呼吸，吐氣時放低上半身。注視前方且放低上半身，讓腹部有往下的感覺。臀部往左右移動能有效刺激髖關節。以十秒為單位進行二～三次形成反作用力的方法也不錯。

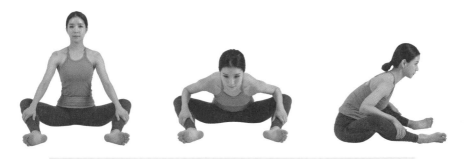

圖 75：雙腳與肩同寬腹部往下

· 運動效果：對髖關節周圍、大腿內側和大腿後面部位造成強烈刺激。

④ 張腿將上半身往下（圖76）

- 運動方法：雙腳盡可能張開且挺直脊椎，兩邊的肩胛骨盡可能緊貼身體，手臂伸直且指尖觸地。深深吸一口氣，慢慢吐氣且放低上半身。注視前方且固定指尖觸及的位置，降低上半身且放下手肘觸及地板，讓腹部有降下的感覺。維持該狀態數到十秒，利用手肘慢慢往左右移動各一次，同時對腿部造成刺激。動作進行一次。

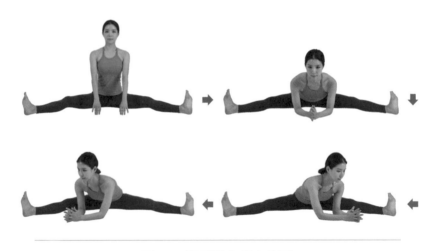

圖76：張腿將上半身往下

- 運動效果：藉由對腿部內側與後面部位造成各種刺激，幫助確保髖關節與腿部的柔軟性。

⑤ 張腿肋骨往側邊伸展（圖77）

- 運動方法：盡可能張開雙腳，頸椎與胸椎挺直，手臂伸向上方且緊貼耳朵。此時伸出的手之拇指要準確朝向反方向的耳朵，深深吸一口氣，吐氣時向左右側腹各伸展一次。此時視線朝向前方，試著往左右各執行一次，若是有不太順利的方向，就必須針對該方向多加運動。

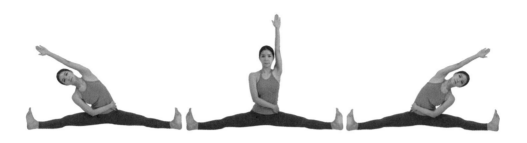

圖 77：張腿肋骨往側邊伸展

・運動效果：藉由對腿部內側與後面部位造成各種刺激，有助於確保髖關節與腿部的柔軟性，伸展側腹的肌肉時能幫助矯正脊椎側彎。

⑥ 腳往四方伸展（圖 78）

・運動方法：腳往四方伸展是針對從腳掌到臀部腿部後方部位各種角度的伸展運動。四個方向各進行一～三次，每次維持十秒，刺激愈強烈的部位可增加次數或是利用反作用力也無妨。

 ・一方：伸出雙腳後，兩個後腳跟緊貼的狀態下讓雙腳呈現 V 字形，內側的拇指第一節如同掛上勾子般扣住，視線朝向前方且放低上半身，讓手肘觸及地面。

 ・二方：伸出雙腳後立起讓其呈現 11 字形，手指如同掛勾般扣住腳小趾的第一節，視線朝向前方且放低上半身，讓手肘觸及地面。

 ・三方：稍微張開雙腳伸展，讓兩隻腳掌呈現 A 字形，手指如同掛勾般扣住腳小趾的第一節，視線朝向前方且放低上半身，讓手肘觸及膝蓋之間的地面。

 ・四方：腿部和腳背向前張開，利用手壓住腳背且注視前方，上半身向下放低讓手肘觸及地面。

（註 若是無法抓住腳，就算只是腳部的姿勢使用相同的方法也能產生相同的運動效果，若是想要更積極與刺激的運動，腳掌緊貼牆壁進行運動會更好。）

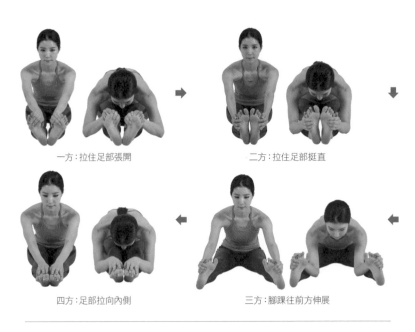

一方：拉住足部張開　　　　　　　　　二方：拉住足部挺直

四方：足部拉向內側　　　　　　　　　三方：腳踝往前方伸展

圖 78：腳往四方伸展

· 運動效果：腳往四方伸展是針對腳底到臀部、腿部後方部位進行各種角度的伸展運動方法。如果要區分運動效果的話，一方～三方主要集中刺激小腿後方部位與腳掌，腿部後方的部位其功能是支撐或穩住重心。所以腿部後方的肌肉若是緊縮，進行深蹲或下樓梯時膝蓋下方會出現痠痛的症狀，若是擺出重心放在單側的姿勢，外踝骨周圍就會出現不安的現象。股二頭肌放鬆後，有助於改善膝蓋下方痠痛的症狀。另外，小腿部位的僵硬若是獲得舒緩，腳踝就會變舒服，而且能有效改善足底筋膜炎、拇趾外翻、香港腳、下肢靜脈瘤等的症狀。不寧腿症候群的患者只要持續進行此一運動，就能改善難以熟睡的症狀。

03- **平躺伸展腿部**

膝蓋窩彎曲往二方伸展（圖79）

· 運動方法：各個方向深呼吸七～十次，最好能針對刺激強烈的部位加
　強運動次數。
　· 一方：躺著的狀態下，一隻腳的膝蓋窩完全彎曲，讓腳背觸及地
　　面，另一隻腳則放在膝蓋上，反覆深呼吸與吐氣。特別是吐氣時當
　　全身愈是放鬆刺激就會愈強烈。
　· 二方：躺著的狀態下，一隻腳的膝蓋窩與腳踝彎曲，彎曲的腳踝之
　　內側踝骨觸及地面，另一隻腳則放在膝蓋上，反覆深呼吸與吐氣。
　　特別是吐氣時當全身愈是放鬆刺激就會愈強烈。

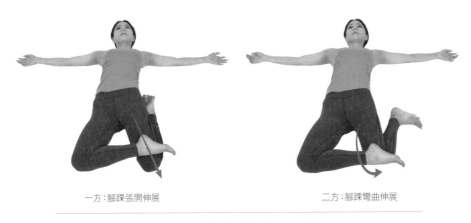

一方：腳踝張開伸展　　　　　　　二方：腳踝彎曲伸展

圖 79：膝蓋窩彎曲往二方伸展

· 運動效果：腳往兩方伸展是針對腳背到腿部前面部位的伸展運動。若
　是要區分運動效果，一方是專注於腳背、脛前肌、股四頭肌等，兩方
　則是對比目魚肌、小腿肌、縫匠肌等會造成更強烈的刺激。腿部前面
　的肌肉用於向前移動或伸展抬起。若是解除股四頭肌和斜肌的僵硬症

狀，膝蓋上面部位的痛症就會消失，向前移動的力量就會增強，爬樓
梯或爬山時就會比較輕鬆。

6. 體態球區

　　目前為止我們徒手透過體態運動讓肩膀、全身、骨盆、脊椎、四肢
等五個區域的關節與肌肉趨向舒緩，塑造出整體更均衡的體態。雖然能
徒手完成全部的運動固然是好事，但卻需要花費更多的時間與持續地反
覆運動。體態球運動能彌補徒手運動的不足之處，同時具備在短時間內
消除筋骨、肺部、腹部臟器硬塊的效果。只要利用前面五個區域的運動
搭配體態球運動，讀者就能感受到身體久違的變輕盈、增強的肺活量，
以及改善痛症的效果。特別是體態球運動單憑一顆體態球就能創造出優
於按摩機器的效果，而且還能讓機械無法觸及的彎曲背部獲得伸展的矯
正效果。

　　使用於此一運動的體態球分為大球（七英寸）和小球（五英寸）兩
種，為了克服這段期間使用各種材質與體積的球與用品不足之部分，於
是便製作了最適合體態運動的體態球。由於是使用塑膠材質，同時具備
輕盈且彈性佳的優點。若是沒有體態球，就算使用其他物品也無妨，但
卻難以期待有和體態球一樣的效果。

　　體態球運動主要是使用大球滾動刺激身體的前面與側面，它不僅能
使用於腋下和腹部內臟相關的運動，還能使用於治療腰大肌、腰小肌、
髂腰肌等外觀看不見且難以消除痛症之部位的運動。小球使用於身體後
面的部位，最大的優點是能讓彎曲的胸椎伸展開來，這一類的效果能提
升肺活量，消除全身僵硬時它具備決定性的作用。另外，它在舒緩胸腰
筋膜、薦椎部位、臀部、肩膀後方部位，以及脊椎部位時具備相當卓越
的效果。

　　在進行球運動前有一點千萬不能忘記，薦椎和腰椎的健康能改善生
殖器的功能，胸椎的健康則能維護生命力，包含大椎在內的頸椎之健康

則和腦部、頭部的健康息息相關。這一類部位的疾病主要是彎曲時形成，我認為體態球運動是解決這一類問題的最佳處方。

::: 進行體態球運動前先確認的項目

1. 雙腳併攏貼近垂直的牆壁，雙腳的後腳跟、小腿、臀部、背部、肩膀、後腦勺緊貼牆壁的狀態下試著做出步行的姿勢。原本一開始連要抬起腳或維持站姿都很困難的人，在進行貼壁步行時會變得更輕鬆。

2. 以解剖學上正確的姿勢躺下後閉上雙眼──在此，我們要確認本人是否能以正確的姿勢睡覺。倘若是背部彎曲者，會有想要側躺或把腳抬高放在某處的衝動，並且直覺認為那種狀態下會睡不著。另外，平常認為自己都睡得很好的人在進行此一運動後，就能明顯知道真正背部與肩膀緊貼著床躺著時的感覺。

3. 確認腰圍──運動前先確認腰圍，進行運動五分鐘後再次確認腰圍，雖然每個人體型不同會有差異，但能明顯發現腰圍變小了。只要持之以恆進行運動，原本前彎的腰部會趨向正常且腰圍和外觀也會產生變化。幾乎沒有小腹或內臟脂肪少的人則看不出任何差異。

4. 利用大球壓丹田可確認下腹部的髂腰肌之痛症與僵硬的程度、以及腹部肥胖的程度。進行此一運動後可發現下腹部的痛症獲得大幅度改善，腹部不僅變柔軟，而且還明顯消腫。

5. 試著轉動手臂或確認斜方肌、脖子周圍、肩膀周圍的痛症程度。完成運動後會發現，轉動手臂時動作變得更柔軟，斜方肌、脖子周圍、肩膀周圍的僵硬和痛症減緩且變輕盈了。另外，在進行小球運動前先確認小腿的厚度與僵硬度，完成運動後會發現腿部的浮腫已消退，小腿也會變柔軟。

01-小球骨盆・腰部運動

　　小球用來進行身體背後部位的運動。舒緩薦椎、腰椎部位、髂骨部位周圍肌肉的僵硬，同時塑造正常的腰部彎曲。另外，它對於矯正骨盆左右不均的問題也有卓越的效果。透過矯正薦椎與髂骨讓兩個部位的骨頭壓迫之臟器與生殖器官造成的僵硬趨向舒緩，它同時能改善生理痛等生殖器的疾病，提升大腸、小腸、膀胱功能的效果也相當卓越。這一類的效果可減少造成腰部痛症的因素。

　　不過，此一運動反而會讓腰椎前彎之患者的症狀更加嚴重，導致問題更加惡化，由於必須準確放置在薦椎上執行，須於進行精準的判斷後再進行運動。

① 放置薦椎腰部（圖 80）

・運動方法：雙腳張開至與肩同寬，如同圖中的人物一樣躺下立起膝蓋且將球墊在薦椎底下。此時要立起雙肘支撐讓身體不至於滑動，而且全身都要放鬆。只移動骨盆，讓薦椎壓著球如同往腰部拖曳一般。利用骨盆與球反覆滾動腰部對腰椎 5 號造成刺激，如此一來，兩邊髂骨之間的薦椎與腰椎 5 號之間就會彎折，腰部後彎或側彎者會感覺到腰部有刺痛感。腰部彎折的狀態下數三～五下後放開，然後再次重複動作二十～三十次。此時若是開始有腰部收回趨向正常的感覺，那就進入下一個階段「薦椎打樁」。

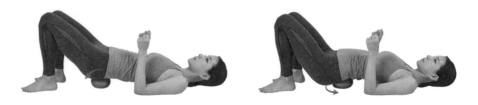

圖 80：放置薦椎腰部

② 薦椎打樁（圖 81）

- 運動方法：如果說放置薦椎腰部是靜態運動，薦椎打樁就是動態運動。骨盆與腰部的動作和放置薦椎腰部一樣，但進行此一運動時身體要放鬆，利用球的反彈力不斷地上下反彈運動。大約進行三～五分鐘左右，腹部與腰部就會變柔軟和輕盈。這項運動能舒緩整個骨盆與腰部的僵硬，不會對身體造成負擔，因此最好能善用空閒時間進行。

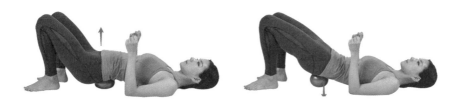

圖 81：薦椎打樁

③ 滾動髖骨周圍（圖 82）

- 運動方法：兩隻手臂張開的狀態下放鬆全身，將球放置於想要舒緩的臀部，一隻腳張開，另一隻腳則立起，保持平衡把重量全都放在球上。此時，在全身放鬆的狀態下使用立起的那隻腳讓身體移動，將想要放鬆的硬塊部位和體重全都置於球上，身體有問題的人會疼痛到連呼吸都很困難。

只要準確找到激痛點，讓產生痛症的臀部完全放鬆，反覆深呼吸與吐氣，放鬆吐氣時可能會感覺到更劇烈的疼痛感。當感覺到這一類的痛症時，只要慢慢讓球在硬塊部位移動，同時像是安撫硬塊般讓其趨向舒緩即可。最好能找出薦椎、臀部周圍的疼痛處，利用空閒時間多運動讓它趨向舒緩直到痛症消失為止，一般只要進行三～五分鐘左右。

腰部的力量主要源自臀部，此一部位放鬆後，腰痛就能獲得相當程度的改善。

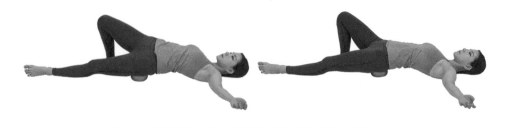

圖 82：滾動髖骨周圍

④ 滾動大腿闊筋膜張肌（圖 83）

・運動方法：兩隻手臂張開的狀態下放鬆全身，將球放置在想要放鬆的闊筋膜張肌底下，一隻腳張開，另一隻腳則放在身體前面的部位，保持均衡將體重全都放在球上。此時利用在前面的那隻腳的力量讓身體移動，找出疼痛部位後予以放鬆舒緩症狀。呼吸與舒緩的方法和滾動髖骨周圍一樣，最好有空就利用時間舒緩痛症，一般只要進行三～五分鐘左右。倘若難以利用球抓住重心，利用彈性十足的體態枕頭也是不錯的選擇。此一運動能有效改善腰痛造成的腿部發麻。

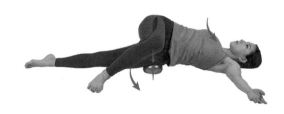

圖 83：滾動大腿闊筋膜張肌

⑤ 抓單邊膝蓋（骨盆、腰椎）（圖84）

· 運動方法：這是小球骨盆‧腰部運動的最後階段。首先必須針對自己
的身體進行精準的診斷，第一，躺下利用手確認兩邊肋骨的位置，一
邊肋骨較高就代表骨盆上移。第二，雙腳緊貼後膝窩彎曲抬高比較兩
邊膝蓋的高度，倘若一邊比較高，就代表那一邊的骨盆更高且腰椎側
彎。第三，平常腰部疼痛的部位就代表腰部側彎，幾乎也可以證明那
一邊的骨盆比較高。此時要注意一件事，本運動可能會造成腰部前彎
患者的症狀更加惡化，建議最好能避免此一運動。

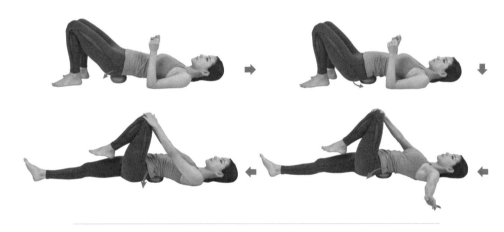

圖 84：抓單邊膝蓋（骨盆、腰椎）

　　抓單邊膝蓋是一種將球放置於腰部，在該狀態下讓臀部完全觸及地
面的運動。

　　要放低臀部呈現薦椎和腰椎包覆住球的感覺，疼痛的膝蓋要彎曲，
另一隻腳則要放鬆伸直。接著要伸出一隻手臂如同掛勾般扣住髖骨，另
一隻手則自然地疊放在上面，全身放鬆且等待大約五分鐘左右，原本上
移的骨盆就會慢慢下降，兩邊的膝蓋高度也會變差不多。

　　（ 註 這是矯正歪曲的骨盆、薦椎和腰椎後彎的運動，順序上是球運動的最後一個階段，最好能和枕頭運動一起進行。）

02-小球背部·肩膀運動

　　胸椎的結構相當複雜，由十二節脊椎與二十四個肋骨組成。骨節多的腳、骨盆、胸部等為需要可動性的部位，膝蓋、腰部、頸椎等構造單純的部位則是要求安定性的部位。疾病的信號主要先出現在承受力量較多且要求安定的部位，重大疾病則會出現在要求可動性的部位。特別是胸椎和肋骨包覆著與我們生命息息相關的心臟、肺、肝、胰臟、胃、腎臟和副腎等重要臟器，因此說胸椎決定整個身體的健康也不為過。由於胸椎總共有十二節，可以將中央視為 6 號，但彎曲的背部重心為 7 號較為合理。胸椎 7 號位於兩邊肩胛骨下方水平相接之處，一般來說，以女性為基準時，只要把內衣扣的位置視為是胸椎 7 號即可。

　　若是胸椎彎曲，可視為整個身體都彎曲，由於相關內臟肌（非隨意肌）受壓迫，導致器官無法正常發揮功能，恆定性低落且成為重病真正的原因。

　　如果要從體態運動中只選擇一項運動，我會毫不猶豫地選擇小球運動。因為藉由展開彎曲的胸椎能讓心臟功能與肺活量恢復正常，所以臟器都不會受到壓迫且能正常發揮自身的功能。另外，它能放鬆肩胛骨周圍的部位，協助矯正肩胛骨的位置，依照以肩膀為主軸的觀點來看時，它同時也是防止整個身體失衡的決定性關鍵。只要確實進行此一運動就能改善腰痛，下腹部也會縮起來和變柔軟，下半身的肌肉自然而然就會放鬆。簡單來說，包含隨意肌和非隨意肌在內的整個身體都會放鬆且變柔軟。

　　更重要的是，此一運動的最大優點是幫忙塑造能以正確姿勢睡覺的體態，一般來說側睡的人其健康狀態都一定會有問題，進行完此一運動移開球後會發現，腰部與背部都能舒適地緊貼地面，平常側睡的人不僅

能躺得相當安穩，背部的鬱悶感或不適、腰痛、不寧腿症候群也能獲得
顯著的改善。不同於其他運動的體態運動其最大的優點是能確實舒緩胸
椎和肩胛骨周圍的部位，並且矯正不均衡的部位。

① 打開胸椎（7～3 號）胸式呼吸（圖 85）

· 運動方法：將小球放置於胸椎 7 號（內衣扣上面的線，肩胛骨下方末
　　端的高度），手肘適當張開的狀態下躺著以四十五度的角度雙手上
　　舉。此時，手肘要觸碰地面才能讓全身放鬆，並且有效讓彎曲的背部
　　展開。雙手上舉時手肘若是離地，這就代表肩膀內向縮且胸椎嚴重彎
　　曲。運動時放下手臂讓手肘觸及地面是很重要的一點，盡可能早晚都
　　進行打開胸椎的運動，此一運動特別對展開彎曲背部有卓越的效果，
　　千萬別忘記，若是背部一直沒有伸展開來，肩膀就一定會呈現緊縮的
　　狀態。
　　在此一運動中呼吸是非常重要的一環，必須盡可能反覆地利用肺部深
　　呼吸，而且要呈現縮小腹且只有胸部上升的感覺，吸氣的步驟固然重
　　要，但把氣全部吐完也是必要的步驟。是否有盡可能把氣全部吐完將
　　會決定刺激的強度與伸展身體的效果，雖然也會因為身體狀況而不
　　同，運動時從胸椎 7 號至 3 號慢慢更換位置，每次運動的時間是五～
　　十分鐘左右。新手在初期時最好盡可能利用多一點時間運動。

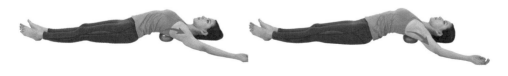

圖 85：打開胸椎（7～3 號）胸式呼吸

· 注意事項：背部嚴重彎曲或血壓有異狀的人可能會引發眩暈症或噁
　　心，若是發生這種情況就該立即停止運動且休息，當噁心的感覺停止

時進行其他運動，若是覺得狀況沒問題，就必須再次進行直到背部完全展開為止。即使只是稍微提高頻率，只要秉持信念持之以恆運動，緊繃的身體就會展開，噁心的症狀也會消失不見。

以背部彎曲和嚴重僵硬的情況來說，有些人躺著時就算腦部與肩膀離地也不會感到任何不適，這種情況下可能會出現各式各樣的痛症，須和指導者商量解決問題之道。

② 肩胛骨周圍胸式呼吸／滾動（圖 86）

· 運動方法：如同圖一樣，手臂張開至與肩膀同高，將球放置於緊縮的肩胛骨底下，張開同一邊的腳，並且立起另一隻腳的膝蓋。全身放鬆後利用立起的腳調整力量，將全身的重量移動至球上，當深呼吸吐氣時就能發現疼痛的部位。

反覆利用胸部呼吸的方法也不錯，藉由立起之腳的力量移動身體找出疼痛部位，同時利用球滾動舒緩相關部位。假設有特別疼痛的部位就該密集刺激該部位，沒有限制次數，依照個人的狀況調整即可。

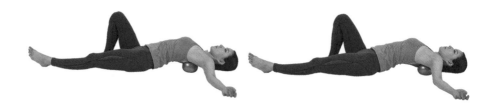

圖 86：肩胛骨周圍胸式呼吸／滾動

· 運動效果：多數人都是因為肩胛骨側彎或落枕導致胸椎與肩胛骨之間的肌肉疼痛，就算背闊肌的僵硬伴隨肩膀僵硬，一般人多半都是束手無策。只要利用此一運動解除僵硬，身體就會變柔軟，疼痛也能獲得改善。但光憑這樣是不夠的，必須藉由使用小球的「打開胸椎」，以

及使用體態枕的「胸椎放置枕頭雙膝併攏扭動」矯正胸椎側彎才能解
決問題的根源。

03-大球腹部‧腿部運動

　　大球腹部‧腿部運動主要能有效舒緩骨盆周圍的髂腰肌、腹直肌、
子宮、膀胱、大腸、小腸等的僵硬。在學習本運動之前，我們先來認識
一下髂腰肌吧！髂腰肌是由附著於髂骨的髂肌和附著於腰椎的腰大肌兩
個部分組成的肌肉，髂腰肌的作用是協助髖關節彎曲、外展與外旋，只
要思考一下踢毽子的動作就能輕易理解。

　　縮短髂腰肌的姿勢有單腳支撐站立、長時間維持彎腰的坐姿、胸部
倚靠膝蓋蹲坐的姿勢等，特別是因為日常生活中的坐姿居多，髂腰肌大
部分都是收縮的狀態。

　　當胸椎與腰椎彎曲或歪斜時，肌肉受到壓迫就會難以正常收縮與放
鬆，進而導致肌肉與臟器呈現僵硬的狀態。換句話說，持續失衡的姿勢
會讓肌肉趨向僵硬。

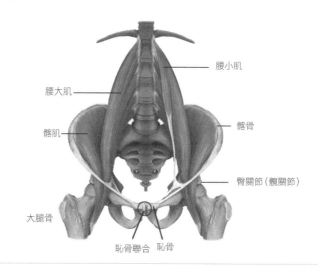

插圖 11：髂腰肌

　　肌肉的僵硬與腰部的疼痛與生殖器的疾病（生理痛、膀胱炎、尿失禁等）、消化器官疾病（便祕、腹瀉、痔瘡、直腸癌、大腸癌等）都有直接或間接的關係，本運動對於解決這一類的問題有相當卓越的效果。根本原因就是平常習慣使用不當的姿勢，進而造成肌肉變僵硬，特別是近來有許多論文都談到髂腰肌若是變僵硬，其他部位的癌症可能會轉移到子宮癌、大腸癌、胃癌。

　　我平常用來支撐的腳那一邊的髂腰肌明顯比另一邊的肌肉更緊，透過經驗也明白那一邊發生疾病的頻率更高，於是我便透過這樣的經驗創造出了體態診斷法。

　　痛症主要依照背部的腰而出現，它會造成股二頭肌變僵硬，進而誘發膝蓋疼痛、不寧腿症候群、足底筋膜炎、拇指外翻。由於壓肚子時會有劇烈的疼痛感，髂腰肌的問題也會被誤認為是內臟器官的問題。

① 滾動髂腰肌（臀部、腰部）（圖 87）

· **運動方法**：和圖一樣把球放置在恥骨上方的丹田，雙手輕輕十指交叉且趴下，使用手臂支撐且手臂呈現垂直狀態，肩膀與全身放鬆且注視前方。像這樣全身放鬆後，對腰大肌與臟器會造成強烈的刺激，順時鐘方向邊轉動腰部邊尋找疼痛的部位。假設有劇烈疼痛的部位，就要密集刺激該部位，次數不受限制，依照個人狀況調整次數直到不會疼痛為止。

此時若是不覺得疼痛，大概是因為對腹直肌施力支撐身體的手臂或腿部太用力的關係。雖然身體健康的可能性很高，但大部分的人把球放置於此一部位時幾乎都會覺得疼痛。四十歲以前骨盆前移、腰部前彎的人其髂腰肌緊繃的程度相對地比較輕微，這種情況下就該專注於進行舒緩胸部與肩膀，以及讓彎曲的背部與大椎穴能展開的運動。

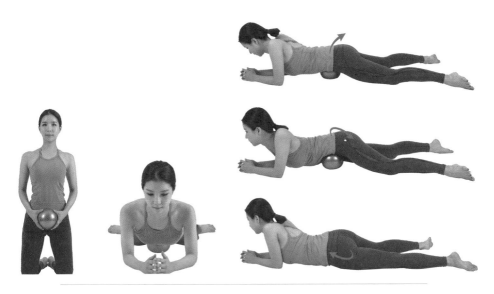

圖 87：滾動髂腰肌（臀部、腰部）

② 清空丹田（圖88）

· 運動方法：和圖 88 一樣把球放置在恥骨上方的丹田，雙手輕輕十指交叉且趴下，使用手臂支撐且手臂呈現垂直狀態，肩膀與全身放鬆且注視前方。像這樣全身放鬆後，對腰大肌與臟器會造成強烈的刺激，感受到刺激後，固定手肘的狀態下將身體推向後方。如此一來，球就會沿著腰大肌往上，對整個腰肌造成強烈的刺激。它能提高下垂的大腸和小腸等臟器，同時具備舒緩的效果。倘若有特別疼痛的部位，就密集刺激該部位。次數不受限制，依照個人狀況調整次數直到不會疼痛為止。

（註　進行這項運動時須注意一件事，五十歲以上的人骨質密度較低，胸椎 11、12 號可能會發生骨折，球不能超過肚臍的高度。這是長輩要特別注意安全的運動。）

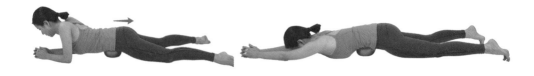

圖 88：清空丹田

③ 滾動鼠蹊部（腹股溝部位）（圖 89）

·運動方法：和圖一樣趴下兩隻手肘支撐地面，讓想要放鬆的那隻腳往
　上彎曲，球放置在腹股溝部位，身體往上下左右移動。若是連髂骨內
　側的髂肌一起舒緩，髖關節就會變柔軟，可減緩和預防下半身的浮腫
　與僵硬。

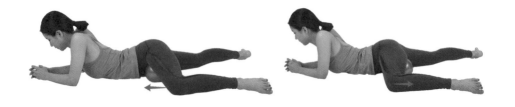

圖 89：滾動鼠蹊部（腹股溝部位）

　　（註 腹股溝：指大腿部位上方周圍，腹股溝韌帶位於大腿骨前面的
髂骨前上棘和恥骨結節之間，腹股溝韌帶由腹外斜肌筋膜與結締組織組
成，附著於周圍的筋膜和皮膚。腹股溝管通過腹股溝韌帶內側部位的正
上方。）

④ 滾動大腿根部（圖 90）

·運動方法：彎曲抬高想要舒緩的那隻腳，和圖一樣趴下，於靠近腹股
　溝的股三角到膝蓋內側的範圍中尋找刺激較強烈的部位且均勻滾動。

左右各自進行後找出刺激較強烈的部位，於該部位投入更多的時間與次數，最好能充分舒緩至不會疼痛為止。若是能解除此一部位的僵硬，抬腳的動作就會變更輕鬆，骨盆的可動範圍也會增加。

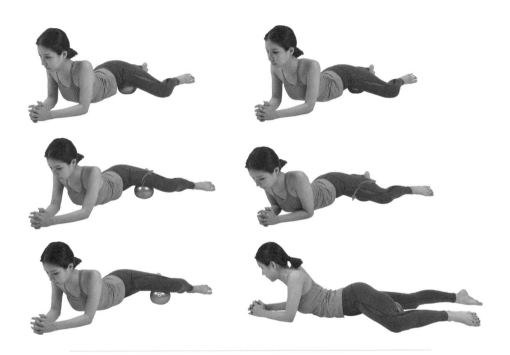

圖 90：滾動大腿根部

04-大球腋下‧胸部周圍運動

雖然隨著柔軟度與狀況不同會有差異，基本上此一運動最好使用大球，不過柔軟度佳的人使用小球可能會更具效果。最好能依照疼痛與刺激的程度調整體態球的大小與空氣量。

嚴格來說，這是一項使用球滾動肩膀周圍的所有肌肉，進而使其趨向舒緩的運動。完成運動後試著用力轉動手臂，可以明顯感覺到肩膀關

節的可動範圍增加了，而且會覺得肩膀非常輕盈。此一運動可有效改善肩膀的疼痛，以及增加肩膀關節的可動範圍。肩膀透過此一運動變柔軟後，不僅能預防乳癌，也能改善和解決肩膀的疼痛、網球肘、手部冰冷、變僵硬的手、富貴手、腕隧道症候群等症狀，它同時也具備預防的效果。

　　倘若有脊椎彎曲與側彎的情況，那肩膀的高度一定會有差異，但若是因為高度不同而一味想要調整肩膀的高度，反而可能會導致肩膀失去平衡。肩膀的位置會決定頸椎與胸椎的外觀，但在脊椎彎曲與傾斜的狀態下想要矯正肩膀高度不僅毫無任何意義，而且可能還會導致身體不適和變得相當不自然。唯有矯正脊椎才能讓肩膀左右維持均衡，只要進行後面要介紹的使用球展開脊椎、用枕頭讓外側頸部往下、胸椎放置枕頭雙膝併攏扭動等項目，就能矯正胸椎、頸椎和肩胛骨，開始運動後能獲得相當程度的助益。

　　（註 若是想另外只針對肩膀紓解僵硬，只要依序進行肩膀區〔轉動手臂、肩膀拍手〕→脊椎區〔抓腳底捲動背部─捲頸左右扭動─抓腳底捲動背部〕→四肢區〔四方伸展─兩方伸展〕→體態球區〔腰部上方滾動─打開胸椎胸式呼吸〕→體態枕頭區〔胸椎枕頭運動、頸部枕頭運動〕即可。運動順序是先慢慢鬆緩肩膀和脊椎，然後再讓身體達到均衡。）

① 側躺滾動胸部外側 (圖91)

· 運動方法：如同圖一樣將球放置於肋骨的部位，沿著肋骨聚集胸大肌，全身放鬆讓胸肌壓住球。在此一狀態下確認出現疼痛的位置後反覆左右滾動。利用此一方法從胸大肌最上方滾動至胸部中間、乳頭的位置，從肋骨開始聚集肌肉壓住球後反覆地滾動。

若是有特別疼痛的部位，就該密集刺激該部位。次數沒有任何限制，適當地給予刺激後依照個人狀況調整。

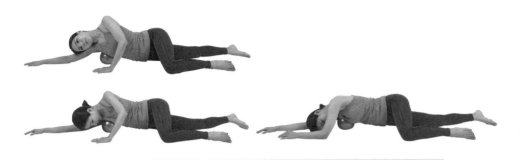

圖 91：側躺滾動胸部外側

② 側躺滾動腋下（圖 92）

· 運動方法：和圖一樣側躺將球放置於腋下，放在會疼痛的部位或是有
腫塊的部位滾動讓其趨向舒緩。

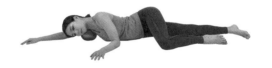

圖 92：側躺滾動腋下

③ 側躺滾動肩胛骨外側（圖 93）

· 運動方法：和圖一樣側躺後立起一隻手和一隻腳穩住重心，將球從肩
胛骨外側下方移動至上方，重心放在球上後反覆滾動。

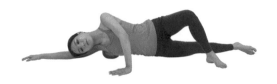

圖 93：側躺滾動肩胛骨外側

④ 側躺滾動肩膀斜方肌 (圖 94)

· 運動方法：如同圖一樣側躺將球放置於三角肌底下，另一隻手臂往後
仰讓手掌朝向天空的狀態下，利用手和彎曲抬起的膝蓋把重量放在球
上穩住重心且反覆滾動。倘若有特別痛的部位，密集刺激該部位，只
要執行到覺得肌肉放鬆為止即可。

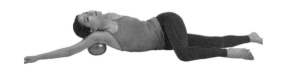

圖 94：側躺滾動肩膀斜方肌

7. 體態枕頭區

　　我們的身體總共有兩百〇六個關節，每個關節都是由連結骨頭的韌
帶與關節囊建構而成，它們之間有微血管，不但有血液流動不斷地供給
生命需要的一切，還分布有神經。交感神經與副交感神經互相溝通，並
且執行維持生命的活動。就算年紀增長關節變硬，運動能讓關節再次變
柔軟，以及更熱絡地維持生命活動。變柔軟的身體只要施加一定程度的
力量就能讓人體各個分節動起來，並形成能矯正身體失衡狀態的條件。

　　目前為止透過徒手的體態運動舒緩了肩膀、全身、骨盆、脊椎和四肢五個區域的關節與肌肉，雖然無法做到盡善盡美的程度，但卻塑造了整體均衡的體魄。另外，透過體態球區的體態球運動彌補了徒手體操的不足之處，執行了在短時間內讓骨骼肌肉、肺部、腹部臟器等的硬塊獲得舒緩的運動。體態枕運動是體態鍛鍊操 23 組動作的最後一個階段。

　　只要確實執行到體態球區的部分，沉重的身體就會變輕盈，各種筋骨肌肉的痛症也會趨向舒緩，最後塑造出均衡的身體，不過若是沒有維持良好的生活習慣，痛症終究會再次復發。如果說這段期間進行到第六階段的過程是矯正身體的準備過程，此一過程的目的就是矯正身體。透過此一過程矯正身體，利用立足於「以肩膀為中心的身體理論」之體態生活態度、維持正確的習慣就是體態運動的最終目標。只要養成習慣保持正確的姿勢，身體就會慢慢變輕、變乾淨，不僅肺活量會變好，皮膚也會恢復彈性，最後病症也會自然痊癒。

　　雖然所有的運動過程是以精準完成診斷後選擇符合自身之運動為原則，但此一過程是運動的最後矯正階段，相對地精準的診斷是絕對需要的一項條件，希望讀者能依照診斷仔細瀏覽內容後執行相關運動。

01-頸部枕頭運動

① 用枕頭讓外側頸部（1～5 號）往下（圖 96）

・複雜的脊椎側彎類型：曾經出現過相當特殊的診斷結果，頸椎 1～5 號是左側彎，頸椎 6 號～胸椎 10 號是右側彎，胸椎下面有一部分和腰椎上面一部分左側彎，腰椎 4、5 號則是右側彎。分析此一例子後發現，站立時和圖 95A 一樣習慣性使用左腳支撐站立，坐姿則和圖 95B 一樣習慣把膝蓋交疊在一起，久而久之便塑造出這樣的體型。

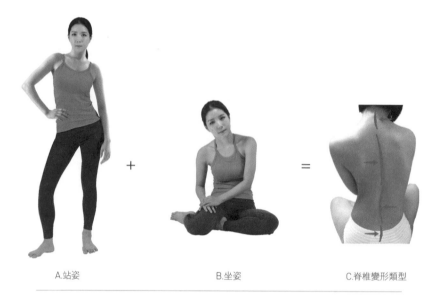

A.站姿　　　　　　　B.坐姿　　　　　　C.脊椎變形類型

圖 95：雙重 S 形側彎

　　這種情況是最複雜的 S 形側彎，是指導體態運動或自己執行體態運動最困難的例子。一般來說，這一類型的人常用來支撐的那隻腳多半比較短，若是有這一類的習慣，胸椎下面的一部分與腰椎 1～3 號右側彎的角度會變大，偶爾診斷時常用來支撐的那隻腳反而會更長。就算是有這一類習慣的人，倘若站立的時間較久，支撐的那隻腳會更短；維持坐姿時間較長的人其支撐的腳則反而會更長。

・運動方法：首先，必須讓往右邊歪斜的頸椎（1～5 號）往左邊展開且矯正。運動方法和圖 96A 一樣枕頭末端稍微擦過頸椎，枕頭末端搭在後腦勺和頸椎 2 號、3 號之間，和圖 96B 一樣擺頭般讓脖子向下。通常會依照身體狀況不同而有差異，但執行十～十五次左右時若是覺得頭暈，深呼吸後吐氣，使用「頸部伸展」替代此一運動反覆進行也是不錯的選擇。

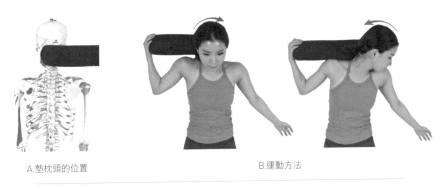

A.墊枕頭的位置　　　　　　　　　　　B.運動方法

圖 96：用枕頭讓外側頸部（1～5 號）往下

接著是彎曲且右側彎狀態的頸椎 6、7 號和胸椎之矯正，枕頭末端掛在胸椎 3、4 號，呈現左邊對角線的狀態，必須透過「枕頭對角線斜放，頸部（大椎）往下」執行伸展與舒緩的運動。倘若頸椎沒有歪向右邊，而是和胸椎一起歪向左邊的話，可以省略「用枕頭讓外側頸部往下」直接進行「對角線頸部往下」的運動。之後利用「胸椎放置枕頭雙膝併攏扭動」矯正歪向左邊的胸椎側彎，透過「胸椎放置枕頭雙膝併攏扭動」矯正胸椎下面部分與腰椎左邊部分歪向右邊的問題，最後矯正骨盆與腰椎 4、5 號側彎只要利用「腰部放置枕頭雙膝併攏扭動」矯正脊椎側彎就能完成整個過程。

② 枕頭對角線斜放，頸部（大椎）往下（圖 97）

如果是頸椎與胸椎歪向左邊的右側彎，左邊會受壓迫且呈現緊繃的狀態，倘若右邊也緊繃的話，右邊的肌肉會持續呈現拉長的狀態，進而導致負荷過度或肌肉過度使用而趨向僵硬。此時如果左邊往右邊運動導正頸椎，緊繃的肌肉就會放鬆，並且矯正不均衡的體態。反之，由於右邊是過度負荷造成的僵硬，只要放鬆肌肉即可。

· 運動方法：運動方法有利用呼吸的方法與讓頸部下彎等兩種，首先和圖 97 骨骼 A 一樣，躺著將枕頭末端以對角線的方式掛在左邊的大椎

（韓醫學中指頸椎 7 號和胸椎 1 號之間的穴道）和胸椎 3 號，張開手臂後，反覆利用胸部深呼吸吐氣十～十五次。如此一來，頸椎就會傾向左邊，緊繃的肌肉便會放鬆，歪斜造成緊繃的頸椎就能獲得矯正。若是覺得頸部往下這項運動太困難，改換進行頸部伸展也會是不錯的選擇。

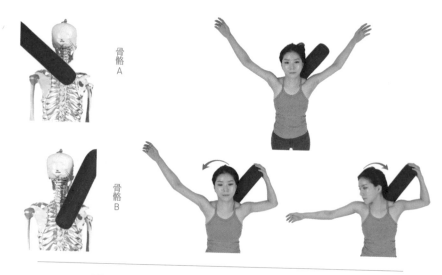

圖 97：枕頭對角線斜放，頸部（大椎）往下

　　假設頸部明明是往左歪斜，但右邊卻會感到疼痛的話，這就是頸部彎曲或負荷過度造成的僵硬，只要放鬆肌肉就能解決此一症狀。和圖 97 骨骼 B 一樣將枕頭末端放置於胸椎與肩胛骨之間，躺下利用和圖 97 骨骼 A 運動一樣的方法深呼吸與進行頸部往下的運動。斜方肌、肩膀之間的部位、胸鎖乳突肌等若是獲得舒緩就能解決疼痛的問題，最後和圖 97 骨骼 A 一樣放置枕頭再次進行頸部往下的運動十～十五次左右便完成。之所以會安排這樣的順序，是因為一開始往左歪斜的背部與頸椎已經往右展開了，但在進行右邊圖 97 骨骼 B 運動時，頸椎又再次歪向左邊，因此最後必須矯正偏向左邊的頸椎。

③ 胸椎 7 號放枕頭、大椎放球（圖 98）

· 運動方法：此一運動和「枕頭對角線斜放，頸部（大椎）往下」同樣
都屬於最重要的體態運動，能幫助展開彎曲的大椎和背部，進而矯正
胸椎側彎和腰部側彎的問題。運動時使用體態球和體態枕頭，胸椎 7
號或稍微往下移動的位置墊枕頭，將小型體態球放置在突出的大椎底
下，全身放鬆十分鐘以上的狀態下以雙手舉高的狀態平躺。此時枕頭
的作用是，穩住重心防止身體左右傾斜，把體態球準確地放置在大椎
的部位，重量全都放在球上加強壓迫的力道，藉此讓彎曲的大椎得以
展開。

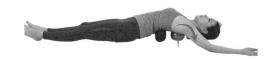

圖 98：胸椎 7 號放枕頭、大椎放球

就算只是進行此一運動也有助於展開大椎，但能讓大椎展開的前提條
件是必須透過「枕頭對角線斜放，頸部（大椎）往下」舒緩大椎的僵
硬。在大椎充分獲得舒緩之前，最好能多利用一點時間進行「小球運
動」和「大椎放球」。只要持續進行三個月左右就會產生驚人的變
化，要讓身體展開有一定的難度，但展開後若是日常生活能維持正確
的姿勢，就不會再次變彎曲和發生病痛。最好能早晚都利用時間伸展
背部，它特別對展開彎曲的背部有卓越的效果，若是沒有展開背部，
肩膀就無法伸展，千萬別忘記這一點。

· 注意與參考事項：背部嚴重彎曲或血壓有異常的人可能會引發眩暈症
或嚴重噁心，此時需要稍微提升頻率且秉持信念運動才行。如果是背
部嚴重僵硬時，有些人就算身體和肩膀離地也不會感覺到任何異狀，
此時只要持續運動就能感受到暝眩反應。

· 運動效果：大椎和彎曲的背部若是獲得舒展，肩膀、背部、頭部相關
的各種疾病自然就能獲得改善。思緒與雙眼都會變清晰，解決乾眼症
和頭痛的症狀，塞住的鼻子會疏通，並且改善鼻炎和鼻竇炎的症狀。
不僅胸廓會變寬，肺活量也會變好，急躁的個性會改善，心臟、肺
部、支氣管等心臟疾病與呼吸疾病結構上的矛盾也會獲得治癒。背部
展開後就能安穩地躺著睡覺，慢慢地血壓也會恢復正常，造成胃酸逆
流、逆流性食道炎、消化不良的因素也能獲得改善。

④ 頸椎 7 號枕頭放 T 字（圖 99）

· 運動方法：本運動只是工具不同而已，運動方法與效果都和「胸椎 7
號放枕頭、大椎放球」一樣。和圖一樣將兩個枕頭擺放成 T 字，接著
躺在枕頭上讓大椎位於枕頭最深處，藉此對該部位造成刺激，執行時
間大約七～十分鐘左右。此時利用胸部深呼吸可獲得更卓越的效果，
這是讓背部嚴重彎曲者也能在舒適的狀態下運動的好方法之一。

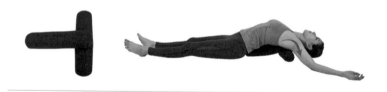

圖 99：頸椎 7 號枕頭放 T 字

⑤ 趴下兩側肩膀放枕頭，頸部左右扭動（圖 100）

· 運動方法：以趴姿在雙肩下墊著枕頭，將下巴直立，在下巴不會滑動
的固定狀態下，將頸部左右轉動，這時頸部往左不太好轉時，為頸椎
向右傾斜；若往右邊不太好轉時，則為頸椎向左傾斜，朝不太好轉的

方向持續二～三分鐘多轉幾次的話，可恢復頸椎左右的平衡，回正頸椎側彎。於肩下墊枕頭的原因是為了全身的舒適，肩下墊枕頭的位置為排列回正肩胛骨的位置，可幫助上半身舒適，消除肌肉僵硬，相同趴姿狀態下比較有無枕頭時，可明顯感受到有枕頭墊時身體較舒服。

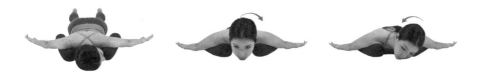

圖 100：趴下兩側肩膀放枕頭，頸部左右扭動

02-胸椎枕頭運動

① 胸椎 7 號放置枕頭（圖 101）

· 運動方法與效果：如圖在胸椎 7 號放置枕頭或胸椎突出最多的部位放置枕頭後，以雙手舉高的狀態平躺，這跟把體態球放在胸椎 7 號後平躺的運動有相同的效果，這裡的優點是能比體態球更快的找到重心且可安定的進行運動；缺點則是在體態球上睡著時不會造成身體的負擔，但在枕頭上睡著則會造成身體負擔，因此要確認身體狀況，並在五～十分鐘內完成動作。

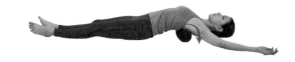

圖 101：胸椎 7 號放置枕頭

② 胸椎放置枕頭雙膝併攏扭動（圖 102）

· **運動方法**：若想充分地打開彎曲的大椎與背，現在就是回正側彎的最
後階段。如圖所示在胸椎 4 號的位置將枕頭橫放，躺下後雙膝立起並
將雙手放於頭後當手枕，兩手肘緊貼地面，要注意雙腳跟雙膝緊緊併
攏不分開，再用胸腔大口吸氣後，邊吐氣將膝蓋左右扭動，膝蓋立起
時為吸氣，向左右轉動時為吐氣，可多加強不好轉動的那一側，當左
右轉動感覺相似時，就代表側彎已被回正。先進行胸椎 4 號（肩胛骨
中間），再把枕頭移到胸椎 7 號（肩胛骨下緣）後重複相同的動作。
此動作沒有次數限制，盡量調整到左右兩邊的感覺相同。

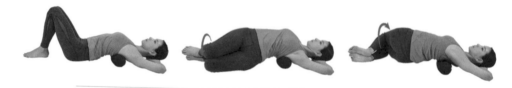

圖 102：胸椎放置枕頭雙膝併攏扭動

· **運動效果**：萬一右邊膝蓋不好轉動，代表胸椎為左側側彎，這樣的
話，左邊肩膀很常會痠痛、出現左肩五十肩、手臂麻、網球、肘／腕
隧道症候群、富貴手這類疾病，只要解決造成胸椎彎曲、側彎的原
因，以上現象就會慢慢消失。

③ 枕頭側放（側彎）（圖 103）

· **運動方法**：這是比上一個「雙膝併攏扭動」更積極的運動方法，如圖
將枕頭放在側彎突出的那側，反覆二～三分鐘用深呼吸的胸式呼吸來
讓全身放鬆，但結束時不可只用這動作，結束時要用雙膝併攏後左右
扭動，確認排列回正是否完成後才可結束。

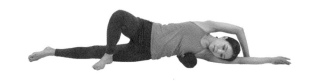

圖 103：枕頭側放（側彎）

03- 腰椎・骨盆枕頭運動

① 腰部放置枕頭（圖 104）

· 運動方法：雙腳張開至肩膀的寬度，和圖一樣躺下讓膝蓋與小腿垂直
地面，枕頭放置在薦椎下。此時要立起手肘固定不讓身體亂晃，全身
放鬆讓臀部接觸地板，抬起腰部讓腰部呈現彎折的感覺。此時腰椎 5
號與 3 號以兩邊髂骨之間的薦椎和腰椎 4 號為中心彎折，同時腰部後
彎或側彎導致腰部發生問題者則會出現刺痛的症狀，腰部彎折的狀態
下默數七～十下後放鬆，此一動作重複十次。若是開始感覺到腰部慢
慢恢復原位置時，就進入下一個階段「腰部放枕頭雙膝併攏抱住」。

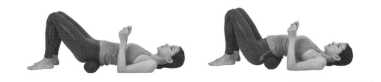

圖 104：腰部放置枕頭

· 運動效果：只要「體態球放置薦椎腰部」直接刺激髂骨之間的腰椎五
次矯正腰部，進行腰部放置枕頭時枕頭會卡在髂骨對腰椎 4 號造成刺
激。當然對腰椎 5 號造成刺激，連同腰椎 4 號也會受到刺激，因此，

嚴格來說此一運動的目的，其實是「腰部放枕頭雙膝併攏扭動」的熱身運動。

② 腰部放枕頭雙膝併攏抱住（圖 105）

· 運動方法：透過前面的「腰部放置枕頭」讓腰部開始感覺恢復原位置時，放下臀部讓其觸碰地面。在該狀態下伸出兩隻手臂，手指如同掛勾一樣扣住膝蓋骨，接著往左右搓揉。透過此一運動讓腰部變得更柔軟，薦椎和髂骨之間的僵硬若是獲得舒緩，透過下一階段的「腰部放枕頭單膝併攏抱住」矯正骨盆時會變得更順利。此時將體態枕放置在背部或腰部底下且拉住膝蓋，彎曲的背部或腰椎就能獲得伸展與拉長的效果，對於腰椎管狹窄症、彎曲的背部、以及伸展腰部有卓越效果。

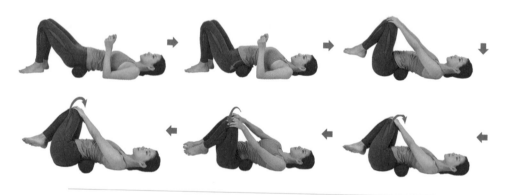

圖 105：腰部放枕頭雙膝併攏抱住

③ 腰部放枕頭抱住單膝（圖 106）

· 運動方法：前面的「雙膝併攏抱住」重點是診斷骨盆是否有不正的問題，伸出手臂將手放在兩邊膝蓋上時偶爾會出現膝蓋高度不同的情

況，一邊膝蓋較高證明那一邊是常用來支撐身體重量的那一隻腳，同時也代表骨盆已經往上移位了。抱住單膝是抱住上移膝蓋的動作。

若是已經透過「雙膝併攏抱住」確認骨盆往上移位，透過「腰部放置枕頭」讓兩邊的臀部觸及地面，抱住立起的膝蓋，另一隻腳則放下向前伸展。伸出另一隻手的手指頭以對角線的方式扣住立起的膝蓋，和立起膝蓋同一邊的手則交疊在抓住膝蓋的那隻手上方給予輔助。「抱住單膝」進行大約十～十五分鐘後，兩邊膝蓋的高度就會變一樣。

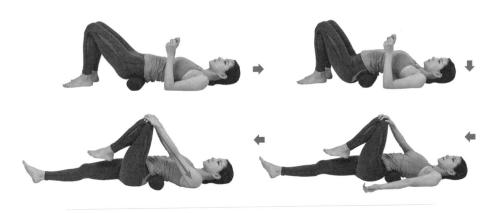

圖 106：腰部放枕頭抱住單膝

脊椎前彎患者絕對不能進行此一運動。

當然並不是骨盆高度相同，就代表雙腳的長度就會變一樣、或是和長期單側支撐身體的那隻腳同一邊的肋骨突出的情況會獲得改善。因為腰椎側彎的情況尚未獲得矯正。只要透過下一項運動「腰部放枕頭雙膝併攏扭動」矯正腰椎側彎的問題，雙腳的長度就會變一樣，單邊突出的肋骨的高度也會恢復正常。

· 注意事項：這裡要說明一下「雙膝併攏抱住」非常重要的效果，罹患腰部疾病的人可能都曾經有過腰突然就像快要斷掉一樣疼痛且無法動彈、甚至是難以呼吸的經驗。這種時候只要進行「腰部放枕頭雙膝併攏扭動」運動，就能稍微舒緩無法動彈的症狀。由於這是一種非常特

殊的運動方法，最好能特別記住。躺下將體態球放在胸椎 7 號的位置
利用胸部呼吸也能獲得卓越的效果，但最後必須進行「抱住單膝」。
透過「抱住單膝」讓腰部獲得某種程度的舒緩後，趴下擺出嬰兒跪
姿，擺出跪姿後一隻腳踩著地面，垂直站立讓胸口朝向天空，讓身體
呈現站起來後能步行的狀態。此時必須記住一點，一定要讓胸椎 7 號
伸展開來才能維持效果。

④ 腰部放枕頭雙膝併攏扭動（圖 107）

· 運動方法：此一運動是腰椎側彎與後彎最後的矯正運動過程。枕頭放
置腰部的狀態下雙膝併攏左右輪流扭動，只要針對比較不順利的那一
邊進行即可。

舉例來說，若是左膝較高，就代表腰椎彎向左邊。若是有一邊的下肋
骨出現突出的部分，就表示往那個方向側彎。因此只要膝蓋往反方向
併攏扭動矯正側彎，肋骨的高度就會恢復正常，腰部的疼痛也會開始
慢慢減緩。利用此一方法從腰部開始慢慢往上至胸椎進行「腰部放枕
頭雙膝併攏扭動」，就能一一找出側彎的症狀且予以矯正。

腰椎往左側彎曲
的右側彎向右側
伸展。
➡

腰椎往右側彎曲
的左側彎向左側
伸展。
➡

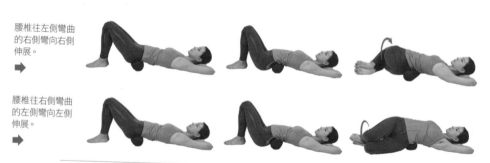

圖 107：腰部放枕頭雙膝併攏扭動

04-枕頭腿部運動

　　此一運動不僅具備從頭到腳的身體矯正效果，還能舒緩全身肌肉的僵硬。特別是雙腳的肌肉能獲得舒緩，對於減緩不寧腿症候群造成的失眠、足底筋膜炎、香港腳、後腳跟龜裂、浮腫等症狀皆有卓越的效果。只要持之以恆進行此一運動，對於改善坐骨神經痛也會有幫助。

① 用枕頭放鬆膝窩（圖 108）

· 運動方法：半蹲的狀態下讓雙腳與膝蓋併攏，枕頭放置在膝窩後呈現跪姿，接著雙手往後十指交叉。若是覺得太痛，只要進行上下的反作用力運動就能舒緩腳的刺痛感，進行三～五分鐘左右。若是太痛就縮短時間，取而代之的是提升運動頻率。

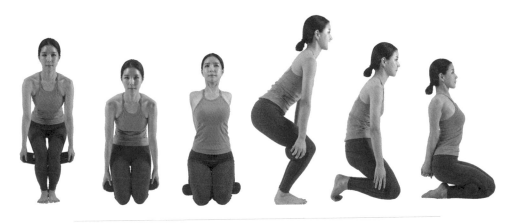

圖 108：用枕頭放鬆膝窩

· 注意事項：由於背部彎曲且骨盆前移的人其雙腳前面的部分嚴重僵硬，維持跪姿對這一類的人來說可能有些困難。若是腳背無法伸展導致無法跪坐，只要使用毛巾捲住腳踝就行了。

毛巾要捲成圓形且扎實的狀態，包覆住腳踝至脛前肌的位置，只要沿著枕頭的位置邊移動邊進行運動就能加強其效果。此一運動對新手來說可能會很痛，最好能利用其他運動讓小腿放鬆一定程度後再進行。

② 用枕頭放鬆小腿（圖 109）

·運動方法：枕頭放置於小腿最厚的部位，利用和「用枕頭放鬆膝窩」一樣的方法執行一～兩分鐘左右，若是想繼續進行也無妨。左右搓揉後會更具效果。

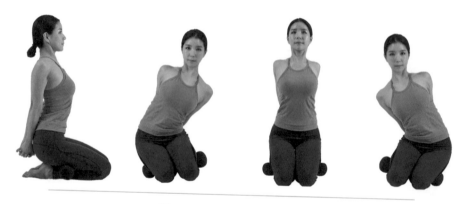

圖 109：用枕頭放鬆小腿

③ 用枕頭放鬆腳踝（圖 110）

·運動方法：枕頭放置腳踝的位置，雙手伸向後方十指交叉且左右移動，左右反覆搓揉二十～三十次，進行愈多次效果愈佳。

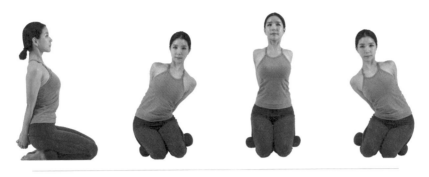

圖 110：用枕頭放鬆腳踝

④ 踩枕頭體態運動（圖 111）

· 運動方法：後腳跟接觸地面的狀態下讓腳掌心踩著枕頭，依照對小腿造成負擔之程度依序變換為 V 字形、11 字形、A 字形等三種角度，每個動作進行十秒後採取「雙手於身後十指交叉的體態姿勢」。此時若是無法執行「雙手於身後十指交叉的體態姿勢」，改換進行「張開手臂體態運動」即可。

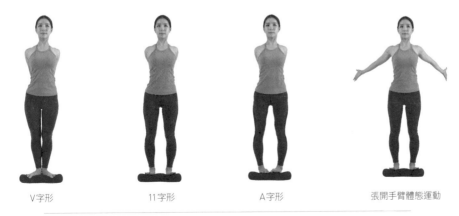

| V字形 | 11字形 | A字形 | 張開手臂體態運動 |

圖 111：踩枕頭體態運動

・運動效果：由於近來無論是小孩或是成人都習慣性以駝背的姿勢過度使用智慧型手機和電腦，因此脊椎後彎、全身處於高度疲勞狀態的情況相當普遍。特別是成長期的孩童們經常會因為腿部後方的僵硬導致 O 型腿和後腳跟的疼痛，進行此一運動能讓彎曲的雙腿獲得伸展，同時舒緩足部、小腿和大腿後方的僵硬，讓整個下半身變輕盈。另外，它還能有效改善彎曲的身體造成五臟六腑僵硬、肩膀疼痛、頸部痠痛和頭痛的症狀。

這個運動的另一個效果是讓下肢的肌肉變柔軟和血液循環變順暢，除了足底筋膜炎和拇趾外翻以外，它還對香港腳等細菌性疾病有效果。

體態生活運動

　　縱使透過體態運動讓身體獲得了矯正，日常生活中的不良習慣與姿勢卻會造成運動效果無法維持下去。藉由體態運動矯正身體的目的是讓日常生活中也能維持獲得矯正的狀態，若是在身體不均衡的狀態下逞強以正確的姿勢生活，彎曲的部分不會獲得伸展，彎曲的部位會維持其僵硬的狀態，相對較弱的部位其失衡的狀態反而會變更嚴重。所以端正的姿勢並非光是想就能辦到，唯有具備均衡的身體才能擺出端正的姿勢。

早上起床先動一動

　　身體不舒服的人就算剛睡覺時是使用端正的睡姿，但睡覺的過程中也可能會變成不良的睡姿，早上起床時腰部的疼痛可能會更嚴重。如果帶著疼痛的身體開始一天，那一整天就會過得相當煎熬，因身體整天都會覺得沉重與不舒服。它會造成學習慾望低落、工作效率變差，並且讓我們難以擁有幸福的每一天。因此，每天早上起床時至少要進行十分鐘以上的體態運動。若是於早上能讓身體獲得矯正、痛症獲得舒緩的話，身體就會比較輕鬆，就能正常利用展開的身體維持端正的姿勢。如果一天的開始不透過運動矯正身體，就算想維持端正的姿勢也會力不從心，反而會導致身體的其他部位失去均衡。

早晨起床運動的方法（圖 112）

　　① 伸懶腰（最大伸展的七十％以下）→② 手枕頭雙膝併攏扭動→③

腰部放置枕頭→④ 枕頭放置腰部，雙膝併攏扭動→⑤ 枕頭放置背部，雙膝併攏扭動→⑥ 枕頭放置頸部，頸部下彎→⑦ 枕頭放置背部，平躺雙手上舉平放→⑧ 移開枕頭，伸懶腰→⑨ 趴下使用手肘支撐且扭動肩膀→⑩ 擺出嬰兒跪姿晃動→⑪ 使用枕頭放鬆腿部→⑫ 輕輕轉動手臂，深呼吸轉動手臂→⑬ 全身扭動→⑭ 踩枕頭擺出體態運動姿勢→⑮ 全身扭動多次→開始一天的行程。

　　這是五～十五分鐘就能完成的運動，早上起床後只要運動一小時左右就能迎接健康與充滿活力的一天。

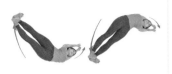

①伸懶腰（最大伸展的七十％以下）

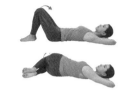

②手枕頭雙膝併攏扭動

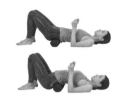

③腰部放置枕頭

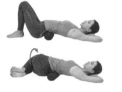

④枕頭放置腰部，雙膝併攏扭動

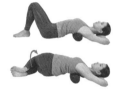

⑤枕頭放置背部，雙膝併攏扭動

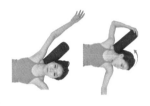

⑥枕頭放置頸部，頸部下彎

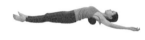

⑦枕頭放置背部，平躺雙手上舉平放

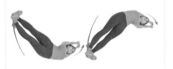

⑧移開枕頭，伸懶腰

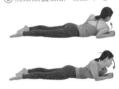

⑨趴下使用手肘支撐且扭動肩膀

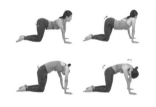

⑩擺出嬰兒跪姿晃動

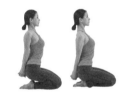

⑪使用枕頭放鬆腿部

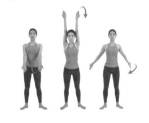

⑫輕輕轉動手臂，深呼吸轉動手臂

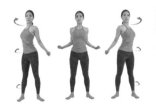

⑬全身扭動

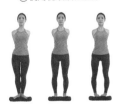

⑭踩枕頭擺出體態運動姿勢

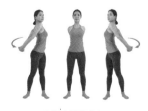

⑮全身扭動多次

圖 112：早晨起床運動

日常生活中可實行的體態運動

　　無論早上多麼努力進行體態運動，若是工作時的姿勢不當，就無法維持努力運動所形成的效果。舉例來說，使用彎曲的姿勢看書和工作後，若是每三十分鐘矯正一次姿勢且運動一分鐘，就能稱得上是非常努力運動了。但仔細想想，那個人身體展開的時間包含早上運動時間還不到兩小時，一天總共有二十多個小時都是彎曲的狀態，如此一來，就會難以維持努力運動的效果。千萬別忘記早上運動的理由是「為了塑造與實踐能一整天維持端正姿勢的體態」。

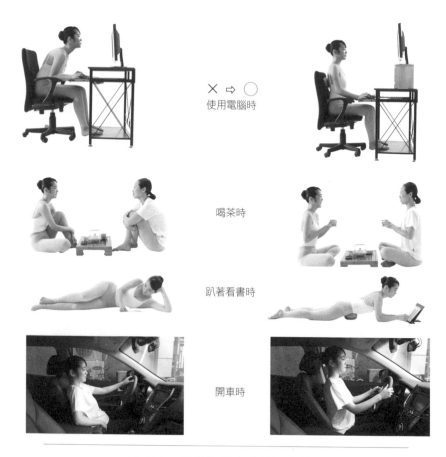

圖 113：日常生活中的端正姿勢 1

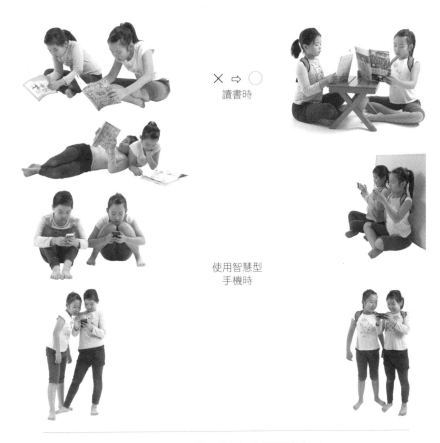

✕ ⇨ ◯
讀書時

使用智慧型
手機時

圖 114：日常生活中的端正姿勢 2

睡前運動

　　身體彎曲的人無法以端正的姿勢睡覺，若是睡覺時在底部鋪設柔軟的墊子或水床，就能在身體不均勻的狀態下以解剖學上的端正姿勢睡覺。因為無論怎麼朝天仰睡都無法讓彎曲的身體產生變化。

　　唯有身體均衡的人才能呈現端正的睡姿，若是以解剖學上端正的姿勢睡覺，就能解除白天肌肉累積的疲勞，並且能熟睡與再次補充能量。反之，若是以不均衡的身體睡覺，肌肉就會變得更緊繃，身體因為不舒

服而不斷翻來覆去，而且難以熟睡，所以早晨運動或睡前的體態運動對我們的身體來說就和補品一樣。傍晚時只要認真實踐體態鍛鍊操 23 組動作，就能打造最佳的睡覺狀態，若是只選擇部分運動的話，最好進行下列的動作。

　　內容和扭動全身、轉動手臂、拍手、平躺轉動骨盆、手枕膝蓋併攏扭動腰部、小球背部滾動、大球前面部位滾動、平躺小球放置背部雙手上舉平放、腰部放枕頭雙膝併攏扭動、枕頭放置背部膝蓋併攏扭動、枕頭放置頸部，頸部下彎、用枕頭放鬆膝窩、全身扭動、轉動手臂、踩枕頭體態運動等早上起床進行的運動類似，此一部分增加了相當重要的「用小球打開背部」，依照身體狀況會有所差異，但新手最好能多利用時間進行。

正確走路姿勢：體態步行法

歐洲對馬賽人走路法的錯誤認知

被視為全世界走姿最端正的「馬賽走路法」（Masai walking）是源自非洲肯亞馬賽族的走路方式，雖然馬賽人以肉食為主，但每天行走三萬步以上也能保持端正的步伐與挺直的姿勢，因此幾乎不會罹患肌肉骨骼方面的疾病。

馬賽走路法的特徵是行走的期間重心會均勻傳達至整個足部，每當移動一步，重心會由後腳跟移動至腳掌中央，然後再移動至腳趾，重心會自然地由後方移動至前方，讓整個腳掌觸及地面。他們行走時腰部都會保持挺直且手臂會自然地前後擺動，甚至連步伐都相當快速。

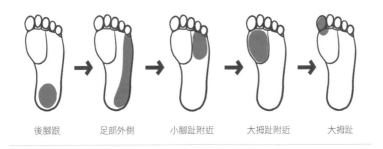

| 後腳跟 | 足部外側 | 小腳趾附近 | 大拇趾附近 | 大拇趾 |

插圖 12：正常步行時，腳底接觸地面的瞬間

據說馬賽走路法能有效降低體內的膽固醇數值與幫助瘦身，儘管居住在非洲吉力馬札羅山的馬賽人是以肉為主食，但膽固醇數值卻是西洋人的三分之一左右，男女平均身高接近一百八十公分，而且男女性的身

材都很苗條。

　　起初歐洲人未能從飲食習慣和自己一樣以肉食為主的馬賽人身上找出相異之處，後來便開始關注他們的步姿。歐洲人走路時是前腳先著地，或者是利用整個腳掌走路，反之，馬賽人的步姿則是從腳跟的部位先觸及地面，然後再慢慢移動至前腳掌。於是歐洲人便開始效仿馬賽人的步姿，馬賽人的行走方法也因此成為了全世界步行運動的法則。

　　有些亞洲國家也毫不猶豫地接受了歐洲人做出的此一判斷，馬賽走路法也開始在亞洲引起一股風潮，相關的商品也深受好評。在此要說明一件事，馬賽走路法確實就如同歐洲評價的，是幾近完美的步行方法，而這也是無法否認的事實。然而，身體已經彎曲的狀態下，進行馬賽走路法也無法讓彎曲的脊椎伸展開、讓消化變順暢、或者是提升運動能力。身體彎曲的人逞強使用後腳跟先著地的方法行走，反而會導致脛前肌或腳背變僵硬，它也會導致血液循環不順造成的浮腫、不寧腿症候群、拇趾外翻、足底筋膜炎、香港腳和後腳跟龜裂等的皮膚疾病。另外，不均衡的身體關節若是密集磨擦特定部位也會加速退化性關節炎。換句話說，唯有身體均衡展開的人進行馬賽走路法時才能獲得效果。

　　從下表中觀察歐洲人與馬賽人之間的文化差異和身體變化。

表 12：比較歐洲人與馬賽人的生活環境與健康狀態

區分　　內容	歐洲人	馬賽人
飲食生活	肉類為主	肉類為主
生活環境	椅子、床	地板
	視野窄的鬧區	視野遼闊的平原
身體變化	不均衡的彎曲身體	均衡的身體
身體變化結果	肌肉僵硬造成神經痛與骨頭的失衡，進而因為關節單邊磨耗加速了退化性關節炎	均衡的身體讓肌肉變柔軟，力量均勻分散在關節，長期維持健康的關節

區分 \\ 內容	歐洲人	馬賽人
身體變化結果	腸功能變弱、各種成人病、肌肉骨骼疾病	健康的腸功能、沒有發炎的關節
	頸部、背部、腰部、大腿內側、小腿肌肉變短導致形成前腳掌先觸地的步行方式	依照頸部、背部、腰部、大腿內側、小腿肌肉變柔軟，後腳跟→足部外側→腳小趾附近→腳拇趾附近→腳拇趾的順序形成步姿

相同的飲食習慣，不同的健康狀態

　　古巴比倫和埃及的主食是小麥和大麥為主的穀物，副食則是吃豆類和蔬菜類，使用洋蔥、大蒜等當作調味料，水果則是吃草莓、葡萄、石榴、梨子和椰棗等。肉類則經常使用魚和水鳥的肉，據說公元前一千五百年後也開始食用牛肉。中東的階級意識嚴重，飲食生活依照階級差異有天壤之別，王后、貴族在大宴會中食用烤孔雀、烤鴨、燻魚、高級水果、啤酒和葡萄酒等。古希臘和羅馬人平常都是食用麵包、大麥或小麥製成的粥，另外還搭配有蔬菜、肉類和醬料。希臘也因為貧富差異懸殊，貴族階級都會享受肉類，但一般庶民是素食主義且平常過著節食的生活。

　　肉類在古歐洲是貴族專屬的食物，隨著進入工業社會後，庶民社會也逐漸形成了以肉類為主流的飲食生活。這一類飲食生活的變化也讓歐洲人出現了多種令人困擾的成人病，歐洲人認為是以肉食為主的飲食生活導致各種疾病的發生，所以近來都紛紛把重點放在穀類和蔬菜。

　　但若是光憑飲食來評斷，很可能會發生錯誤，馬賽人平常同樣也是以肉類為主食，但身體的臟器卻相當健康，而且沒有脂肪肝和各種成人疾病。就算飲食習慣一樣，但此一結果卻未能考慮到消化能力與免疫能力會隨著身體的姿勢與活動狀況而有差異。所以他們才會認為自己與馬賽人之間的差異在於馬賽走路法，但我卻深信問題並不在於步行的姿

勢，而是因為日常生活中使用的椅子和床，導致身體失去均衡所造成的結果。

生活環境造就的身體變化

就如同表 4「從健康面來看人類歷史三階段」（第 51 頁）中我所主張的一樣，物質的豐饒讓人類必須付出機械化與過度的勞動作為代價，原本是富裕階層專屬物品的椅子和床也趨向大眾化。這樣的生活文化慢慢讓他們的身體變彎曲，並且造就了無法睡在堅硬地板的體態、無法端正行走的體態，以及難以蹲坐排便的身體。這一類失去均衡的身體會導致肌肉骨骼和各種臟器發生疾病。

讓歐洲人身體彎曲的椅子和床趨向大眾化

歐洲人的代表生活文化——椅子是源自原本和庶民生活完全牽扯不上關係的古埃及王朝時代的王座。椅子在古埃及所代表的意義並非只是能舒適坐著的家具，而是象徵王后、貴族權威的物品，當時庶民過著沒有椅子的平坐式生活。王座當中最具代表性的是第十八王朝的圖坦卡門的椅子，它的外觀設計成和動物腿部一樣，椅墊高且前面鍍金，同時使用金銀、寶石、象牙等奢華的裝飾，它也成為所有王座的原型。貴族使用的椅子裝飾簡樸且椅墊低，設計也依照階級而不同。

床的起源則有點不一樣，雖然有多種不同的說法，其中最具說服力的說法就是，床是人類為了抵禦齧齒動物與昆蟲的攻擊而製作的物品。史前時代的人類居住在洞穴和睡在地板，為了避開老鼠或昆蟲，於是便製作了比地板更高的位置，或是躺在使用乾枯的植物堆或動物皮堆上睡覺，也有紀錄顯示史前人類會在床上鋪害蟲討厭的草或樹木驅蟲。

二〇一一年十二月二十三日於南非共和國發現了推測是中石器時代約七萬七千年前人類史上最初的床，那是南非金山大學的林史帕茲教授

從南非一個洞穴中發掘的床，並使用此一地區常見的「莎草科」與樹葉製成，床上鋪蓋有驅蚊的木瓜葉。據說這一類的床後來經由希臘和羅馬傳播至歐洲地區，古代的床是貴族或上流階層使用的高價特殊家具，但現在則是任何人皆能使用的家具。

日常生活中會使用椅子的人自然而然就會出現背部彎曲、腰椎往後移的症狀。而歐洲人背部彎曲的身體也成為改變寢具文化的契機。由於背部彎曲就無法以端正的睡姿就寢，就算身體未獲得矯正，也會因為支撐身體的柔軟水床或彈簧墊而變形。此外，讀書、在椅子上進行各種業務、電腦或智慧型手機等現代的物質文明也會導致背部逐漸變彎曲。日常生活或睡覺時都習慣性彎曲的身體會讓其大腿後方、小腿肌肉收縮，變短的後腳跟肌腱會讓我們走路時自然而然由前腳掌先著地。

歐洲人的大腿後側與小腿的肌肉就像這樣變短後導致肌腱變更緊繃，造成他們無法盤腿坐在地上，這樣的身體變化也成為製作坐式馬桶的一大契機。早期坐式馬桶同樣也是貴族的專屬物品，坐式馬桶對不方便蹲著的歐洲人來說已經成為日常生活中不可或缺的一項物品。

視野狹窄的鬧區與物質文化

歐洲的產業化讓居住於充滿建築物的都市人的視野變狹窄，另外，物質文明讓生活變得更加便利，而且方便到不需要刻意走到遠處或伸展身體。特別是放在椅子或床上的多項物品與機器讓現代人的背部更加彎曲，對於物品就在眼前的現代人來說已經不太需要遼闊的視野了。為了人類的便利與幸福製作的物品反而導致人類的身體失去均衡，進而造成各式各樣的文明病。

反之，由於馬賽人在非洲肯亞的遼闊草原過著畜牧生活，視野遼闊且移動距離長。另外，馬賽人不同於一般現代人，並未開發便利的生活用品，身體沒有因為這一類的物品而導致變彎曲。

亞洲人身體彎曲的情況

　　自從床或椅子在亞洲國家普及化後，國民的健康也經歷和歐洲一樣的變化，例如，韓國普遍使用的暖房設施——溫突，是全世界獨一無二的特殊居住文化，關於溫突最悠久的紀錄是來自中國古代《舊唐書》中的高麗港（指高句麗），《新唐書》中也有類似的紀錄。從高句麗、百濟、新羅形成同一文化圈這一點來看時，溫突文化深具文化獨創性且歷史相當悠久。雖然部分歐洲國家也有發現使用溫突的遺跡，但僅限貴族等部分階層，並非一般人皆有使用的型態。當然中國的立式暖房——「炕」也是源自於高句麗，目前慢慢消失當中。但近來隨著溫突文化輸出至中國，同時也在中國境內創造出新的韓流居住文化。

　　這一類的溫突文化不同於西洋的床，它能展開身體且對血液循環有助益，是一種能有效幫助我們熟睡和消除疲勞的居住類型。不過在工業化後也和歐洲一樣物質文化蓬勃發展，並且開始出現身體彎曲的現象與飲食生活的變化。後來歐洲人罹患的多項文明病也開始出現在亞洲人身上，過度的肉食文化、椅子文化，以及床文化已經根深蒂固，當我們的身體變彎曲，之後就很難在堅硬的地板睡覺，只能一味地依賴床或墊子等柔軟的寢具。我們使用錯誤姿勢睡覺的寢具文化讓身體彎曲的情況更嚴重，隨著發現能支撐失衡身體且柔軟度升級的產品後，近來昂貴的乳膠產品相當受歡迎。但這一類的寢具無法矯正我們失衡的身體，且會讓症狀陷入膠著狀態，反而可能會成為病因，千萬要注意。

歐洲人不均衡的身體造成文明病

　　無論是歐洲或亞洲人都在享受物質文明的過程中導致頸部、背部、腰部和腿部逐漸變彎曲，這一類的身體變化會演變成烏龜頸，並且誘發頸椎椎間盤突出、五十肩、手肘痛症、腕隧道症候群、腰椎椎間盤突出、膝蓋、腳踝、腳趾等的關節疾病，不均衡的身體會造成肌肉僵硬，

進而刺激各種神經系統，成為各種痛症的原因。失衡的身體甚至會讓各種臟器變僵硬，維持我們身體恆定性的所有臟器都會無法正常發揮功能，不僅會妨礙消化，也會難以正常呼吸，一連串的化學反應受到阻礙，最後導致身體的免疫力降低。身體無法正常發揮功能就會讓人體過瘦或過胖，而它也會造成另一個文明病，就這樣不斷地重複惡性循環。

正確的姿勢創造正確的步行

馬賽走路法的危險性

身體彎曲的人若是逞強使用馬賽走路法，可能會讓身體更危險。

因為前腳掌先著地才會引發文明病是歐洲人的誤解，從前腳掌先著地的步姿是身體彎曲者無法避免的一項特徵，從人體力學上來看時也是較自然的步姿。在身體未獲得展開的狀態下執行馬賽走路法並不能讓身體變健康，身體彎曲者若是逞強使用後腳跟先接觸地面的方法行走，反而會導致脛前肌或腳背等的僵硬。它會造成血液循環不順暢，進而演變成浮腫、不寧腿症候群、拇趾外翻、足底筋膜炎、香港腳和後腳跟龜裂等的皮膚疾病。另外，失去均衡的關節密集磨擦被壓迫的部位會加速退化性關節炎。

更重要的是，我們的身體無時無刻都受到重力影響，全身由兩百〇六個分節組成，若是其中一個分節失衡，全部的分節為了穩住重心，就會產生連鎖反應互相交錯，最後便會造成全身的關節失去均衡。這種狀態下過度的運動會導致負擔最大的關節部位先發炎，慢慢地就會擴散到全身。

矯正後的身體自然塑造端正的步姿

　　姿勢會改變步姿的形態，讓自己執行運動能力變不一樣。若是身體端正，就算不刻意學習端正的步姿，步姿自然而然就會變端正。反之，端正的步姿並非完全不可能塑造出端正的體態，但卻有相當的難度。

　　馬賽人的步姿是源自他們端正的姿勢，並不是刻意去學習的步姿。倘若馬賽人的經濟變寬裕且過著和歐洲人一樣的生活，他們的步姿就會變得和歐洲人一樣，並且飽受相同的文明病所折磨。

關於端正步姿的正確觀念

　　步行運動屬於有氧運動，進行有氧運動後就能規律供給氧氣，並且立刻分解燃燒肝醣時形成的乳酸，因此肌肉不會緊縮在一起。但大部分從事步行運動的人其雙腳的脛前肌和小腿都非常緊繃，這是因為在姿勢不端正的狀態下進行步行運動的關係。唯有姿勢端正的狀態下進行端正的步行才能達到有氧運動的效果，讓乳酸達到完全燃燒，肌肉就能維持相當柔軟的狀態。不過周圍經常可看見將堅硬的小腿視為健康象徵般炫耀的人，希望大家能快點糾正此錯誤常識。

　　若是身體均衡的狀態下進行步行運動，對關節造成的負擔就會不見，也不會密集磨擦關節的特定部位，因此走路時不會出現疼痛的症狀。不過，失去均衡的身體步行時，不僅全身的肌肉會變更僵硬，還會密集磨擦特定的部位造成退化性關節炎。所以我們必須明白最優先要做的就是矯正身體，矯正身體後使用下列方法步行的有氧運動就能產生顯著的效果。

步行運動的方法

1. 展開胸部且拉緊頸部的狀態下凝視前方十～十五公尺

　　只要肩膀與背部展開，頸椎就會展開，自然而然就會觀看遠處。

　　背部彎曲與罹患烏龜頸的人若是逞強展開胸部，會導致腰椎 1、2 號過度前彎，以及頸椎 5 號與 6 號彎折，頸部的疾病會因此而變得更加惡化。沒有塑造均衡的體態就學習步姿會引起其他的問題，必須先塑造均衡的體態才能進行步行運動。

2. 讓腰部與背部展開挺直

　　肩膀展開後，背部與頸部就會挺直，骨盆就會移至身體的中央，腰部自然就會展開且形成正常的彎曲。不過我們必須知道彎曲的胸椎與肩胛骨並不是輕易就能展開的，若是沒有展開身體就逞強展開腰部進行步行運動，肌肉很容易就會僵硬，而且很快就達到乳酸閾值，身體的疲勞感升高後就會難以持續進行運動。必須先塑造端正的體態才能進行步行運動。

3. 步行時下腹施力

　　身體矯正後，丹田自然就會有力氣。背部彎曲者若是行走時逞強對下腹施力，會無法自然地持續運動。必須塑造端正的身體後再進行步行運動。

4. 自然移動臀部

　　步行時臀部的晃動會隨著步幅、步頻，以及自己的骨盆健康而不同，利用僵硬的骨盆是無法自然移動，想要人為控制臀部的晃動本身就是一種不自然的方法。身體變端正後，就算不刻意對每一個動作費心思，自然而然就會是端正的姿勢。

5. 放鬆大腿內側與腰部的力量，使用腳踝走路

　　一般來說沒有人步行時會刻意施力，而是希望能在最舒適的狀態下充滿活力地踏出步伐。無論是哪一種運動在學習技巧時最重要的就是要懂得掌控力道，不過失去均衡的身體卻無法隨心所欲讓身體放鬆，所有的神經會依照關節的角度而協調調整肌肉，肌肉的僵硬程度也會不一樣。因此勉強讓大腿內側與腰部放鬆是相當不自然的方法，身體若是獲得矯正，身體自然就會放鬆，步行也會變自然。因此塑造端正的體態是優先條件。

6. 步行時使用 11 字形

　　一般步行時足部是呈現 11 字形，由後腳跟外側先承擔身體的重量，接著重量會從足部邊緣移動至拇趾的部位。雙腳張開的角度會因為步行的速度和體型而不一樣。一般來說步行時是 11 字形，但端正的身體其速度愈慢，足部的角度會張開至十五度左右，形成三角形的穩定步姿，所以皮鞋的後跟會先磨破外側後腳跟。背部彎曲與 O 型腿的人如果以 11 字形走路，對髖關節和腹股溝會造成負擔，腰部也會變僵硬。唯有端正的姿勢才能自然地以 11 字形快速行走。

7. 腿部長短不同時，使用鞋墊

一邊的鞋子比較容易磨破、或是行走時會偏向一邊的人其骨盆或脊椎歪斜，導致兩邊腿長看起來不一樣。骨盆的左右不均衡會造成雙腿長度不一樣，同時也會造成步行時的不便。只要依照兩隻腳的差異選擇符合長度的鞋墊，雙腳支撐地面的水平就會一致，步姿就會變自然。另外，防止一隻腳過度承擔身體的重量，肌肉的僵硬度會降低，痛症也能獲得舒緩。

儘管如此，我依然反對使用鞋墊，因為使用鞋墊步行時或許會覺得舒適，但骨盆、腰椎、胸椎、頸椎、肩胛骨失去均衡的狀態也會持續不變。若是身體持續呈現不均勻的狀態，上半身的肌肉骨骼疾病會更加惡化，讓維持我們身體恆定性的非隨意肌加速僵硬，最後甚至罹患重大疾病。特別是鞋墊會讓足部拱形的部分不見，步行時就會失去緩衝功能，衝擊會直接傳達至膝蓋，進而引發膝蓋關節的疾病。因此，建議這一類的人不要使用鞋墊，矯正肩胛骨、胸椎、頸椎、骨盆和腰椎讓雙腳長度變正常後走路才是正確的解決之道。

體態步行法

體態步行的原則是透過體態運動矯正身體，在全身代謝功能正常的狀態下執行。在準備好體態運動的條件之前，盡可能不要進行一般的步行運動，年輕人透過積極的身體活動也能矯正失去均衡的身體，但超過三十歲後，那一類的運動只會加速關節的退化而已。

體態步行是一種靠著垂直壁面站立時，後腳跟、小腿、臀部、肩膀、手背、後腦勺皆觸及垂直壁面的狀態下，視線自然朝向上方維持十五度向前行走的步行運動。

如果使用此一姿勢行走，腳掌會舒適地包覆住地面，如同踮腳般安穩落地與形成步行。另外，身體會變輕盈，如同滑步一般向前邁進，變

成和肌肉不會緊縮的馬賽走路法一樣的端正步姿。馬賽走路法和體態步行從本質上來看是一樣的。

　　端正步行對成長期的孩子來說是最棒的成長規劃，它能讓運動員維持最佳狀態，讓成人能長壽遠離病痛且安全地行走，可說是所有運動的基礎運動方法。

表 13：體態步行動作種類

體態步行動作						
區域	種類	動作		區域	種類	動作
01 步行前制定基準	① 平躺步行	A 後腳跟平躺步行		**03** 排列步行	① 拍手步行	A 前後拍手步行
		B 抬後腳跟平躺步行				B 肩膀拍手步行
	② 貼壁步行	A 後腳跟貼壁步行				C 向上拍手步行
		B 抬膝貼壁步行				
02 循環步行	① 雙拳扭動全身步行	A 高姿雙拳扭動全身步行		**04** 施力步行	① 胸部步行	A 雙手往後方十指交扣步行
		B 低姿雙拳扭動全身步行				B 短雙拳扭動全身步行
	② 單拳扭動全身步行	A 低姿單拳扭動全身步行			② 快速步行	
		B 高姿單拳扭動全身步行				

01-步行前制定基準

　　透過體態鍛鍊操 23 組動作充分展開身體後，就能以端正的姿勢睡覺和進行貼壁步行，若是能正常進行貼壁步行，步姿就會端正。不過，像老人等身體彎曲與僵硬的人，或是罹患肌肉骨骼疾病的人大概就難以正常步行。他們在放鬆身體與排列回正的過程中會花費相當長的時間，因此在獲得矯正之前，為了能以端正的姿勢進行步行運動，最好在可進行

「平躺步行」的狀態下來進行「貼壁步行」與站立體態步行。

　　身體彎曲的狀態會降低步行運動的效果，而且有造成疾病的隱憂，無法貼壁步行的人最好能專注於放鬆與展開肩膀與脊椎，若是想進行步行運動，盡可能多投入一點時間去執行「平躺步行」。

① 平躺步行（圖 115、116）

　　建築物的地板呈現水平狀態，隨著重力讓身體端正展開，平躺步行在站立時會讓身體能端正立起的肌肉‧骨骼變發達。

　　平躺步行特別對膝蓋疼痛或背部難以展開的老人有助益，它能展開彎曲的背部，以及將骨盆與人體塑造成端正的排列狀態，隨著肌肉能正常收縮與放鬆，就能正常進行有氧運動。這一類的有氧運動不僅能放鬆緊縮的肌肉和協助我們維持端正的姿勢，對血液循環也有幫助。

・A「後腳跟平躺步行」運動方法：如圖 115 平躺步行使用和貼壁步行的準備動作——貼壁站立相同的姿勢平躺，腳和站立時一樣在端正平躺的狀態下踩著水平的地板，足部立起呈現 11 字形，雙腳的小腿、臀部、肩膀、後腦勺觸及地面的狀態下，讓後腳跟輕輕擦過地板，膝蓋彎曲後讓膝窩往地面下降般奮力伸展腿部即可。
此時，降下的腿部與足部必須平行回到原位置，注意兩隻腳千萬別張開或腳踝伸直，須維持九十度。手最好能放在胸前或讓手掌朝向天空，放鬆身體或矯正的效果佳，但卻無法強化肌肉。雖然依照個人的運動時間會有所不同，但建議一組進行二十～三十次，共做五組。

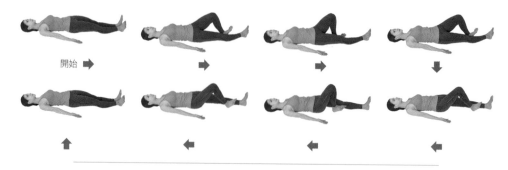

圖 115：後腳跟平躺步行

· B「抬後腳跟平躺步行」運動方法：如圖 116 平躺步行的狀態下抬起膝
蓋與足部，抬高至骨盆的位置後如同飛機降落一樣讓後腳跟擦過地
板，放下且伸直腿部。稍有不慎的話，後腳跟可能會撞擊地板導致相
當疼痛，因此要多加注意。充分練習過圖 115 的「後腳跟平躺步行」
後，進行抬後腳跟平躺步行就能更順手。此一運動對於強化全身的肌
肉與回正全身的均衡有莫大的效果。雖然依照個人的運動時間會有所
不同，但建議一組進行二十～三十次，共進行五組即可。

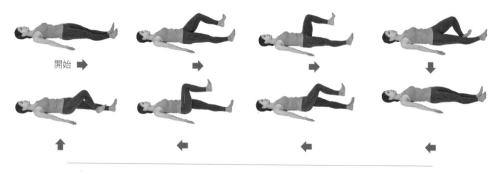

圖 116：抬後腳跟平躺步行

② 貼壁步行（圖 117）

　　貼壁步行要靠著牆壁站立才能辦到，靠牆站立是指兩隻腳的後腳跟、小腿、臀部、肩膀和後腦勺都接觸牆壁的狀態。端正與舒適的靠牆站立代表身體已經獲得矯正的意思，若是無法靠牆站立，就必須先透過體態鍛鍊操 23 組動作塑造端正的體態。

　　靠牆站立可讓運動者知道自己是否能正常步行，彎曲的身體充分展開，歪斜的肩膀與骨盆矯正後，進行靠牆站立與貼壁步行時會變舒適。

　　進行貼壁步行時須和圖 117 的「A」一樣先練習後腳跟擦過牆壁步行，藉此確認自己的身體是否已經獲得矯正。若是能進行「A」的步行，就可以正式開始執行圖 117「B」的步行運動，均衡的端正步行會讓矯正的肌肉骨骼變發達。雖然依照個人的運動時間會有所不同，但建議一組進行二十～三十次，共做五組即可。

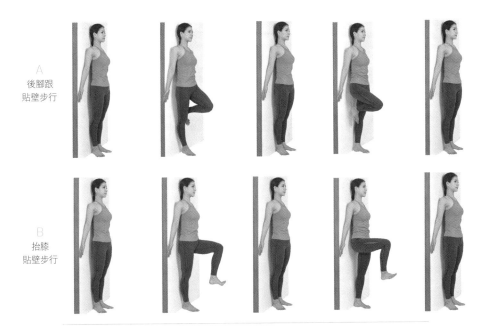

A
後腳跟
貼壁步行

B
抬膝
貼壁步行

圖 117：貼壁步行

02- 循環步行

　　在體態鍛鍊操 23 組動作當中此一運動的方法和全身扭動相同，只要視為是慢慢向前步行且扭動全身的運動即可。它會刺激腳趾、足弓、腳踝、膝蓋、髖關節、骨盆、腰部、背部、頸部、肩膀和手臂等人體的關節部位，對舒緩關節周圍的肌肉、韌帶、肌腱、神經等有顯著的效果。

　　循環步行具備放鬆與回正身體的效果，對難以順利進行貼壁步行與體態步行的人來說，想以端正的姿勢步行時它是相當有效的方法。只要常進行循環步行，之後貼壁步行就會變得更順利。

① 雙拳扭動全身步行（圖 118、119）

　　這是一邊進行雙拳扭動全身，同時讓步行的雙腿呈現內八字的運動。此一運動的目的並非快速行走，而是要全身扭動的同時讓身體也能放鬆。和體態運動的扭動全身具備相同的效果，其原理是依序讓足弓→腳踝→膝蓋→髖關節→骨盆→腰部→背部、胸部→肩膀、手臂、手→頸部→頭部等身體的部位獲得舒緩放鬆。

· A「高姿雙拳扭動全身步行」運動方法：如圖 118 和靠牆站立的姿勢一樣端正展開身體，視線朝上維持十五度的狀態下，手臂沿著想刺激的部位從垂直的身軀向外張開四十五～九十度，手掌朝下且輕輕地握起拳頭。手肘角度維持九十度的狀態下盡可能緊縮肩胛骨內側緣且固定該姿勢，行走的同時扭動全身，它能提升刺激胸椎與胸部的效果。
步幅相當重要，往前踏出步伐時，身體的重量不要放在踏出的那隻腳，腳要放在一個腳掌內的距離，重心從後面支撐的腳移動至踏出的腳，開始扭動身體將重量完全放在踏出的腳時，身體也要完全扭動且反覆向前行走。肩膀施力運動時可能會導致斜方肌變僵硬，以舒適的

姿勢運動時若是能搭配下列多項步行運動，運動就能變得更順利。雖
然依照個人的運動時間會有所不同，但建議一組進行二十～三十次
（左右一回合算一次），共做五組即可。

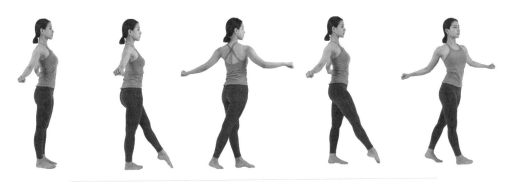

圖 118：高姿雙拳扭動全身步行

・B「低姿雙拳扭動全身步行」運動方法：如圖 119 低姿雙拳扭動全身，
步行時放下手肘，運動方法和圖 118 高姿雙拳扭動全身步行一樣。這
是一種主要對腰部和骨盆造成高度刺激的運動，雖然依照個人的運動
時間會有所不同，但建議一組進行二十～三十次，共做五組左右。

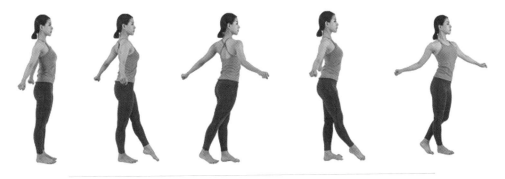

圖 119：低姿雙拳扭動全身步行

② 單拳扭動全身步行（圖 120、121）

・A「低姿單拳扭動全身步行」運動方法：如圖 120 輕握拳頭讓拇指朝向
天空，伸出手臂後張開和垂直的身體呈現四十五度，和圖中的人物一
樣行走時左右水平迴轉，注意拳頭要維持一樣的高度。拳頭往後方迴
轉時若是高度變低，刺激強度與運動效果也會因此而大幅度變差。注
意身體的重量不要一口氣就全部放在伸出的前腳，重量放在後面的
腳，穩定地維持一個腳掌的步幅，慢慢行走且要感受到身體的扭動。
雖然依照個人的運動時間會有所不同，但建議一組進行二十～三十
次，共做五組左右。

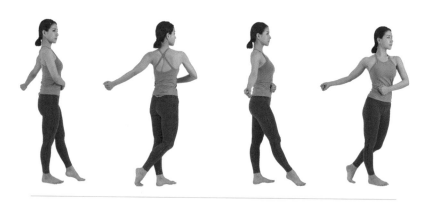

圖 120：低姿單拳扭動全身步行

・B「高姿單拳扭動全身步行」運動方法：如圖 121 輕握拳頭讓拇指朝向
天空，手臂自然伸出往身體外側迴轉，拳頭抬高迴轉至肩膀的高度。
當迴轉達到最高點時，身體與上臂須維持呈現九十度、手肘的角度須
維持一百三十五度，唯有符合此一條件才能對身體造成刺激，千萬別
忘記拳頭要在手肘的後方。另外，注意千萬不要一下子就把身體的重
量全部放在前腳，重心放在後面那隻腳，穩定地維持一個腳掌的步
幅，慢慢行走且要感受到身體的扭動。雖然依照個人的運動時間會有
所不同，但建議一組進行二十～三十次，共做五組左右。

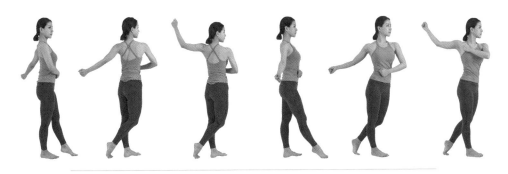

圖 121：高姿單拳扭動全身步行

03-**排列步行**

　　排列步行是拍手步行組成的步行過程，不僅能放鬆彎曲的背部與頸部，也能有效分解包覆在肩膀與上臂後方部位的脂肪。

　　基本上排列步行與循環步行視為是一個組合也無妨，兩個過程進行的次數愈多對身體愈有助益，但「向上拍手步行」會導致斜方肌僵硬，最好不要過度進行。

① **拍手步行**（圖 122～124）

· A「前後拍手步行」運動方法：如圖 122 抬頭挺胸靠牆站立且張開手臂的狀態下，手臂的角度與身體維持四十五度，步行移動且前後拍手。方法是左腳伸向前方的同時，手奮力往身後擺動使用手背拍打，重心放在接觸地面的左腳後，向前揮動手臂拍打手掌。右腳再次伸向前方，同時手臂揮向後方拍打手背，重心移動至接觸地面的右腳，同時手臂揮向前方拍打手掌。

步幅要維持不超過一個腳掌，避免一口氣就把重心全部移至踏出的前腳。重心放在踩著地面的那隻腳，伸出一隻腳的同時，手臂奮力向後

扳動，腳觸及地面時手臂向前併攏，腳的重量完全放在地面時拍手與向前行進，反覆此一動作。此時身體不會產生反動力，只有手臂會動，手臂向後移動時要放鬆，如同投擲般拍打手背。雖然依照個人的運動時間會有所不同，但建議一組進行二十～三十次，共做三組左右。

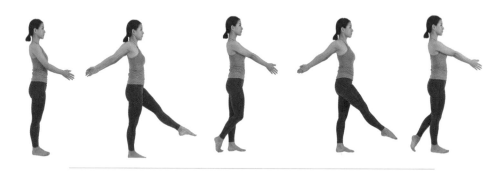

圖 122：前後拍手步行

· 注意事項：手背拍手時若是手過度往後展開，下手臂前面部位的肌肉會先受到刺激，就無法確實達成此一目標的真正目的，也就是放鬆胸部、鎖骨、肩膀、腋下前方、上臂前面的部位。另外，若是在手腕過度往後扳折的狀態下拍打手背，手指可能會造成手受傷，千萬別忘記這一點！須在身體固定的狀態下執行，避免肚子向前挺或頭部前後晃動，只能轉動手臂。

· 運動效果：若是肩膀向內擠的狀態下長期維持相同的生活習慣，胸部、鎖骨、肩膀、腋下、上臂、下臂、手掌的肌肉會依序變僵硬，肌肉緊縮後就會引發疼痛。更大的問題是，這一類變短的肌肉若是導致肩胛骨的位置受到限制，就會無法正常展開胸部與肩膀。張開手臂體態、前後拍手、胸部拍手、上下拍手等的運動能有效放鬆包含胸部與肩迴旋肌腱在內各種肩膀疼痛的根本問題──肌肉的僵硬。

· B「肩膀拍手步行」運動方法：如圖 123 以靠牆站立的姿勢端正站著，
手放在肚臍的位置，手臂呈現彎曲的狀態（手肘呈現一百三十五
度），左腳向前邁進的同時，手掌抬到肩膀高度拍手。此時步幅要保
持在一個腳掌內，不能一口氣就把體重全都放在踏出的那隻腳。方法
是左腳向前伸展的同時，位於肚臍高度的雙手以對角線往肩膀後方奮
力揮動呈現 W 字形，接著將重量移動至左腳，手掌抬到肚臍高度拍
手。右腳再次向前伸展，原本位於肚臍高度的雙手奮力揮動呈現 W 字
形，重量放在右腳，雙手移動至肚臍位置拍手。雖然依照個人的運動
時間會有所不同，但建議一組進行二十～三十次，共做三組左右。

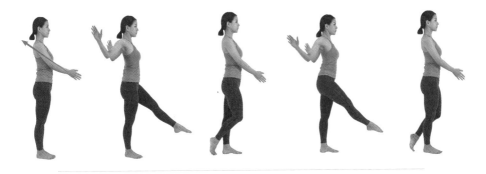

圖 123：肩膀拍手步行

· 注意事項：手臂往後扳時，手掌要位於手肘的後方，如此一來才能提
高刺激的強度。
· 運動效果：主要能有效舒緩胸部、腋下、上臂前面部位的肌肉。

· C「向上拍手步行」運動方法：如圖 124 以靠牆站立的姿勢端正站著，
手臂彎曲的狀態下，手抬至胸部的高度，左腳向前的同時，手肘抬高
超過肩膀，兩隻手奮力往頭部後方揮動拍打手背。重量移動至左腳，
同時進行肚臍拍手或胸部拍手。右腳再次伸向前方，手臂奮力往後揮
動，重量移至右腳，反覆地進行胸部拍手且向前步行。步幅盡可能維

持在一個腳掌內，不能一口氣就把體重全都放在踏出的那隻腳。雖然依照個人的運動時間會有所不同，但建議一組進行二十～三十次，共做三組左右。

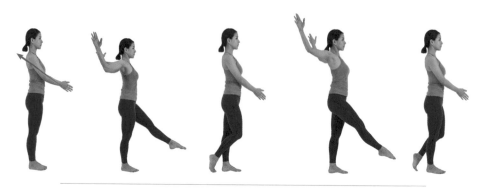

圖 124：向上拍手步行

· 注意事項：手臂往後扳時，手掌要位於手肘的後方，才能提高刺激的強度。
· 運動效果：主要能有效舒緩胸部、腋下、上臂前面部位的肌肉。

04-施力步行

　　身體不均衡的狀態下持續運動，關節的退化與肌肉的僵硬就會趨向嚴重，身體的疲勞度也會提升，反而可能成為各種疾病的主因。透過制定基準熟悉端正步姿的概念，在矯正身體的狀態下執行步行，運動的持續性會提升，不僅能預防疲勞，也能恢復健康，而這也是我們一再強調的重點。若是已經透過循環步行讓身體變得更柔軟，透過排列步行塑造能端正步行的體態，接下來只要提升運動量就行了。「施力步行」是提升運動量、協助我們塑造健康與美麗體魄的一項過程。

① 胸部步行（圖125）

姿勢如同伸向前方一樣的胸部步行，其最終目標是讓兩邊肩胛骨的內側緣盡可能互相緊貼的狀態下步行。肩胛骨盡可能往後移動的狀態下十指交扣且向前步行即可，若是無法順利且在舒服的狀態下伸向後方十指交扣，只要進行「短雙拳全身扭動步行」，就能獲得和「雙手往後方十指交扣步行」相同的運動效果。

・A「雙手往後方十指交扣步行」運動方法：如圖125擺出雙手於身後交叉的體態姿勢，手臂左右晃動且快速向前步行即可，此時要注意腰部千萬不能向前彎。雙手於身後交叉的狀態下難以跨出太大的步幅，與其跨出大步幅，利用小步幅能讓全身都受到刺激，並且有助於提升運動量。雖然依照個人的運動時間會有所不同，但建議一組進行二十～三十次，共做三組左右。

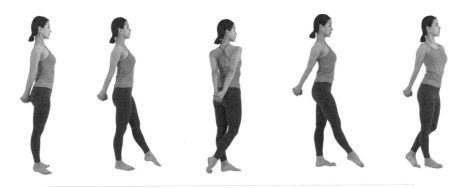

圖125：雙手往後方十指交扣步行

・B「短雙拳扭動全身步行」運動方法：「短雙拳扭動全身步行」和循環步行「雙拳扭動全身步行」（參見第240頁）讓全身扭動受到刺激的方式不同，而是一種兩邊肩胛骨縮在一起的狀態下提升背部刺激的步行運動。手臂抬高至接近肩膀的高度，此時會感覺到密集對胸椎和肩

胛骨之間造成的刺激，進行雙拳扭動全身步行時迴轉角短且步行要迅速。步幅短有助於刺激全身每一個角落和提升運動量。

② 快速步行（圖 126）

· 運動方法：靠牆站立時如果能擺出端正的姿勢，步行時的姿勢自然就會端正。只要塑造出理想的直立步行體態，就算沒有另外學習馬賽走路法，也能自然地向前邁出腳步。這一類的步行不會讓肌肉緊縮、也不太會疲倦，隔天也不會覺得累。

若是放慢腳步，手臂會向下且慢慢晃動；若是加快腳步，手臂的角度會逐漸變窄且用力揮動。如果是體態姿勢，就能清楚明白步姿的自然與舒適。此一運動只要持續三十分鐘以上，相信就能形成顯著的步行運動的效果。

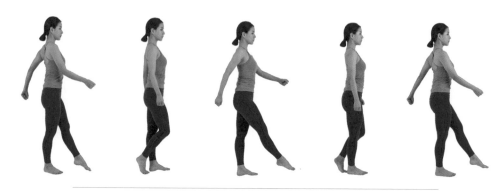

圖 126：快速步行

· 運動效果：端正的步行運動能讓人體的所有功能趨向正常與發達，是一種能治癒所有疾病的萬靈藥。步行運動能提升血液循環的順暢，不僅能增加供給細胞的氧氣，肌肉與關節的緊張也會獲得舒緩，因此能增進人體的活力，一般來說，此一效果能有效預防和治療憂鬱症和癡呆症。另外，它能協助人體分泌腦內啡，有效減少我們的壓力和不安

感。特別是若白天在戶外進行步行運動，骨頭健康必備的維他命 D 會增加，透過提升骨頭的密度能預防骨質疏鬆症。

每天進行三十分鐘以上的步行運動能增加對人體有益的 HDL 膽固醇（高密度脂蛋白膽固醇），不僅能減少對人體不好的 LDL 膽固醇（低密度脂蛋白膽固醇），還能降低血壓讓心臟疾病和中風的危險性減少三十％。它還能幫助預防糖尿病、大腸癌、乳房癌和子宮癌，透過增加肌肉量和基礎代謝量調整體重，進而塑造健康與美麗的體態。

Chapter 4

家族健康的守護者：體態協助法

體態協助法：經由他人協助達到體態運動目的

　　醫學技術的發展對人類來說是一大祝福，過去無法治癒的疾病，現今復原的案例逐漸增加當中，然而飽受未知的痛症所折磨的患者也持續增加當中。其中有相當多案例都是受污環境、職務壓力、錯誤的生活習慣等因素所造成，也有些是藥物或醫院治療等難以解決的案例，最大問題就在於，光憑這一類的治療很可能只會讓痛症持續惡化而已。

　　我由衷希望體態運動能解決病因被推測為是壓力或不當生活習慣的痛症，讓擺脫錯誤習慣枷鎖的所有人能塑造健康的身體預防疾病，進而能擁有健康與幸福的人生。

　　若是讓前面談過的體態診斷法與運動融入生活當中，我們就能擺脫慣性痛提高生活的品質，不過，運動也需要最低程度的體力才能辦到，有些運動就算擁有體力也無法獨自完成，為了解決這類的問題，於是我便研發了體態協助法。

　　體態協助法和體態運動一樣，目標在於矯正身體，而解決痛症則是結果，它是一種協助無法自行診斷或運動的人矯正身體的過程。透過協助矯正身體後，年輕人或是身體失去均衡之時間較短的人都能立刻消除痛症，而且能感覺到身體變輕盈。但是身體失去均衡與僵硬狀態維持太久的人、或是罹患慢性疾病的高齡者反而可能會因為瞑眩反應出現更多樣化的痛症與症狀。不過若是身體透過體態協助法維持均衡狀態一段時間，原本僵硬的肌肉會變柔軟，代謝功能變好且痛症獲得改善，免疫力也會逐漸增強。

　　但無論體態協助進行得多麼順利，若是心態不夠健全，體態協助頂多只能發揮鎮痛劑的效用，只會依賴體態協助並非正確的態度。接下來要介紹的體態協助法是藉由他人的協助矯正身體的方法，只要理解其中的基本原理，任何人都能完成，家人、夫妻、情人和朋友一起進行也會是不錯的選擇。給予協助的人和獲得協助的人皆能透過此一方式改善自身不均衡的體態，以下獲得協助的人稱為「被協助者」，給予協助的人稱為「協助者」。

體態協助的重點

一、正確的心態

- 對於他人的愛與正確的心態是基本條件。
- 要對學習就是恩惠與分享有所認知。
- 先診斷後協助，須熟悉診斷法。
- 須懂得認同對方，自傲而冒然判斷會導致發生意外。
- 權威的態度與單方面的協助對被協助者來說，可能是一種暴力，必須銘記在心。

　　無論對效果多麼有自信，若是被協助者拒絕或感到非常不舒服，就該懂得適當地停止。正所謂：「過猶不及」，體態運動是和時間之間的戰鬥，是等待的美學，同時也是溝通的藝術。

二、正確的協助法

　　一般來說，按摩師或復健治療等專業人員多半都是我的重症治療對象。原因就在於讓治療者躺下後，他們都必須彎腰進行治療，由於是在肩膀向內彎曲的狀態下執行，他們可說是最容易發生疾病的職業。因為手、手臂和肩膀等特定部位持續密集施力的關係，該部位的慢性疾病會更嚴重。姿勢如此不便的職業隨著年紀增長，日後就難以保持健康的狀態繼續工作，因此這一類的人經常都會找藉口說：「自己之所以會生病，是因為體內的氣都被其他病患搶走的關係！」。

1. 利用重力才能輕鬆給予協助

　　體態協助法並不會使用手臂的力量或特殊技巧，大部分都是要讓被協助者彎曲的肩膀和身體緊貼地面，讓體重稍微補貼重力的形式，因此不需要使用到自己的力量，利用重力的力量才能輕鬆給予協助，同時把這當作是矯正自身姿勢的好機會。

　　透過此一方法也能讓從事相關行業的專業人士成為健康的職業人。利用自身的體重以按壓為主的體態協助法，是一項新手學會後也能立即見效、輕易與有效的方法。

2. 須保持身體清潔，不散發任何味道

　　盡可能讓協助者的身體不會散發任何香氣或臭味，由於被協助者的免疫力變差，對味道會相當敏感，過敏反應可能會對身體造成負擔。

3. 進行協助時，避免面對面

　　面對面進行體態協助時會吸到彼此吐出的氣，對彼此的健康有害。特別是平常沒有口臭，胸廓放鬆後讓呼吸變深，沉積在肺部深處的惡臭突然冒出，這對協助者來說是相當糟糕的情況。另外，交談時口水可能會彈到位於下方者的身上，因此雙方最好避免面對面。

4. 持續地溝通

　　無論效果多好，對方都有可能會難以接受，體態協助也是一樣。另外，進行體態協助前的診斷也有可能發生錯誤，這一點須時時牢記在心。溝通能減少錯誤和帶來令人滿意的結果，是最重要的方法之一。

體態協助的方法

表 14：體態協助法動作種類

區域	動作	區域	動作
1 肩膀‧手臂的協助	01 拖拉雙臂	**3** 腰部‧骨盆的協助	01 枕頭放置丹田，拉動骨盆推動腰部
	02 放下手臂按壓肩膀		02 枕頭放置丹田與髂骨，按壓薦椎
	03 舉起手臂按壓腋下		03 枕頭放置腰部，膝蓋併攏扭動
	04 平躺手臂上舉過頭，按壓腋下、手臂		04 枕頭放置腰部，按壓單膝
	05 枕頭縱向放置，手臂放下按壓雙肩		05 枕頭放置腰部，按壓雙膝
	06 枕頭縱向放置，手臂抬起按壓雙肩		
2 脊椎的協助	01 握腳捲動脊椎	**4** 腿部的協助	01 踩壓大腿後方部位
	02 枕頭橫向放置背部，按壓雙肩		02 按壓小腿後方部位
	03 枕頭橫向放置背部，扣肩推膝		03 手腕放置膝窩按壓
	04 頸部向下，同時握住手		04 膝窩彎曲，按壓大腿前方部位
	05 枕頭斜放按壓雙肩		05 放置枕頭，按壓脛肌、腓骨長肌
	06 枕頭橫向放置背部，膝蓋併攏扭動		

1. 肩膀‧手臂的協助

01- **拖拉雙臂**（圖 127）

‧輔助方法：被協助者端正平躺，協助者輕拉被協助者的兩隻手臂向下。要先確認手臂和胸部的高度，手臂較低的那一邊胸部會更高，按壓胸部下方的肋骨後，可發現相較於手臂上移的那一邊其肌肉會更僵硬，只要可視為是手臂下移或胸椎彎曲向胸部較高的那一邊即可（參考第二章的體態診斷法）。當然隨著年齡增長往反方向彎曲時，僵硬程度與痛症也可能會改變，不會受外觀影響。但身體矯正後若是能維持下去，問題自然而然就會獲得改善。

協助者為了握住被協助者的手拖拉雙臂而舉起手時，身體須向前舉起手臂。若是往側邊抬起，被協助者如果有嚴重的五十肩，可能會因為劇烈疼痛而哀嚎。如果沒有出現嚴重疼痛，持續拉下移那一邊的手臂有助於舒緩肩膀的疼痛。

運動量依照被協助者的身體狀況而不一樣，但每拉一次，三～五秒內輕拉的狀態下讓其產生反作用力三次，反覆拉放的動作二～三分鐘，對肩膀較僵硬的那一邊密集進行運動。

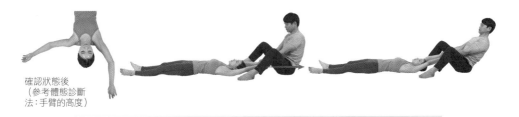

確認狀態後
（參考體態診斷
法：手臂的高度）

圖 127：拖拉雙臂

02-**放下手臂按壓肩膀**（圖 128）

· **輔助方法**：被協助者平躺的狀態下，協助者抓住對方兩邊的肩膀，抬起後腳跟且膝蓋伸向前方，將身體的重量移動至伸直的手臂且輕輕地按壓。被協助者的肩膀若是向內縮，平躺時肩膀不會觸及地面，協助者將被協助者的雙肩按壓至水平的地面後，胸部與肩膀周圍的肌肉就會獲得舒緩。力量的方向從上腹部移至左右兩邊的肩膀，讓肩膀朝向四十五度外側的方向後按壓肩膀。左右輪流按壓也是不錯的方法，但最好投入更多的時間密集按壓肩膀較高的那一邊。

運動量依照被協助者的身體狀況而不一樣，但每按壓一次，輕壓二～三秒後放鬆，同樣的動作重複二～三分鐘，對肩膀較高的那一邊密集進行運動。

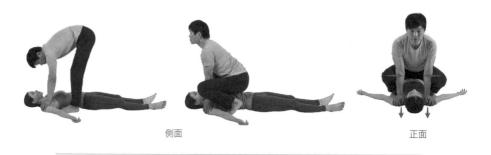

側面　　　　　　　　　　　　　　　正面

圖 128：放下手臂按壓肩膀

03-**舉起手臂按壓腋下**（圖 129）

· **輔助方法**：被協助者平躺的狀態下，協助者以雙手支撐蹲坐的姿勢往被協助者眉間的方向按壓對方的胸部、肩膀和腋下。被協助者的肩膀若是向內縮，平躺時肩膀不會觸及地面，手臂不會維持四十五度。協助者要將被協助者的肩膀按壓至地面、或是利用大腿力量讓貼住內側

膝蓋的手肘往眉間的方向縮，同時放鬆腋下與肩膀。左右輪流按壓也是不錯的方法，但最好投入更多的時間密集按壓肩膀較高的那一邊。運動量依照被協助者的身體狀況而不一樣，但每按壓一次，輕壓二～三秒後放鬆，同樣的動作重複二～三分鐘，對肩膀較高的那一邊密集進行運動。

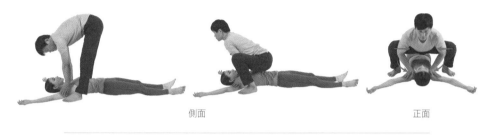

側面　　　　　　　　　　　正面

圖 129：舉起手臂按壓腋下

04-**平躺手臂上舉過頭，按壓腋下、手臂**（圖 130）

· **輔助方法**：被協助者的雙臂上舉過頭平放，協助者從被協助者的頭部上方注視對方的足部，並且呈現嬰兒趴下的姿勢。協助者利用兩邊的膝蓋讓被協助者的雙臂併攏固定，按壓與搓揉腋下到手肘的部位，藉此舒緩僵硬的部位。

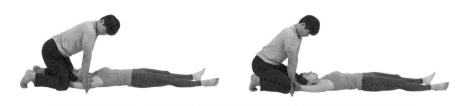

圖 130：平躺手臂上舉過頭，按壓腋下、手臂

05-枕頭縱向放置，手臂放下按壓雙肩（圖131）

· **輔助方法**：枕頭的末端縱向置於被協助者的大椎，被協助者保持平躺手臂放下的狀態。

協助者與被協助者面對面的狀態下，以手支撐蹲坐的姿勢撐住兩邊的肩膀且將重量移動至該位置，如同張開胸部一般按壓。會垂直輕按，也會在輕按的狀態下左右搓揉。被協助者的肩膀與胸部放鬆後，枕頭放低二～三公分且反覆執行。運動量依照被協助者的身體狀況而不一樣，輕壓二～三秒後放鬆，同樣的動作重複二～三分鐘，對肩膀較高的那一邊密集進行運動。

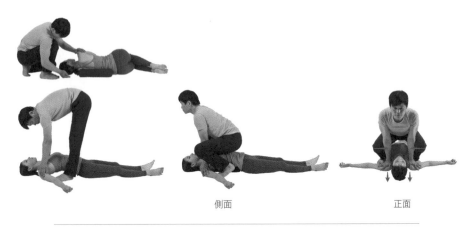

側面　　　　　　　　　　　正面

圖131：枕頭縱向放置，手臂放下按壓雙肩

06-枕頭縱向放置，手臂抬起按壓雙肩（圖132）

· **輔助方法**：舉起被協助者手臂的狀態下執行，方法和前面的「枕頭縱向放置，手臂放下按壓雙肩」一樣。

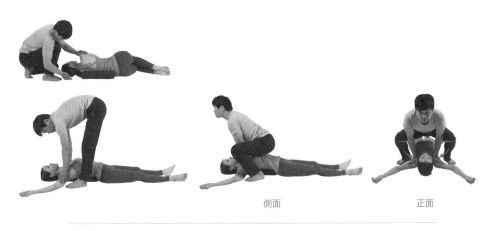

側面　　　　　　　　　　正面

圖 132：枕頭縱向放置，手臂抬起按壓雙肩

2. 脊椎的協助

　　如果說體態鍛鍊操 23 組動作是舒緩與矯正身體的過程，體態協助法中的脊椎區就算視為是體態運動的最終目的矯正脊椎之過程也無妨。雖然藉由前面的過程有人能自行矯正了，但若是進行到體態協助法的階段，可更進一步舒緩僵硬部位，並且獲得精密的矯正效果。

01-握腳捲動脊椎

　　被協助者平躺的狀態下，兩隻腳稍微張開後抬起彎曲，協助者和圖一樣單腳跪地，一隻手握住被協助者的後腳跟且推擠足部。推擠的角度愈大，腰部至頸椎的刺激就會升高。

　　推擠的方法分為兩種，第一，被協助者深呼吸吐出時將其雙腿推向深處，此方法適用於腰部或背部嚴重僵硬且會疼痛的人。第二，如同滾動般產生反作用力反覆推放，利用第一個方法讓腰部或背部適當放鬆後執行。運動量依照被協助者的身體狀況而不一樣，讓被協助者彎曲時

感覺到二～三秒適當的抵抗感後放鬆，反覆進行七～十次（做兩～三組）。特別是脊椎前彎患者更應該密集進行腰部與背部的彎曲。

::: **參考事項**

　　有些人會因為脊椎過於僵硬或痛症太嚴重，導致無法執行體態鍛鍊操 23 組動作當中的「捲脊椎」，本過程是幫忙那一類的被協助者塑造能自行運動的身體所必備的過程。舉例來說，若是無法執行體態鍛鍊操「抓膝蓋窩捲動腰部」，只要協助對方進行「握腳捲動脊椎」運動就能獲得相同的效果。

① 捲動腰部（同「抓膝蓋窩捲動腰部」效果）（圖 133）

·**輔助方法**：雖然依照被協助者的柔軟度會有所不同，但足部往胸口方向推壓後，腰部會出現捲起來的效果。它特別是一項腰部前彎患者需要常進行的運動。

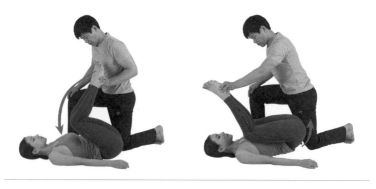

圖 133：捲動腰部

② 捲動胸椎（同「抓腳底捲動背部」效果）（圖134）

· 輔助方法：雖然依照被協助者的柔軟度會有所不同，但足部往肩膀上方推壓後，捲動會對胸椎造成效果，這是一項所有脊椎疾病患者需要常進行的運動。

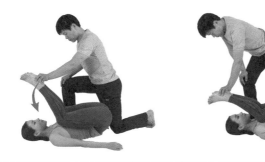

圖 134：捲動胸椎

③ 捲動腰椎至頸椎（同「抱住雙膝往後滾動」效果）（圖135）

· 輔助方法：雖然依照被協助者的柔軟度會有所不同，但足部往頭部上方推壓後，捲動會對頸椎造成效果，這是一項所有脊椎疾病患者皆需要的運動。

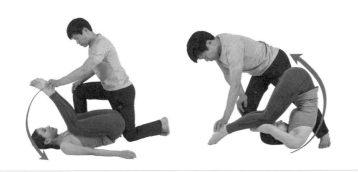

圖 135：捲動腰椎至頸椎

02-枕頭橫向放置背部，按壓雙肩 (圖 136)

- **輔助方法**：若是已經進行過「握腳捲動脊椎」，這次則是讓彎曲的脊椎展開的過程。被協助者平躺雙臂上舉過頭平放，枕頭橫向放置肩胛骨底下，進行的同時讓枕頭慢慢移動至胸椎 7 號。協助者擺出手支撐蹲下的姿勢，手掌與手指包覆住對方的雙肩與部分胸部，利用膝蓋讓兩個手肘向內縮，手掌和手指施力，按壓時注意別讓重量集中於一處。若是重量集中於一處，可能會造成肋骨斷裂，千萬要多加注意。

  當被協助者深呼吸吐出後讓全身放鬆時，協助者可稍微施加體重提升壓迫感，若是按壓太用力，呼吸困難與緊張可能會導致被協助者的身體變得更僵硬，因此須多加注意。運動量依照被協助者的身體狀況而不一樣，輕按二～三秒後放鬆，反覆進行一～兩分鐘左右，對肩膀較高的那一邊密集進行運動。

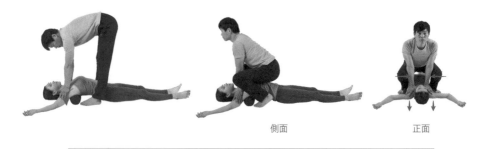

側面　　　　　　　　　正面

圖 136：枕頭橫向放置背部，按壓雙肩

03-枕頭橫向放置背部，扣肩推膝 (圖 137)

- **輔助方法**：若是已經透過「握腳捲動脊椎」讓前彎患者展開脊椎、讓後彎患者伸展脊椎，並且透過體態協助展開彎曲的背部，這次是伸展脊椎的運動。被協助者平躺雙臂上舉過頭平放，枕頭橫向放置在肩胛

骨底下，進行的同時讓枕頭慢慢移動至胸椎 7 號。枕頭放置於背部，平躺的被協助者屈膝抬高，協助者與被協助者面對面使用雙手按壓固定其肩膀，接著將膝蓋掛在對方脛肌的部位推壓其雙腿。

當被協助者深呼吸吐出後讓全身放鬆時，協助者使用雙手輕壓固定其肩膀且推壓膝蓋，墊著枕頭的脊椎部位會受到強烈的牽引效果。運動量依照被協助者的身體狀況而不一樣，每次按壓肩膀與推膝蓋時形成二～三次的反作用力，重複七～十次。

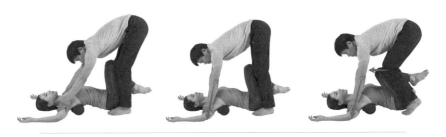

圖 137：枕頭橫向放置背部，扣肩推膝

04- 頸部向下，同時握住手（圖 138）

脊椎的協助 01～03 其目的在於「放鬆脊椎與伸展彎曲的脊椎」，接下來則是矯正側彎的過程，首先要矯正頸椎側彎與突出的大椎，它和枕頭區運動當中的「枕頭對角線斜放，頸部往下」具備相同的效果。

· 握住手的方法：下列是頸椎與胸椎往左偏時協助矯正的例子，此時左邊受到壓迫而緊縮在一起，若是右邊也呈現緊縮的狀態，多半是因為右邊頸椎彎曲或是肌肉使用頻繁而導致緊縮。被協助者平躺，和圖 138 骨骼 A 一樣將枕頭末端以對角線的方向置於大椎（大椎：即頸椎 7 號與胸椎 1 號之間的穴位）和胸椎 3 號，手臂張開且手掌朝向天空的狀態放置在對角線上。此時協助者要緊握住被協助者的手，被協助者的

頸部轉向右邊，重複深呼吸且吐出十～二十次左右。

手臂、肩膀和胸部會受到強烈的刺激且放鬆，握住對方的手後進行「枕頭對角線斜放，頸部往下」運動。

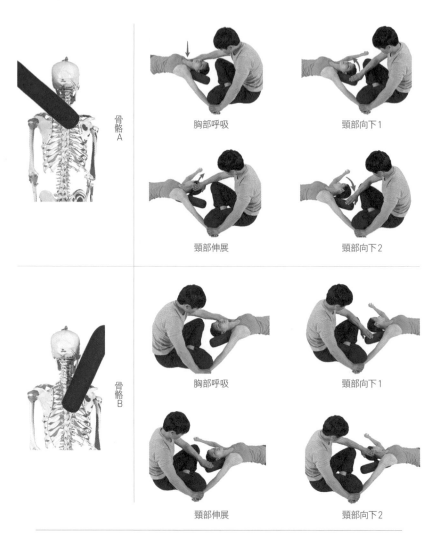

圖 138：頸部向下，同時握住手

・**枕頭對角線斜放，頸部往下的方法**：和圖 138 骨骼 A 一樣平躺將枕頭置於大椎和頸椎 3 號的右邊，伸出靠枕頭那一邊的手臂後使用胸部呼吸十五次。如同搖頭般讓頸部向下後，往右邊突出的骨頭就會恢復原位置。運動量依照被協助者的身體狀況而異，執行二～三分鐘，若是頸部難以向下，和左邊圖一樣重複伸展頸部也是不錯的方法。接著和圖 138 骨骼 B 一樣將枕頭末端置於胸椎與肩胛骨之間，平躺使用胸部呼吸且頸部向下。

隨著肩膀上方、肩膀之間和胸鎖乳突肌等放鬆後，痛症也會獲得改善。最後和剛開始進行的圖 138 骨骼 A 一樣放置枕頭，慢慢地使用胸部呼吸和進行頸部向下十次。之所以會編制這樣的順序，是因為往左傾斜的背部與頸椎已經往右邊展開，但進行圖 138 骨骼 B 運動時，頸椎再次偏向左邊的可能性相當高，如果運動最後是在左邊結束，就算是完成頸部運動。

05-**枕頭斜放按壓雙肩**（圖 139）

・**輔助方法**：和上頁的圖 138 一樣，枕頭對角線斜放置在大椎的位置，按壓雙肩後會對大椎強烈的刺激。它矯正側彎與讓周圍肌肉放鬆的效果明顯優於頸部向下的運動，墊枕頭的方法和圖 138 骨骼 A、B 一樣，運動量依照被協助者的身體狀況而不一樣，輕按二～三秒後放鬆，重複此一動作一～兩分鐘左右。

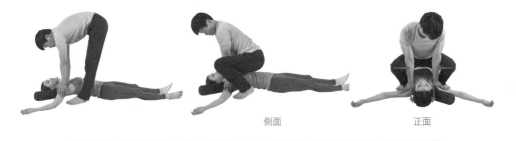

側面　　　　　　　正面

圖 139：枕頭斜放按壓雙肩

06-**枕頭橫向放置背部，膝蓋併攏扭動**（圖 140）

· 輔助方法：若是已經充分放鬆與伸展彎曲的大椎和背部，接下來是矯
正胸椎側彎的階段，由於被協助者的手臂下移更嚴重，或是胸椎彎向
胸部更高的那一邊，枕頭橫向墊在胸椎 4 號的位置（肩胛骨中間的部
位），讓膝蓋往彎曲的反方向併攏扭動。輔助的方法分為消極和積極
兩種。

　　第一個是消極的方法，協助者抓住被協助者的手肘，被協助者配合
自己的呼吸併攏膝蓋扭動。協助者按壓固定被協助者手肘的狀態下，兩
隻腳與膝蓋如同使用黏劑般緊貼在一起，一隻腳只有側面貼地，注意兩
隻腳千萬別分開，利用胸部深呼吸後吐氣，同時左右膝蓋併攏扭動。立
起膝蓋時深呼吸，吐氣時扭動，如此一來，就能矯正胸椎側彎的症狀。

　　第二個是積極的方法，協助者按壓固定被協助者的手肘後，配合被
協助者的呼吸慢慢加強力道按壓沒有倒下的膝蓋。被協助者深呼吸吐氣
時，稍微加強按壓膝蓋的力道，於固定的狀態下再次慢慢深呼吸與吐
氣，按壓時慢慢讓上面的膝蓋與下面的膝蓋分開。運動量依照被協助者
的身體狀況而不同，輕按二～三秒後放鬆，重複此動作一～兩分鐘左右。

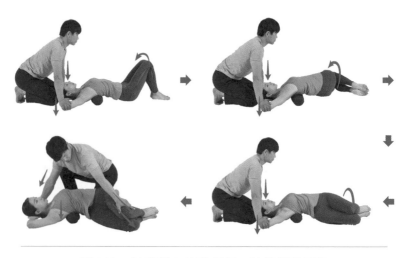

圖 140：枕頭橫向放置背部，膝蓋併攏扭動

3. 腰部‧骨盆的協助

　　腰部‧骨盆區的體態協助其原理相當單純，主要是讓骨盆能依照地面的水平達到矯正的效果，它並不需要高度的技術，新手只要依照地面的水平按壓，就能讓身體獲得驚人的矯正效果。

01-枕頭放置丹田，拉動骨盆推動腰部（圖141）

‧**輔助方法**：被協助者趴在地上，需三個體態枕頭，雙肩皆各放置一個枕頭支撐，第三個枕頭橫向放置在肚臍的位置支撐，注意不要卡在肋骨與骨盆。協助者使用單手拉放被協助者的髖關節，另一隻手則推動腰椎或脊椎的豎脊肌，反覆地推動脊椎讓其展開。此一過程雖然也具備矯正腰椎側彎的效果，支撐腹部的枕頭會壓迫與放鬆腰大肌，透過反覆進行此一步驟能有效舒緩腰大肌的僵硬。此一方法具備改善與緩和腰部痛症的效果，運動量依照被協助者的身體狀況而不一樣，重複按壓與推動的動作進行二～三分鐘左右。

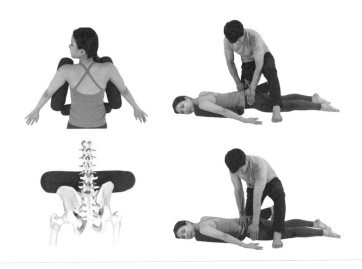

圖 141：枕頭放置丹田，拉動骨盆推動腰部

02- 枕頭放置丹田與髂骨，按壓薦椎（圖 142）

· **輔助方法**：需三個體態枕頭，被協助者的兩邊肩膀皆放置枕頭支撐，
趴下後將一個枕頭橫放置在髂骨的部位，手放在兩邊的髂骨，髂骨較
高的那一邊是平常使用單側支撐的那隻腳。協助者如同從枕頭上滑落
一般從對角線按壓被協助者的髂骨，髂骨會因此而貼近地面，髂骨的
高度也會變一樣。就算兩邊髂骨前面的部位都觸及地面，但骨盆側彎
的問題也有可能依舊存在，因此調整髂骨高度是很重要的一點。

骨盆後移時也可能發生未能觸及髂骨前面部位的情況，此時沒有側彎
的可能性相當高，若是兩邊髂骨前面的部位皆按壓至觸及平坦的地
面，就能矯正骨盆後移的症狀。運動量依照被協助者的身體狀況而不
一樣，輕輕按壓二～三秒產生反作用力後放開，重複此一動作二～三
分鐘左右。此一運動會對特別突出的髂骨造成更多的刺激，盡可能按
壓至兩邊髂骨的高度都變一致為止。若是手腕不舒服，使用腳施加重
量也無妨。

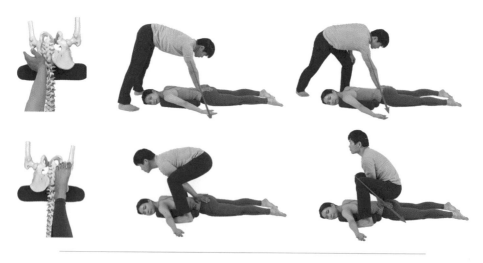

圖 142：枕頭放置丹田與髂骨，按壓薦椎

03-枕頭放置腰部，膝蓋併攏扭動（圖143）

· **輔助方法**：協助者先透過肋骨或膝蓋的高度診斷，腰椎往較高的那一
　邊彎曲。被協助者平躺使用枕頭橫向支撐薦椎，同時用手墊著頭部。
　此時因為枕頭支撐著薦椎，臀部是呈現騰空的狀態，利用挪動腰部讓
　臀部觸及地面，在此一狀態下協助其讓膝蓋併攏後扭動。

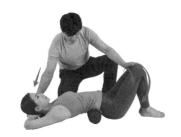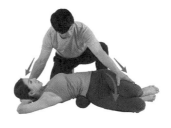

圖143：枕頭放置腰部，膝蓋併攏扭動

　　輔助方法分為消極和積極兩種。

　　首先是消極的方法，協助者抓住被協助者的手肘，協助其配合呼吸
併攏膝蓋扭動。手肘被壓住固定的狀態下，讓兩隻腳與膝蓋如同被黏住
一般緊貼，注意一隻腳的外側千萬別離地，使用胸部深呼吸吐氣，同時
左右扭動膝蓋。立起膝蓋時吸氣，吐氣時扭動。對比較不順利的方向密
集執行運動，若是左右兩邊膝蓋的角度或舒適度相同，腰椎側彎就等於
是獲得矯正。

　　積極的方法是協助者按壓固定被協助者的手肘後，配合被協助者的
呼吸慢慢加強力道按壓沒有倒下的膝蓋。被協助者深呼吸吐氣時，稍微
加強按壓膝蓋的力道，於固定的狀態下再次慢慢深呼吸與吐氣，按壓時
慢慢讓上面的膝蓋與下面的膝蓋分開。運動量依照被協助者的身體狀況
而不一樣，輕按二～三秒形成反作用力後放鬆，重複此一動作二～三分
鐘左右。特別是膝蓋併攏扭動不順利的那一邊要密集進行運動，最好能
透過膝蓋併攏扭動讓左右兩邊變一致。

04- **枕頭放置腰部，按壓單膝**（圖 144）

· **輔助方法**：被協助者平躺將枕頭橫向放置於薦椎底下支撐，兩個膝蓋併攏彎曲抬起，此時有些人的膝蓋高度可能會不一樣。若是光憑肉眼無法辨識，只要按壓兩邊的膝蓋就能知道差異性。較高的那一邊多半都是習慣性單側支撐的腳，張開腿部時會顯得比較短。它也是腰部側彎與骨盆尚未獲得矯正的證據。長期單側支撐的腿部，其髖關節的股骨會緊緊夾在骨盆，加上腹股溝與股二頭肌的肌肉僵硬緊繃，彈性相當差。

此時和圖中一樣被協助者平躺使用枕頭支撐腰部，協助者利用體重按壓較高的那一個膝蓋後，就能同時矯正腰部彎曲與骨盆不正的問題，雙腿的長度於準確矯正腰部側彎與骨盆移位後就會變一致。運動量依照被協助者的身體狀況而不一樣，輕按二～三秒形成反作用力後放鬆，重複此一動作二～三分鐘左右。針對較高的膝蓋密集進行運動，最好能進行至兩邊膝蓋一致為止。

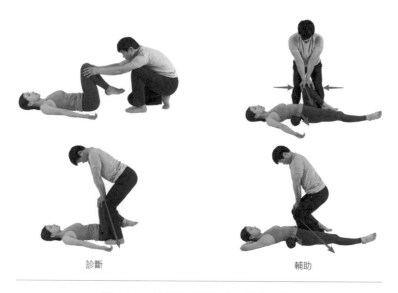

診斷　　　　　　　　　　　　　輔助

圖 144：枕頭放置腰部，按壓單膝

05-枕頭放置腰部，按壓雙膝（圖145）

- 輔助方法：倘若已經透過前面的運動矯正腰部側彎與骨盆不正的問題，此一體態協助是進行最後檢驗與讓腰部正常彎曲的過程。被協助者將枕頭橫向放置於薦椎底下，挪動腰部讓腰部稍微彎曲，協助者在此一狀態下輕輕按壓被協助者的兩個膝蓋，就能讓腰部達到牽引與彎曲的效果。運動量依照被協助者的身體狀況而不一樣，輕按二～三秒形成反作用力後放鬆，重複此一動作一～兩分鐘左右。但它對腰部前彎者來說具備危險性，建議腰部前彎者不要進行此一運動。

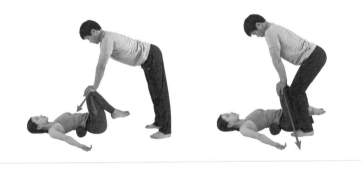

圖 145：枕頭放置腰部，按壓雙膝

4. 腿部的協助

　　骨盆的變形狀態會決定腿部肌肉的僵硬，「腿部的協助」是調整骨盆後鬆緩腿部前面部位與後方部位的過程。

01-踩壓大腿後方部位（圖146）

- 輔助方法：被協助者趴下使用兩個體態枕頭分別支撐雙肩，接著腿部彎折抬起，協助者抓住其足部往外側推動，同時輕輕踩壓股二頭肌。

股二頭肌若是變僵硬，膝蓋下方就會感到痠痛，下樓梯或下坡時會引發疼痛。難以進行深蹲的動作，小腿呈現緊縮的狀態，外踝骨周圍腳踝的柔軟度變差，而且經常會扭傷，它會造成後腳跟龜裂、不寧腿症候群、足底筋膜炎和拇趾外翻。若是透過此一運動放鬆大腿後面的部位，相關的症狀就能自然痊癒。運動量依照被協助者的身體狀況而不一樣，輕輕踩壓緊縮的肌肉二～三秒左右後放鬆，重複此一動作二～三分鐘。

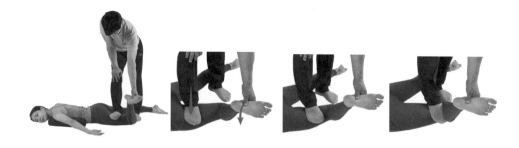

圖 146：踩壓大腿後方部位

02-按壓小腿後方部位（圖 147）

· 輔助方法：小腿後方的部位、後腳跟和腳掌是連接大腿後方部位，是在同一條延長線上的肌肉。放鬆大腿後方至小腿後方的部位，在加上進行「踩枕頭體態運動」，後面的部位幾乎就能完全放鬆。

被協助者趴下使用兩個枕頭放置兩邊肩膀支撐，足部則擺出內八字，協助者從脛骨上方開始往下按壓或踩壓小腿後面的部位，藉此讓其放鬆。此時使用一個枕頭支撐被協助者的腿部下方且予以按壓才能提升效果。

特別是將枕頭放置在腳踝充分放鬆阿基里斯腱，就能有效解決後腳跟和腳掌的痛症。運動量依照被協助者的身體狀況而不一樣，輕輕按壓

緊縮的肌肉二～三秒左右後放鬆，重複此一動作二～三分鐘。

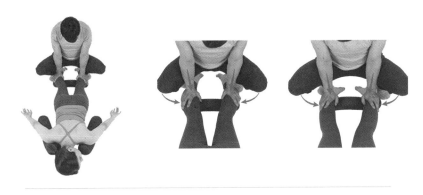

圖 147：按壓小腿後方部位

03-**手腕放置膝窩按壓**（圖 148）

· **輔助方法：**此一運動可有效放鬆腿部後方的部位與前面的部位，同時還具備伸展膝蓋與腳踝的效果，是「腿部的協助」的最後一個階段。

被協助者趴下使用兩個枕頭支撐兩邊的肩膀，協助者的手腕放在被協助者的膝窩深處，將其腳踝卡在肩膀或胸部外側的部分後施力按壓，此時呼吸相當重要，被協助者深呼吸後完全吐出，協助者施力按壓讓其感受到適當的刺激。此時如果「將枕頭橫向放置後按壓膝窩」（需要三個枕頭），就能獲得放鬆髂腰肌的綜合性效果。

運動量依照被協助者的身體狀況而不一樣，按壓二～三秒讓貼近協助者肩膀的腳背感覺到反抗感，再繼續按壓三～四秒讓壓迫感更強烈即可。

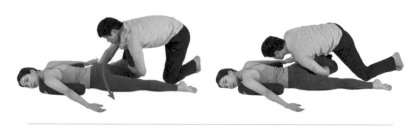

圖 148：手腕放置膝窩按壓

04- 膝窩彎曲，按壓大腿前方部位（圖 149）

・輔助方法：此一運動是從腳背開始讓腿部前面的部位伸展的運動方
法，分為兩種動作。

第一種：被協助者平躺的狀態下彎折膝窩讓腳背觸及地面，協助者單
手按壓固定被協助者的膝蓋，另一隻手按壓伸展的大腿前面部位的肌肉
且提升刺激度。它能對從腳背開始，整個腿部前面的部位造成相當程度
的刺激，具備放鬆腳背、脛前肌、股四頭肌等的效果。

第二種：被協助者平躺的狀態下彎折膝窩和腳踝，讓腳踝的內踝骨觸
及地面。協助者單手按壓固定被協助者的膝蓋，另一隻手按壓伸展的大
腿前面部位的肌肉且加強刺激。此一運動對彎折的足部的腳拇趾到內踝
骨、膝蓋內側、縫匠肌的部分會造成相當程度的刺激，具備對比目魚
肌、小腿肚、縫匠肌等造成刺激後予以舒緩的效果。

此時被協助者的柔軟度太差，要觸及膝蓋本身是不太可能的事情，進
行時如果能把枕頭墊在膝蓋底下支撐，就能在比較穩定的狀態下給予協
助。運動量依照被協助者的身體狀況而不一樣，輕輕按壓緊縮的肌肉
二～三秒左右後放鬆，重複此一動作二～三分鐘。

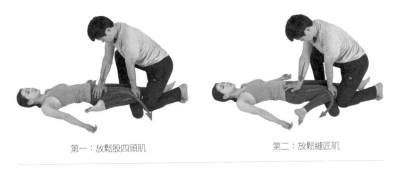

第一：放鬆股四頭肌　　　　　　　第二：放鬆縫匠肌

圖 149：膝窩彎曲，按壓大腿前方部位

05-放置枕頭，按壓脛肌、腓骨長肌（圖 150）

· 輔助方法：這是放鬆脛前肌的動作，脛前肌緊繃的話，腿部與腳背就會僵硬，難以進行跪膝的動作，不寧腿症候群也會導致腿部沉重與不舒服。被協助者端正平躺，讓枕頭從被協助者的膝窩下方慢慢往下移動至腳踝，重量放在手掌心壓迫脛前肌且反覆搓揉。一定要在枕頭支撐的部位壓迫才能獲得不錯的效果。

完成腿部區全部的協助運動後，被協助者趴下擺出嬰兒跪姿放鬆身體，一隻膝蓋垂直立起。最後若是使用「踩枕頭體態姿勢」收尾，不僅腿部會變輕盈，也能感覺到全身獲得矯正。運動量依照被協助者的身體狀況而不一樣，輕輕按壓緊繃的肌肉二～三秒後放鬆，重複此一動作二～三分鐘。

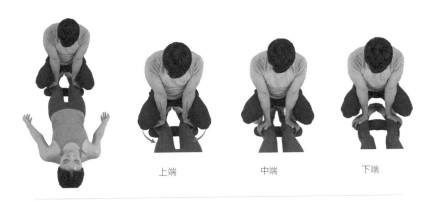

上端　　　　　中端　　　　　下端

圖 150：放置枕頭，按壓脛肌、腓骨長肌

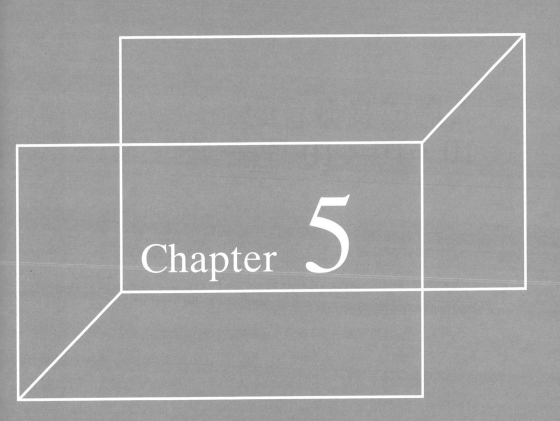

Chapter 5

人類成長發育
的過程

人體成長發育的
10 · 10 · 10 理論

　　人體成長發育「10 · 10 · 10 理論」，提出理解人類本質的新基準，並包含讓孩子健康成長的基礎知識。

　　從人類的身體發展過程來看，在孕婦的體內大約十個月、出生後到學步大約十個月、建立人類理想姿勢大約花了十餘年。一年有十二個月，乘以建立端正姿勢十年就是一百二十年，人類如果在健康的環境和使用端正的姿勢生活就能健康生存一百二十年，而這就是「10 · 10 · 10 理論」。

　　雖然看起來像是勉強拼湊在一起的內容，但仔細觀察後發現，其實內容並非毫無任何根據。

胎兒的形態與生命維持（十個月）

　　人類以胎兒的形態出生前與出生後雖然都是人格體，但生存方式與功能卻完全不一樣，胎兒從子宮內成長的期間，幾乎無法為了自己的命運做任何事情。只能透過臍帶獲得維持生命所需要的一切要素來維持生命，但出生後要靠自己進食和呼吸，長大後如果不努力工作就無法維持自己的生命，而這就是人類的命運。

　　由於子宮內的胎兒是透過臍帶獲得維持生命所需要的養分和氧氣，不會消化或利用肺部呼吸，當時是蜷縮的姿勢，因此所有的臟器都處於被壓迫的環境。

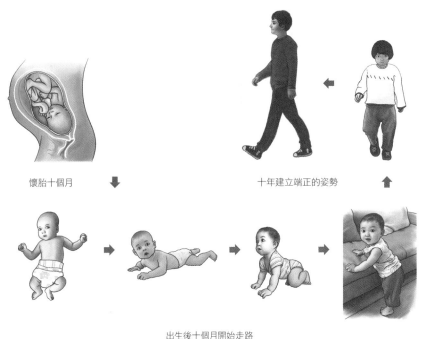

懷胎十個月　　　　　　　　　　　　　十年建立端正的姿勢

出生後十個月開始走路

出生後中樞神經系統發達　　　出生四～五個月開始翻滾且大肌肉發達　　　坐下後站起來，小肌肉發達

插圖 13：人類成長發育各個階段的過程

　　從剛出生的小孩也會排出艾綠色胎便這一點來看，小孩其實也有在進行微弱的消化活動。胎便是胎兒於子宮內成長時脫落的表皮與排泄物混雜懸浮在羊水中的物質，是從口中喝入的同時提升消化功能的過程中形成的。但事實上卻可視為是幾乎不具備消化功能。

　　胎兒不會使用肺部呼吸，只能透過孕婦的臍帶獲得氧氣維持生命，所以胎兒的循環是右心房有一半的血液是透過卵圓孔（產前左右心房之間相通的洞孔）直接進入左心房，經過左心室透過大動脈循環全身。另一半則由右心房經過右心室流入肺動脈，從和大動脈之間的動脈導管流入大動脈，血液不僅幾乎不會流入肺部，而且心臟左右兩邊流動的血液量幾乎一樣。出生後若是開始利用鼻子進行肺部呼吸，幾分鐘內卵圓孔

就會黏合封住，動脈導管收縮後，血流就會和成人一樣依照右心房→右心室→肺→左心房→左心室→大動脈的順序形成循環。

　　剛出生的嬰兒一分鐘呼吸的次數大約為四十次，成人則是二十多次，肺活量較差的幼兒會透過較多的呼吸次數供給身體氧氣。胎兒的心臟跳動也是一樣，由於身體是蜷縮的狀態，心臟功能也很差，一分鐘的心跳數約為一百二十～一百六十次，是成人的兩倍。

　　胎兒是進行水中生活，由於是在羊膜包覆的羊水中生活，因此不會受到重力影響。也因為這樣，就算胎兒在孕婦的體內踢或運動，肌肉與骨頭也不會和在陸上生活一樣結實與發達。不會受到重力影響代表就算胎兒的身體蜷縮，其肌肉也不會發生緊繃的情況；另一方面也代表胎兒被保護在遠離痛症或疾病的空間當中。因為皮膚或羊膜包覆而獲得保護，因此不會發生皮膚過敏的問題。特別是因為有胎兒皮脂，所以可保護皮膚不受到水影響。

　　胎兒的骨頭有三百五十多個，高於成人的兩百〇六個。另外，成人是藉由硬骨構造讓身體行動，嬰兒的骨頭則是軟骨構造，呈現相當柔軟的狀態。因為大量的骨頭皆為軟骨構造，胎兒才得以在狹窄的子宮中以蜷縮的姿勢成長，而這也是相當重要的一項因素。胎兒在出生後，有多個骨頭會慢慢結合為一體且成長，日後長大成人，骨頭會變成兩百〇六個。

　　結論就是，由於胎兒在子宮內以蜷縮的姿勢成長，所有的臟器都受到壓迫且無法正常發揮作用，幾乎無法自己執行維持生命的活動，只透過母親的臍帶維持生命。軟骨構造三百五十多個骨節於出生後經歷合體變為兩百〇六個硬骨構造的成長過程，是告知成長期孩子們的端正姿勢與運動有多麼重要的關鍵。

嬰兒的肌肉骨骼發育過程（十個月）

中樞神經系統的發育

　　嬰兒的身體發育過程很難視為是從某個特定部位開始，所有的肌肉、骨頭、臟器與神經均衡發育，從整個成長過程來看的話，最先趨向發育的是中樞神經系統，然後漸漸從大肌肉發育至小肌肉。

　　沒有任何一名嬰兒從剛出生開始背部和四肢就會伸展，大約十個月內在狹窄的子宮內維持蜷縮的狀態，嬰兒的身體從出生後背部就貼著地面平躺，初次體驗到脊椎受到重力影響而伸展。隨著彎曲的脊椎與蜷縮的肩膀展開，胸廓會變寬，體內的臟器也能確保足夠的空間，不僅內部的臟器會趨向發育，也能活躍地進行運動。人類出生後中樞神經先驅向發育，所有身體的構成要素其功能皆提升，脊椎與四肢展開後，大約過了四～五個月後，嬰兒的腰部就能伸展至某種程度，而且還能翻轉。

大肌肉的發育

　　隨著身體可以翻轉後，嬰兒的手臂、雙腳、胸部等大肌肉就會開始變發達，在地面爬行後，不僅大肌肉會開始發育，三百五十多個軟骨構造的骨頭也會逐漸合體，並且發展成硬骨構造。胸部變得更寬且腰部逐漸內縮，頸部則變成 C 字形。胸部之所以會變寬，是為了擴大肺活量，並且正式強化消化功能，五臟六腑會變更加發達。這也是嬰兒的奶粉濃度在翻身前與翻身後會有如此大差異的原因。

　　從這一點來看時，目前市售的奶粉都是配合月數販售，而家長們也是依照月數來挑選奶粉，我認為媽媽們應該了解孩子這樣的成長發育過程的特徵會更好。

　　這一類的原理同樣也套用在副食品，以學步前後作為區分更恰當，

嬰兒彎曲的頸部變成 C 字形後大椎穴便會開啟，身體出現的多種現象透過中樞神經系統更容易傳達。頸部變成 C 字形後讓視覺、聽覺、嗅覺、味覺和觸覺變發達，透過輸入進這五種感覺器官的資訊最後讓「思考」等六感的功能更加發達。其實在翻身之前，嬰兒的感覺功能幾乎都處於未發育的狀態。這樣頸部周圍與頭部相關的神經才會放鬆，並且讓這一切變成可能發生。

小肌肉的發育

大肌肉的發育讓嬰兒能坐穩或站穩，手部也能自由活動。手的動作會使用大量的小肌肉，有研究報告指出小時候若是經常使用小肌肉，智能就會比較發達。亞洲人的腦袋與手藝之所以會很好，有人主張說是因為使用筷子，因為使用筷子時會使用大量的小肌肉。如果翻身後可以爬行，就會使用臀部坐下，並且隨心所欲地使用手。看到東西就會抓起來放進嘴巴感覺一下，還會撕破紙張且覺得新奇和樂在其中。有時候他們還會去觸碰自己的排泄物，但這並不會造成問題，能夠自由使用雙手就是骨頭和肌肉都均衡發展的證據。

身體姿勢的發育完成（十年）

嬰兒出生十個月後當然就會走路，倘若滿周歲還無法走路，那父母親就會相當擔憂，最近我參加了一個周歲派對，看到已滿周歲的嬰兒不會走路，只是一直由媽媽抱在懷中？我認為最大的原因是過度使用學步車和嬰兒車的關係，我的第一個孩子起初也會坐學步車，不過一直到他會爬行時也在坐學步車，但看見他為了撿起遠處的玩具而不斷掙扎想離開學步車，最後卻不得不放棄的情景後，我就再也不讓他坐學步車。

看著年幼的孩子放棄要抓東西的模樣後，不禁讓我擔心孩子日後會養成遇到困難就容易放棄的習慣，因此我對學步車沒有太大的好感。後

來我採取的措施是清除地上有危險性的物品，將小朋友能玩的玩具都放在房間地板。後來小朋友都會在房間地板爬行和玩玩具，並且在十個月時就開始走路。第二個孩子也同樣是十個月時就開始走路。獲得我指導過的人，他們的小朋友大部分也都是在滿周歲前就開始站立和走路。

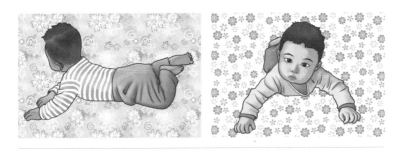

插圖 14：嬰兒的健康成長過程

那為什麼使用學步車就無法及時學會走路呢？和插圖 14 一樣開始翻身的孩子會抬起頭，頸部也會變成 C 字形，六感也會正式趨向發達。隨著彎曲的胸椎展開，五臟六腑也會變發達，腰部也會凹進去，手臂也能支撐，肩胛骨會往後翻，胸廓則會變寬。手臂和腿部的肌肉會變發達，腿部與臀部的肌肉則會更發達。另外，軟骨構造的骨節從此一時期開始會合體，慢慢變化為硬骨構造。

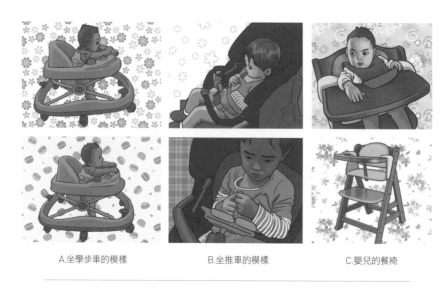

A.坐學步車的模樣　　　　　　B.坐推車的模樣　　　　　　C.嬰兒的餐椅

插圖 15：育兒輔助裝備的使用例子

　　但若是和插圖 15 一樣長期坐學步車、推車或是嬰兒餐椅，胸部變寬、肌肉變發達、背部展開、頸部變 C 字形、腰部凹進去、四肢與胸部肌肉開始發達、五臟六腑開始發育的時間點都可能會延後。

　　嬰兒躺在地上睡覺或休息時脊椎和四肢會展開，爬行時就必須確定直立步行的姿勢。雖然前面也談過了，但嬰兒的骨頭是由三百五十多個軟骨構造組成，骨節會慢慢合體，進而變成能直立步行的硬骨構造。此時，坐學步車本身對嬰兒的成長發達可能會造成致命的傷害，最糟糕的情況是，在推車上裝手機架讓小朋友觀看影片，或者是讓小朋友長時間坐在餐椅。最好讓嬰兒在房間地板自由爬行，咬東西、舔東西、或是隨意躺下，等過一段時間後自然就能站立和步行。

　　有鄰居的小孩不太喜歡走路，會覺得煩躁且任意妄行，經常跌倒和碰撞物品。該名小朋友有烏龜頸的症狀，肩膀和背部彎曲，腿部相較於其他同年紀的小孩顯得較彎曲。經過我針對小朋友的姿勢說明講解和積極勸說去眼科後，父母親終於帶小朋友前往眼科一趟，去完眼科後兩位家長都感到相當訝異，並且前來找我。他們說自己的小孩視力比其他同

年紀的小孩更差，這是理所當然的事情，該名小朋友從出生後就沒有確實伸展背部，也不曾抬頭讓頭部呈現 C 字形，身材也很矮小，視力當然不可能變好，也不可能好好走路。

　　如果小朋友一直到三、四歲還是經常碰撞到物品，也比其他小朋友更容易跌倒或是討厭走路、挑食、容易煩躁和無法靜靜坐著，就該仔細檢查小朋友的背部和頸部。這一類的小朋友從小常坐學步車和推車的可能性相當高，彎曲的生活造成孩子們的背部、肩膀與頸部無法伸展，進而導致無法正常站立，視力等感覺功能和消化功能較差的可能性相當高。這一類的孩子的背部、頸部和肩膀展開後，腿部自然而然就會產生力量，消化會變順暢，視力與所有的感覺功能都會變好。小朋友應當活蹦亂跳才對，若是小小年紀就過度觀看影片或太早開始讀書，多半都會奪走他們的健康與幸福。

　　從我經營跆跟傳授館的十五年來，只要小朋友發生問題，家長都會先來找我，而不是先去醫院。我並沒有採取特殊的措施，只有讓他們躺在傳授館的地板，按壓兩邊的肩膀讓其觸及地面，以及讓他們平躺後在彎曲的背部墊球或枕頭，只要按壓彎曲的身體與腿部讓其在地面展開就行了。

　　小朋友的姿勢確定變成直立步行的時期之所以會設定為十年沒有其他理由，這是從我長期指導小朋友的過程中得到的結論，幼稚園的小朋友和插圖 13 十年部分的圖一樣使用 O 型腿跑步，不過十歲時跑步的姿勢就和大人一樣伸直雙腿且展開身體。實際上從此一時期開始大部分的骨節都達到合體的狀態，只有生長板的骨頭開始呈現分離的狀態，生長板完成最後的合體與閉合後就會完全停止生長，在此一階段就會固定為兩百○六個硬骨構造的骨節。

現代育兒法潛藏的危機

影像與嬰兒推車手機架的危險性

現代社會小朋友成長的過程中有一個相當嚴重的問題，就是推車的智慧型手機架。我的跆跟傳授館指導過許多類型的小朋友，透過這樣的經驗讓我明白遊戲中毒和螢幕中毒會讓小朋友過得多麼痛苦，特別是幼兒時期若是不幸罹患這類疾病，將會變成一輩子難以治癒的致命傷。

媽媽們於生產後都會覺得身心疲憊，特別是原本平常過著不受拘束的生活，突然間連續好幾個月都要被困在家中，而且必須進行會導致姿勢彎曲的育兒活動、家事勞動，以及坐月子調理身體，連續幾個月都得過著陌生與辛苦的日子。

媽媽們會把小朋友放在嬰兒車帶去外面晃晃和逛街，同輩小朋友的媽媽們也會互相來往紓解壓力。

此時問題就在於孩子們，原本該爬行玩耍端正成長的嬰兒卻被放置在彎曲的嬰兒車上，嬰兒於一定時間內都是熟悉媽媽肚子內的胎兒姿勢，雖然看似沒有太大的問題，但實際上身體卻未能正常發展。若是小朋友哭鬧，應該要抱起來或是讓其能伸展身體躺下、或者是讓小朋友能活動，但因為嬰兒車沒有平坦面，無論嬰兒車怎麼放置都會受到重力影響，身體會呈現彎曲且無法伸展的狀態。也因為這樣小朋友會哭鬧得更厲害，但通常媽媽為了享受自己的時間都會把原因歸咎其他因素，並且繼續享受自己的時間，此時就是手機架派上用場的時候。

手機中出現的影像足以吸引小朋友的注意力，所以小朋友才會沉浸在影像中，眼睛和影像會對腦部造成不均衡的影響。若是媽媽背著小朋

友讓他們能觀看到外面的世界，小朋友就會和媽媽形成一體感，無論是心理或是肉體上都會感到安定，並且享受這個世界。但若是坐嬰兒車觀看外面的世界，小朋友就無法聽見媽媽的心跳聲，心理上也難以獲得安定感。

　　若是小朋友沒有哭鬧，很有可能只是因為嬰兒車一直移動對其造成刺激，因為受到了刺激才會靜靜待著。

　　倘若媽媽當下逼不得已只能選擇使用嬰兒車，嬰兒車就會變成無法避免的問題，就算要坐嬰兒車，也該透過風的阻力讓小朋友感受一下嬰兒車的速度。另外，經過花店時要讓小朋友觀看花朵且感受一下花的美麗與香味；若是經過餐廳就該讓小朋友聞一下食物的味道刺激其食慾。

　　在人群中必須觀看一下各種不同人的外貌、感受一下他們的聲音與情感，從他們的香氣與肢體接觸中感受人的溫度與愛。必須像這樣讓小朋友的所有感覺功能均衡發展，讓他們與世界溝通和認識世界，並且讓他們的精神與肉體成長至能在這個世界上生存下去的程度。

　　但智慧型手機中出現的影片與聲音無法感受到真實世界的聲音、味道、溫度和觸感，小朋友觀看的影片中的動物是想像出現的動物，並非實際存在的動物，人物同樣也和實際生活中接觸的人之外觀截然不同。他們會在與世界完全絕緣的想像世界中準備與現實不同的生活。

　　雖然我的經驗難以視為是普遍的情況，但驚人的是，我接觸過的螢幕中毒的小朋友大部分都是由行動不便，或體力較差的老奶奶或老爺爺照顧，並非在幼兒園由他人照顧。他們的行動比較不方便，多半都沒有體力可以和小朋友玩一整天，因此經常都是播放英文教學節目或卡通讓小朋友觀看。

　　但英文教學影片中出現的人物其膚色與髮色都與國人不同，也不是使用和爸爸、媽媽、奶奶和爺爺一樣的語言，小朋友是受到影片的刺激而中毒，並不是透過影片和世界溝通和學習。若是長期接觸那一類的影片，會造成腦部與身體完全不協調，無法正常均衡發展。

　　所以螢幕中毒的小朋友其特徵是，偶爾他們在聽過他人的話後不會

說出自己的想法，而是會說出完全不相關的內容。螢幕是單行道，並非雙向道，小朋友的行動與意志不會傳達給螢幕上的人物，螢幕上的所有動態和自然運動法則都有一段距離。

所以自己的運動能力與螢幕上的運動能力之間的差異，會造成小朋友無法正常利用與感受世界的自然運動法則生活，所以螢幕中毒的小朋友無法和他人一起玩投擲球的遊戲，無法對高度產生認知，經常跌倒且做出與周圍運動狀況相異的行動。常言道：「三歲定終身。」，這句話是指三歲為止的教育和生活環境造就的習慣與適應方法將會決定小朋友的命運。

讓小朋友過度觀看影片是毒害他們的行為，媽媽若是為了有自己的時間而過度讓小朋友觀看影片，三年的方便很可能會成為一輩子的遺憾。小朋友必須在玩樂的同時從自然生態界中了解自然運動法則，在人群中交談與溝通，從感受愛的過程中成長。必須在觀看、聆聽、觸碰、扔擲、碰撞、行動、感受味道的過程中成長，唯有這樣才能成長為一名健康的孩子。

近來森林幼稚園已經成為幼兒教育的一種趨勢，雖然有許多不錯的育兒課程，但我認為如果不是影片教學會更好。總結來說，過度的影片會變成奪走小朋友靈魂與軀體的毒物，在家中播放影片已經是嚴重的問題，若是連外出也播放影片，對小朋友來說可能是難以想像的災難，希望大家都能明白這一點。

過度依賴 3C 與健康問題

一般來說，「過度依賴」智慧型手機的孩童其脊椎健康的問題相當嚴重，若是長時間坐在電腦前，或是以蜷縮的姿勢長時間使用智慧型手機，很容易就會出現肩膀或後頸周圍的肌肉緊繃的症狀，這是因為坐姿對脊椎造成的壓力比站姿或躺下時高四倍以上的關係。特別是運動不足導致腰部肌力惡化的狀態下，若是長時間使用不當的坐姿，很可能會演

變成腰痛、腰椎椎間盤突出、頸椎椎間盤突出或是脊椎側彎。

另外，運動不足會造成無法刺激生長板，同時成為妨礙成長的因素，新陳代謝異常會讓骨質密度降低，對骨頭健康造成影響的可能性相當高。頸部疼痛的症狀若是長期放任不管，僵硬的肌肉會持續壓迫供給氧氣與營養給腦部的血管，頭部會因此而變沉重，進而引發專注力變差、慢性疲勞或頭痛等症狀。

若是小朋友長期處於這樣的環境當中，可能會對健康造成重大的危險，家庭與社會也會飽受疾病折磨。此一問題是始於家庭中的父母親，當務之急就是站在教育場所學校為主的觀點來解決。因此，父母親的教育和學校相關的健康課程非常迫切。體態運動會透過端正的精神、端正的生活、端正的習慣教育傳達守護自身健康的知識，我深深相信這是讓健康的死角——家庭與學校更加開朗與健康的必要過程。

（ 註 過度依賴——這是最近才開始使用的用語，在那之前都是說「網路中毒」、「智慧型手機中毒」，治癒對象不只是青少年而已，隨著在諮詢與教育成人的初期過程中出現對「中毒」二字相當程度的排斥感，於是便把「中毒」此一用語更換為「過度依賴」。）

和孩子身高成長有關的問題

許多人都會認為身高是遺傳的問題，所以根本就無法改變，但根據研究結果指出，身高受到遺傳影響的部分是二十三％左右，後天的問題則是七十七％。所以只要遵守能讓人長高的習慣，任何人都能擺脫身材矮小的煩惱，小朋友只要吃喝正常、排便順暢、睡眠充足，以及玩得快樂，就能超越父母親的遺傳長得更高。事實上，除此之外也沒有其他方法了，畢竟其他人為成長促進的方法沒有人可以保證其安全性，所以父母親能做的就是實踐上述的事項，不過，上述的方法其實也是長壽的祕訣，也適用於追求健康生活的所有人，建議各位能多關注一下這方面的

問題。

觀察孩子的食慾和排泄順暢好不好

　　我曾參與由愛心果實基金會和京畿道政府協辦，於京畿道烏山市「蔚藍學校」舉辦的地區兒童中心京畿南部支援團的特技適性課程，結束課程後我和老師一起用餐，當時兒童中心主任的六歲女兒正好從幼稚園回來了，於是主任便把女兒的飯拿出來叫她和大家一起吃飯，但小朋友卻哭鬧說要愛心形狀的湯匙，媽媽說：「OO！這裡只有星星形狀的湯匙，妳自己看呀！愛心形狀的湯匙在家裡，現在只有星星形狀的湯匙，就先使用這個湯匙吧！」。但小朋友卻相當反常地不斷要求愛心形狀的湯匙，無論怎麼逗她和安撫她都無法讓她停止哭鬧。

　　在一旁觀看的我，從小朋友走進來的那一刻就知道答案了，小朋友或許是太疲倦的關係，回到中心時呈現肩膀下垂和背部嚴重彎曲的狀態，因為背部彎曲和頸部呈現烏龜頸，全身的臟器與肌肉僵硬造成疲勞度上升，因此當然不可能會有食慾。由於平常該名小朋友很聽我的話，於是我便將她輕輕抱起來伸展彎曲的背部，後來她便停止哭鬧，氣色也變好了，當天晚上還吃了一碗半的白飯。

　　結論就是，若是想讓食慾好與排泄順暢，與體內臟器相通的脊椎健康將會決定消化能力，必須透過脊椎的健康塑造食慾佳、不會挑食，以及能均衡進食的身體。無論食慾多麼好，若是糞便軟稀或是飽受便祕所苦，就代表消化不順暢，這種情況下無論是身高或是其他方面的成長都會發生問題。

睡得好不好

　　人類要睡得好才會長高，因為從夜晚十一點到凌晨一點是生長荷爾蒙分泌最旺盛的時間，所以養成晚上十點睡覺的習慣能有助於長高。話

雖如此並不代表那段時間睡覺就一定會長高，必須熟睡才會長高，不過睡眠的問題終究還是會依照姿勢而完全不一樣。通常若是看見睡覺時經常過度翻身或踢腳的小朋友，一般都會說「是因為小朋友太健康的關係」，但其實這是錯誤的觀念！這一類小朋友的肌肉多半都和成人一樣僵硬緊繃，他們因為背部彎曲的關係，無法以解剖學上端正的姿勢睡覺，唯有趴著或側睡時才能好好睡覺。

這一類的僵硬肌肉會妨礙血液循環，全身都會覺得不舒服和容易煩躁，還會把腿部抬高放在任何地方，或是用腳踢棉被。整晚都翻來翻去，別說是熟睡了，還會經常做惡夢，所以根本就和沒有睡覺一樣，肌肉的僵硬造成的失眠會讓代謝功能變差，進而讓身體感到疲憊，對正常成長也會造成負面的影響。

我的情況就是如此。我的母親目前八十一歲，年輕時是一名身高一百七十公分的苗條美女，那個年代有那種身高並不常見。我父親的身高是一百七十三公分，以前我一度認為自己應該能長到一百八十公分，但我的身高是一百六十六公分，小時候身材一直都算是很高大，但身高在國中一年級就停止成長，後來就再也沒有長高。我從小力量和爆發力都不錯，但柔軟度、持久力、協調性等都差強人意，儘管肌肉和李小龍一樣發達，但卻經常覺得疲憊、腹痛和生病。而我之所以身材會如此矮小和經常生病，我深信原因就是經常彎曲身體和姿勢不良，因為有這樣的經驗，近來看見成長期的孩子姿勢不良導致身體彎曲的情況，真的令人覺得相當遺憾。

端正的睡姿並非想要以端正的姿勢睡覺就能辦到，身體端正展開且肌肉放鬆呈現柔軟狀態才能以端正的姿勢睡覺，所以睡前只要展開背部與放鬆腿部肌肉就能熟睡。

是否能快樂的玩耍

快樂玩耍是指能活蹦亂跳，跑、扔擲、觸碰、爬高、推、拉等各種

身體活動能自然矯正身體，並且讓骨頭與肌肉趨向發達。所以特殊運動固然是好事，但事實上沒有比讓小朋友在大自然中玩耍更棒的運動了。部分家長若是子女的運動能力佳，就會夢想讓孩子成為運動健將，並且專注於特定的項目。但這一類的體育活動皆為偏重於某個方面的身體活動，會成為我們正常成長與發展的一大阻礙，就算這方面都很順利，但選手生涯短暫的機率相對較高。

反觀，在體育文化較為先進的國家，每三個月或每學期都會讓孩子們選擇其他的運動項目，透過各種不同的體驗與身體活動指導孩子們健康成長，目的並非在於競爭或實質成績，而是為了孩子們的未來之全人教育，專業項目則會讓孩子們進入青少年時期再選擇，我認為這樣的方式才是真正符合現今世界潮流。

和孩子一起進行的體態運動

　　以下是愛心果實基金會和京畿道政府協辦舉辦的地區兒童中心京畿南部支援團的特技適性課程的分析報告。

孩子們關心的外貌

　　二〇一二年以「江南 style」躍身為國際歌手的 PSY 在某綜藝節目表示自己從小至今關心的事情是「想要讓異性對自己有好的印象，希望自己能受歡迎」、「因為自己的外貌太差，所以無法受異性喜歡，這一點讓自己很傷心，所以自己一直以來都在研究能讓異性有好印象的方法。」

　　PSY 接著說：「一直以來比起自己想唱的歌，我都會以吸引異性關注為重點來創作歌曲！」

　　那外貌該如何決定呢？我們在看一個人的時候會先看到對方的身材，接著是皮膚和長相，人心則是難以捉摸，想要看清楚一個人並不容易，既然如此那就先找出決定外貌的因素吧。

　　第一是身材。身材只要觀看下頁圖 151 就能知道，骨骼構造為決定性的關鍵。看過圖 151 後，會讓人有好感的姿勢當然是右邊的圖，現在試著回顧一下自己的姿勢，或是拍攝側面圖和圖 151 一樣比較過後就能清楚明白。

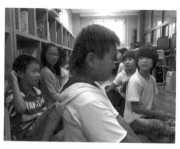 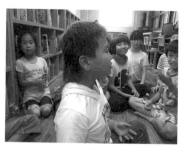

矯正前　　　　　　　　　　　　　　矯正後

這是學生擺出端正姿勢前後拍攝的圖，透過體態運動展開背部且讓頸部恢復原來的位置時，不僅外貌有明顯的差異，同時也改變了對一個人的印象。矯正前（左）的圖中周圍朋友的眼神顯得相當遺憾，但矯正後（右）展開的身體讓大家都相當喜歡。

圖 151：比較透過體態運動矯正身體前與矯正後的圖

　　第二是皮膚。決定皮膚好壞的因素相當多，最具關鍵的因素可以歸納為五臟六腑的功能與血液循環。換句話說，骨骼構造若是不矯正，皮膚就不可能變好。

　　骨頭若是彎曲的話，五臟六腑和肌肉都會變僵硬，血液循環理所當然就會發生問題。美容皮膚所需要的氧氣、水分、營養等的供給都會受到阻礙，彈性會變差，同時發生各種皮膚相關的問題。實際上觀察皮膚發生問題的部位可發現，該部位的肌肉緊縮且受到壓迫。

　　第三是長相。每個人的長相都不一樣，如果某個人的臉部長得很奇怪，那多半一定都有肩膀歪斜與頸部移位的症狀。頸部若是不正，顎關節就會移位，牙齒會咬合不正，下顎的肌肉會呈現不對稱的狀態。若是顎關節不好，只要矯正頸椎，通常都能讓下顎的疼痛一掃而空。

　　不僅如此，隨著整體的均衡與協調瓦解，看起來也會相當奇怪。我曾指導過一名二十歲時因為腦出血而暈倒，導致一邊麻痺的女大生，她的嘴巴和下顎從小就不正，長期的錯誤習慣也讓她的頸椎 6、7 號至胸椎 1、2、3 號嚴重彎曲與僵硬。這種情況下腦出血只是時間上的問題而已，從結構來看確實是無法避免的。在我的協助下導正她彎曲的背部與肩膀的均衡，牽引頸椎後予以矯正，下巴便恢復正常的位置，她也得以

恢復漂亮的外貌。該名女大生當時開心地說：「沒想到自己的下巴能順利獲得矯正。」

　　第四是觀察內心。一般來說，我們也會使用「胸襟寬闊」代表一個人「心胸寬大」，肩膀往後扳且胸襟寬闊代表心肺功能與五臟六腑的功能正常。因此，肌肉的狀態變柔軟且運動能力變佳是理所當然的結果，體力好且沒有任何病痛的話，任何人都會變心胸寬大，就算遇到壓力也不會輕易就覺得難受。當然對於壓力造成的各種疾病也具備預防效果。

　　相反地，醫學上也有「雞胸」這個用語，它是指肩膀向胸部內側緊縮，胸部像雞一樣向前突出。罹患雞胸的人其心臟、肺部、五臟六腑都會受到壓迫，功能當然就會變差。此時背部的肌肉一直都呈現僵硬的狀態，因此，三不五時就會覺得煩躁，由於心肺能力與體力都變差，當然就無法放寬心胸，難以和他人締結新的關係，而且會覺得很麻煩，當持久力變差後，耐心與支撐力就會不夠。讀書是新的邂逅，體力若是變差，就會難以對新的邂逅產生興趣。只要胸部展開，不僅體力會變好，讀書效率也會變高，自然就會成為個性討喜的人。結論就是，我們可以知道身材、皮膚、長相、內心受到端正姿勢的影響相當深。

體態運動與體力測量之變化

　　為了觀察體態運動與體力之間的關係，於是便測試了蔚藍學校孩子們的柔軟度（向前彎曲）、爆發力（五十公尺賽跑）、力氣（伏地挺身）。為了讓測試更精準，執行體態運動前與執行體態運動三十分鐘後，平均休息五分鐘以內，在徹底控制的情況下進行精準的測試，結果如下頁表 15。（不過，進行體態運動後測量體力的結果和進行其他熱身運動後測量體力的結果沒有任何差異。）

表 15：蔚藍學校的體能檢查結果

編號	名稱	年齡	向前彎曲		50 公尺賽跑		伏地挺身	
			（前）	（後）	（前）	（後）	（前）	（後）
1	尹○○	16	-7	-2	11	10.37	0	2
2	房○○	14	5	7	9.4	9.22	8	25
3	孫○○	14	5	8.5	10.29	10	0	2
4	敏○○	15	-7.5	-2	9.1	8.7	3	9
5	孫○○	15	5.7	7.8	10.8	10.15	0	5
6	李○○	14	7	8	7.75	7.7	13	29
7	金○○	13	15	15.5			0	2
8	李○○	13	15.5	16.5	10.14		0	7
9	金○○	12	10	12	9.67	8.91	10	16
10	姜○○	12	17	18	11.2	10.9	0	6
11	周○○	11	6	7.5	12.57	12.35	0	6
12	崔○○	11	2	5	12.91	12.85	0	0
13	申○○	10	6	7.5	9.97	9.08	14	21
14	張○○	10	5.5	8	13.11	13.1	0	2
15	張○○	8	13	13.5	12.71	12.72	2	3
16	敏○○	13	0	6.5	9.22	9.21	8	10
平均		12.6	6.1	8.6	10.7	10.4	3.6	9.1
標準偏差		2.2	7.1	5.7	1.6	1.8	5.1	8.9

執行體態運動三十分鐘前與三十分鐘後的測量比較結果如下：

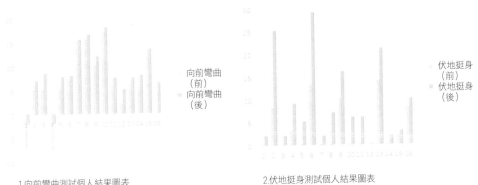

1.向前彎曲測試個人結果圖表

2.伏地挺身測試個人結果圖表

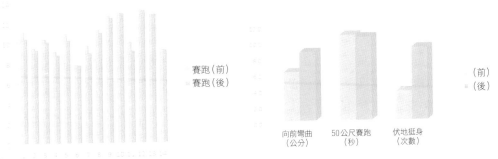

3.50公尺賽跑測試個人結果圖表

4.柔軟度(向前彎曲)、爆發力(50公尺賽跑)、肌力(伏地挺身)測試整體結果圖表

❶ 以測量柔軟度的標準之一向前彎曲來說，十六個人的柔軟度全都提升了，整體平均也從 6.1 公分增加為 8.6 公分。

❷ 以爆發力的測量標準之一 50 公尺賽跑來說，有十四個人的時間全都縮短了，整體平均也從 10.7 秒縮短為 10.4 秒。

❸ 以肌力（肌耐力）的測量標準之一伏地挺身來說，十六個人當中共十五個人提升了，整體平均也從 3.6 次增加為 9.1 次。

以這一類的結果為基礎得到的結論就是，體態運動可提升人體的柔軟度、爆發力和肌耐力。

從上面的測量結果數值來看時，我們能知道體態運動可提升相當程度的體力，雖然未能和其他運動比較，但長期進行體態運動指導的我認為這並非常見的結果，因此日後可作為研究課題。

特別是平均肌耐力增加兩百五十三％的伏地挺身形成了重要的指標，此一結果驚人的地方是，明明並未另外進行肌力訓練，單單只憑做三十分鐘的體態運動就讓數值提升那麼高。

我認為並非體態運動能提升運動者的肌力，而是它能讓運動者恢復自己原本的能力。後來，我利用此一結果對小朋友們進行了下列的指導，當時我說：「雖然你們本來認為自己的肌力是零，但實際上你們的肌力是六。雖然你因為伏地挺身做了十三下獲得第二名而自滿，但你卻具備能做伏地挺身二十九下的能力。老師認為今天這堂課相當寶貴，因為我們藉由這堂課知道各位的能力有多麼強。各位比自己所想的更強、更聰明、更帥氣和更具備魅力，老師透過此一體態運動發現各位隱藏不為人知的一面，讓各位以真實的自己生活，而這就是老師從事教育的目的。老師想透過端正的姿勢讓各位獲得美觀的身材與外貌，並且恢復充滿自信的身體活動力。各位比自己所認識的自己還要更強，希望大家都能利用這段時間作為發現自我的寶貴時間。」，那是一段小朋友們都很開心，我自己也很滿意的時間。

藉由矯正身體讓僵硬的肌肉變柔軟，進而創造出最佳的身體條件時，體態運動就像這樣具備卓越的效果。類似的情況從菁英體育競賽現場中就能看見，二〇一七年十一月於蠶室奧林匹克公園 SK 手球競賽場舉辦了國際競技壺鈴競賽（挺抓混合・挺舉＋抓舉 IUKL, Kettlebell Lifting World Championship24 公斤－95 公斤級），全世界共六百多名選手參加，來看一下當時擔任大韓民國國家代表的玄成銀選手的例子。玄成銀選手是上屆冠軍，當時是挑戰二連勝的競賽，由於世界級水準的選手們

的競賽能力都已趨向平均化，因此當天的狀況會對競賽結果造成非常重大的影響。玄成銀選手在進行最後階段的準備時，是依照體態理論與運動法接受我的指導，在參加競賽前比起提升競技能力，更著重於矯正身體與調整狀況。

後來成果相當驚人，競技能力比前一年度大賽優勝紀錄提升了二十五％以上，和第二名足足拉開了三十％以上的差距，並且達成大賽二連勝。然而，紀錄並未就此結束，玄選手於隔天參加了另一個項目「長循環 Long Cycle」，儘管那並非自己的強項，但依然取得了優勝，並且成為大賽相關者與選手們之間的話題人物。將原本使用伸展運動或小工具暖身的運動方法變更為體態運動後，他的競賽能力便提升了，當時玄選手和我早已預料到，一定能取得二連霸。

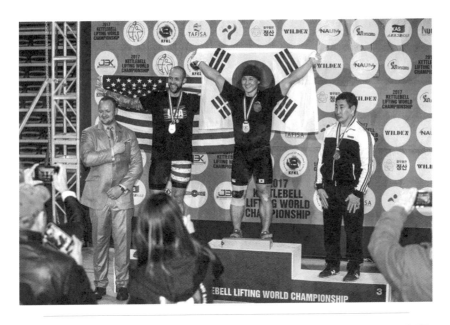

圖 152：二〇一七年 IUKL Kettlebell Lifting World Championship 大賽二連霸的玄成銀選手

　　就如同上述的結果一樣，體態運動不僅能促進一般人的健康，對於預防菁英運動員受傷和提升競賽能力也有莫大的幫助，而且做為所有身體活動的基礎運動具備相當高度的價值。

由家庭開始實踐體態運動的社會文化

　　我這段期間透過健康教育經驗明白錯誤的生活態度會造成生病，子女模仿父母親的態度養成習慣後，就會飽受和父母親相同的疾病所苦。所以矯正他們不均衡的身體後，讓其養成端正生活的習慣，除了特殊情況以外，大部分的父母親或子女都能恢復健康。

　　但一般人看見父母親和子女罹患相同的疾病後，多半都會認為是遺傳的關係，不過如果是令人無可奈何的遺傳性疾病，無論怎麼持續維持端正的姿勢，除了前往醫院治療之外大概也別無他法。所以每當父母來諮詢子女健康問題時，我都會要求父母共同參與，因為子女的疾病源自父母的生活態度與習慣的可能性相當高，父母若是不做出任何改變，子女改變的可能性也會很低。另外，若是父母自己平常都以不良的姿勢生活，卻還要求子女要維持端正的姿勢，子女會逐漸對父母感到不滿，反而會造成家庭之間的不和。

　　不管是誰都一定會生病，就算不是來體態運動中心的人，每當我在學校指導教師或學生後發現，幾乎很難看見有體型正常的人。而且平均來說體力都大不如前，對於接受治療後又復發的痛症只能選擇死心放棄而已，這樣的態度就和忽視疾病沒有兩樣，當演變成更嚴重的疾病時才開始感到後悔。

　　前面也談過了，電腦與智慧型手機的普及化和錯誤的使用文化也是一大因素，若是國家未來棟樑的健康惡劣成這種程度的話，我認為這就和災難降臨國家沒有兩樣。無論徵收多麼龐大的稅金，社會醫療費的負擔只會持續擴大，生活品質當然也只能變低落而已。不過，若是能營造以家庭為單位學習與實踐體態運動的社會文化，相信對於解決這一情況

會有莫大的助益。

　　現代的社會結構與生活環境已經逐漸從父母與子女關注的話題中消失，溝通與肢體接觸的不足儼然是形成健康家族共同體的一大障礙。但若是能學習「體態診斷法」讓家人之間能互相幫忙診斷，透過「體態協助法」解決彼此的問題，自然而然就會有肢體上的接觸和形成信賴，讓彼此能更加依賴對方，家人若是能一起運動，彼此之間的溝通會變多，對於讓家人之間的關係成長為健康關係有相當大的幫助。再加上它能塑造端正體態與健康的身體，並且讓我們減少就醫的次數。父母親的健康將會造就子女的健康，期待大家都能透過體態運動創造充滿活力與健康的家族文化。

後記
希望大家都能遠離病痛與擁有幸福人生

目前為止本書依照下列五個項目來說明痛症與疾病的原因與解決方法。

第一，在談到「生病，和姿勢不正有關」此一問題時，我們發現「痛症與疾病是始於僵硬的肌肉」。而且肌肉依照神經系統可分為受中樞神經系統支配可隨意移動與解決安全問題的隨意肌（骨骼肌、表情肌），以及受自律神經支配透過身體的代謝功能維持恆定性的非隨意肌（內臟肌）兩種。而且只要身體失去均衡，兩種肌肉就會同時變僵硬，因為隨意肌負責勞動與鬥爭功能且須要用力，因此會比非隨意肌更快變僵硬和感到疼痛；維持人體恆定性與執行柔和運動的非隨意肌則是之後才會感到疼痛。

所以日常生活中的不適與痛症主要是隨意肌的僵硬造成的疾病，中斷生命的肌肉之疾病則是無聲無息來臨的非隨意肌的疾病。因此，放任隨意肌的痛症不管、或是阻隔神經讓自己感受不到疼痛和縮短自身的性命沒有兩樣，矯正造成疾病的原因——不均衡的身體，維持良好的生活態度與習慣才是最佳的健康之道。

第二，透過體態診斷法我們可以知道疾病並非突然出現的，若是持續使用失去均衡的身體生活，受壓迫而緊繃的肌肉便會形成痛症與疾病。所以若是能展開失去均衡而受壓迫的肌肉和培養端正生活的習慣，隨著血液循環變順暢，身體也會變溫暖，免疫力也會增強，身體就能獲得自然治癒。但培養端正生活的習慣並非簡單的事情，只要透過運動矯正身體，就不會因為端正生活而覺得不舒服，也能持續維持。

　　在此一部分中我對醫學界只要矯正骨盆就能導正脊椎的理論提出異議，無論怎麼努力矯正骨盆，若是肩胛骨失去均衡，骨盆就一定會移位，而這就是脊椎疾病會不斷復發的原因。體態運動主張的脊椎健康核心並不在於骨盆，而是主張唯有肩膀達到均衡，脊椎疾病才不會復發的身體管理新理論。

　　第三，若是已經透過第一章和第二章明白習慣性使用失衡的身體生活會造成疾病的道理，在第三章中則講解了透過垂直的牆壁與平坦的地面自行診斷失衡的身體，透過矯正提升自癒力的運動方法。特別是「體態鍛鍊操 23 組動作」提出反映東方身體觀之新的體操形式，讓任何人皆能輕易矯正自己的身體。不僅如此，內容中還提出預防疾病的生活實踐方案，讓我們透過「體態運動」塑造的端正身體也能在日常生活中端正生活。在此章中透過「體態步行法」對直立步行之人類的本質有新的認知，指出既有的步行運動的錯誤與極限，另一方面也提出「端正的身體塑造出端正的步行」是步行運動的新標準與新方案。

　　第四章則提出任何人都能輕易進行的「體態協助法」，傳授連難以自己運動的人也能透過體態運動恢復健康的方法。只要學會方法就能和家人或鄰居分享健康，期待此一知識普及化後，能讓龐大的社會醫療費用獲得縮減的效果。

　　第五章提出人體成長發育的「10，10，10 理論」讓我們深入了解人類成長發展的過程，進而提出理解直立步行之人類本質的新標準。在此一內容中提供能健康養育子女的基礎知識，這一類的知識最終也能讓撫養子女的父母親擁有健康的人生，更進一步讓我們明白迎接健康老年的方法。

　　子女是獨立的個體，因此必須過著自主的人生，但成長期需要父母與社會的保護，而且絕對會受到父母親的影響。換句話說，父母親的健康知識與實踐終將會決定子女的健康。倘若每個家庭都能習得對於健康生活的正確知識和予以實踐，就代表整個社會的人都能擁有健康的人生。希望體態運動中提出的健康知識、運動方法、生活習慣都能在各個

學校和職場形成生活文化運動，讓大家都能擁有健康與幸福的人生。

　　這個世界上沒有不會生病的人，但至今使用合乎邏輯的方式，簡單講解人類生病的原因、解決的方法，若是能確實學會本書的內容，不僅能預防和治療各種肌肉骨骼方面的疾病，對於預防和治癒重大疾病也會有幫助。自己的身體只有自己能治療，但前提是要搞懂後才能辦到，希望透過本書能讓全世界的人都遠離病痛與擁有幸福的人生。

感謝辭

　　首先，在此向讀完本書的讀者們表示謝意，體態運動並非我獨自一人的努力而創造出來的，過去三十多年間信賴我且把身體託付給我的所有人都是我的老師，托大家的福本人才能累積豐富的經驗，也因此而誕生了體態運動。因為有看重我的才能且和我共同經營體態運動協會與學院的龍仁大學恩師俞星姬教授、以及能夠理解「體態」此一名稱和「以肩膀為中心的身體理論」而幫我設計帥氣 Logo 的任東洙代表，本人才能夠完成這本書。

　　一想到過去六年率領我們協會營運，以及在制定體態運動理論與體系時扮演核心角色的崔基喆祕書長的辛勞，內心頓時覺得很感動。體態球、體態枕頭、以及正在申請專利的體態束帶的相關研發與投資則是由高中同學「大圓 GLOBAL」的劉載錫代表和「澳洲紅辣椒運動俱樂部」的姜平根代表積極協助。另外，因為有深信體態運動的展望且共同努力至今的全國體態指導師的加油和等待，才終於能出版本書，在此向各位致上深深的謝意。

　　在此向負責監修與幫忙寫推薦文的三位表示感謝，原本一開始找不到監修者，幸虧後來遇見了「德和韓醫院」院長李載胎博士，而這也是完成本書的決定性契機。李院長是一位為了治療與促進健康而不斷學習的人，擁有淵博的學識與崇高的人品，而他也看出了體態運動所具備的價值。遠在「澳洲雪梨延世脊椎醫院」的金淵植院長，以及培訓論權威「龍仁大學體育學系」李漢景教授也不斷地給予關注且始終都很支持體態運動，我也會效仿各位無私的精神，透過體態運動努力讓更多的人獲得健康與幸福。

　　在此向負責插畫的漫畫界巨匠趙雲鶴、負責拍攝的許鎮作家、擔任

體態模特兒的千池蕙小姐，和負責編輯圖與圖片的金美先作家表示感謝之意，完成出版契約後，儘管最後階段依然有不足之處，但出版代理楊源根代表和圖書出版的劉昌彥代表依舊能信任我，在此對兩位表示感謝。

　　另外，本人還要感謝讓我鼓起勇氣執筆的「3P 自己經營研究所·讀書公開討論會」的康圭澄代表，因為有代表的關係，我才會開始拿起筆寫書，我不會辜負代表的期望，一定會努力對世界造成正面的影響力。另外，我想對等待我已久的家人表示歉意與感謝，最後我要感謝上天賦予我這一切珍貴的相遇與天職。

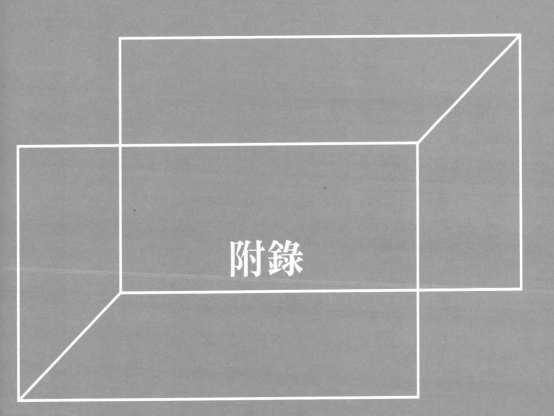

附錄

人體的名稱

人體正面各個部位的名稱

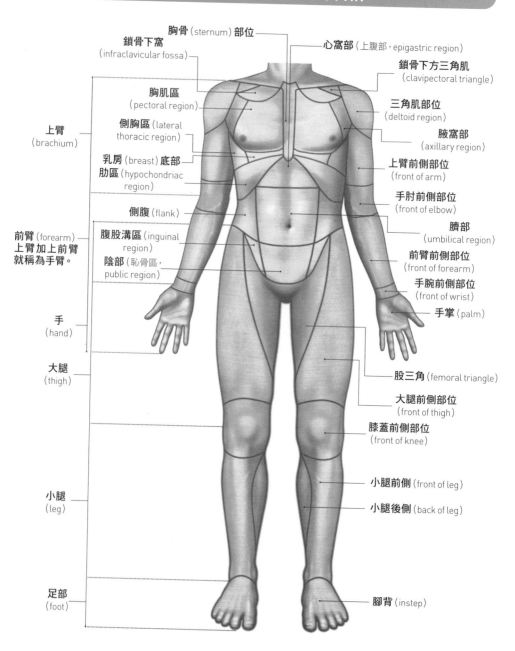

胸骨 (sternum) 部位

鎖骨下窩 (infraclavicular fossa)

心窩部 (上腹部，epigastric region)

鎖骨下方三角肌 (clavipectoral triangle)

胸肌區 (pectoral region)

三角肌部位 (deltoid region)

側胸區 (lateral thoracic region)

腋窩部 (axillary region)

乳房 (breast) 底部 肋區 (hypochondriac region)

上臂前側部位 (front of arm)

手肘前側部位 (front of elbow)

側腹 (flank)

臍部 (umbilical region)

腹股溝區 (inguinal region)

前臂前側部位 (front of forearm)

陰部 (恥骨區，public region)

手腕前側部位 (front of wrist)

手掌 (palm)

股三角 (femoral triangle)

大腿前側部位 (front of thigh)

膝蓋前側部位 (front of knee)

小腿前側 (front of leg)

小腿後側 (back of leg)

腳背 (instep)

上臂 (brachium)

前臂 (forearm) 上臂加上前臂 就稱為手臂。

手 (hand)

大腿 (thigh)

小腿 (leg)

足部 (foot)

人體背面各個部位的名稱

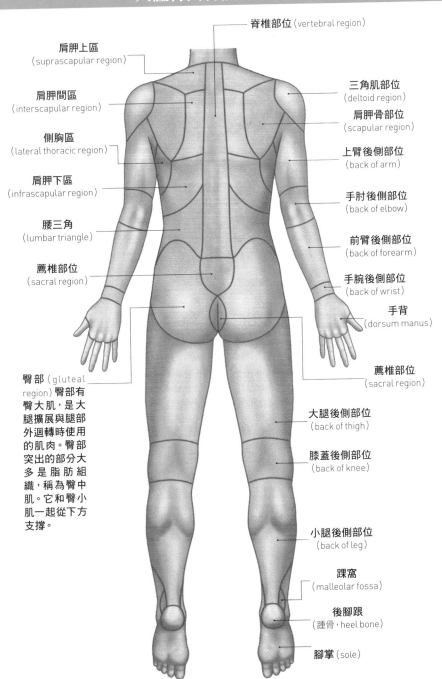

脊椎部位 (vertebral region)

肩胛上區
(suprascapular region)

肩胛間區
(interscapular region)

側胸區
(lateral thoracic region)

肩胛下區
(infrascapular region)

腰三角
(lumbar triangle)

薦椎部位
(sacral region)

三角肌部位
(deltoid region)

肩胛骨部位
(scapular region)

上臂後側部位
(back of arm)

手肘後側部位
(back of elbow)

前臂後側部位
(back of forearm)

手腕後側部位
(back of wrist)

手背
(dorsum manus)

薦椎部位
(sacral region)

臀部 (gluteal region) 臀部有臀大肌，是大腿擴展與腿部外迴轉時使用的肌肉。臀部突出的部分大多是脂肪組織，稱為臀中肌。它和臀小肌一起從下方支撐。

大腿後側部位
(back of thigh)

膝蓋後側部位
(back of knee)

小腿後側部位
(back of leg)

踝窩
(malleolar fossa)

後腳跟
(踵骨，heel bone)

腳掌 (sole)

人體正面肌肉名稱

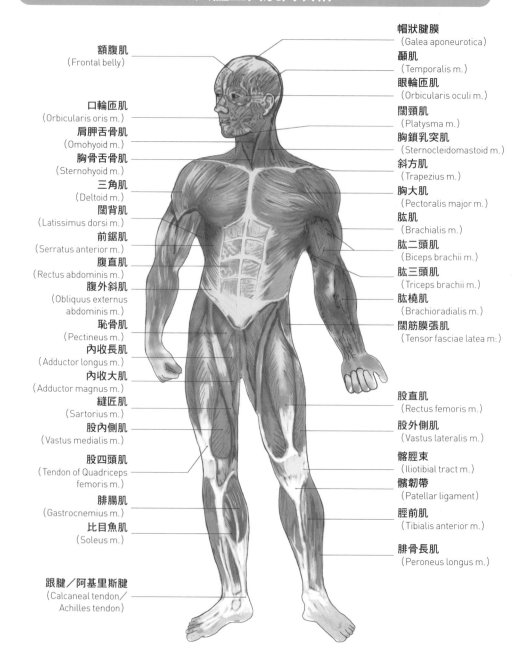

額腹肌
(Frontal belly)

口輪匝肌
(Orbicularis oris m.)

肩胛舌骨肌
(Omohyoid m.)

胸骨舌骨肌
(Sternohyoid m.)

三角肌
(Deltoid m.)

闊背肌
(Latissimus dorsi m.)

前鋸肌
(Serratus anterior m.)

腹直肌
(Rectus abdominis m.)

腹外斜肌
(Obliquus externus
abdominis m.)

恥骨肌
(Pectineus m.)

內收長肌
(Adductor longus m.)

內收大肌
(Adductor magnus m.)

縫匠肌
(Sartorius m.)

股內側肌
(Vastus medialis m.)

股四頭肌
(Tendon of Quadriceps
femoris m.)

腓腸肌
(Gastrocnemius m.)

比目魚肌
(Soleus m.)

跟腱／阿基里斯腱
(Calcaneal tendon／
Achilles tendon)

帽狀腱膜
(Galea aponeurotica)

顳肌
(Temporalis m.)

眼輪匝肌
(Orbicularis oculi m.)

闊頸肌
(Platysma m.)

胸鎖乳突肌
(Sternocleidomastoid m.)

斜方肌
(Trapezius m.)

胸大肌
(Pectoralis major m.)

肱肌
(Brachialis m.)

肱二頭肌
(Biceps brachii m.)

肱三頭肌
(Triceps brachii m.)

肱橈肌
(Brachioradialis m.)

闊筋膜張肌
(Tensor fasciae latea m:)

股直肌
(Rectus femoris m.)

股外側肌
(Vastus lateralis m.)

髂脛束
(Iliotibial tract m.)

髕韌帶
(Patellar ligament)

脛前肌
(Tibialis anterior m.)

腓骨長肌
(Peroneus longus m.)

人體背面肌肉名稱

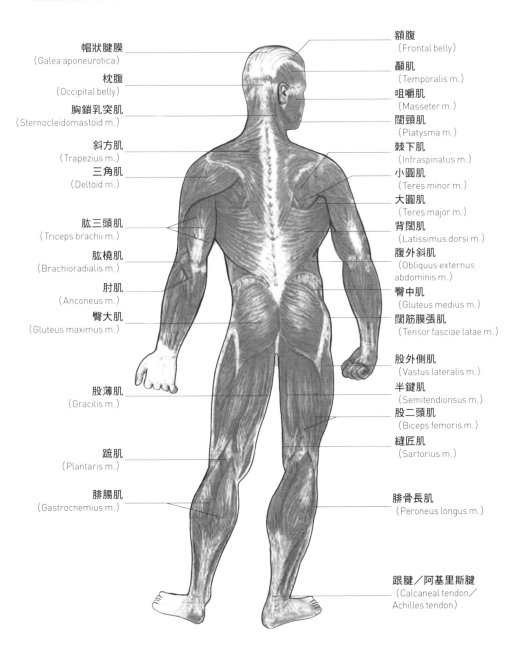

帽狀腱膜
(Galea aponeurotica)

枕腹
(Occipital belly)

胸鎖乳突肌
(Sternocleidomastoid m.)

斜方肌
(Trapezius m.)

三角肌
(Deltoid m.)

肱三頭肌
(Triceps brachii m.)

肱橈肌
(Brachioradialis m.)

肘肌
(Anconeus m.)

臀大肌
(Gluteus maximus m.)

股薄肌
(Gracilis m.)

蹠肌
(Plantaris m.)

腓腸肌
(Gastrocnemius m.)

額腹
(Frontal belly)

顳肌
(Temporalis m.)

咀嚼肌
(Masseter m.)

闊頸肌
(Platysma m.)

棘下肌
(Infraspinatus m.)

小圓肌
(Teres minor m.)

大圓肌
(Teres major m.)

背闊肌
(Latissimus dorsi m.)

腹外斜肌
(Obliquus externus abdominis m.)

臀中肌
(Gluteus medius m.)

闊筋膜張肌
(Tensor fasciae latae m.)

股外側肌
(Vastus lateralis m.)

半腱肌
(Semitendionsus m.)

股二頭肌
(Biceps femoris m.)

縫匠肌
(Sartorius m.)

腓骨長肌
(Peroneus longus m.)

跟腱／阿基里斯腱
(Calcaneal tendon／Achilles tendon)

人體正面骨頭名稱

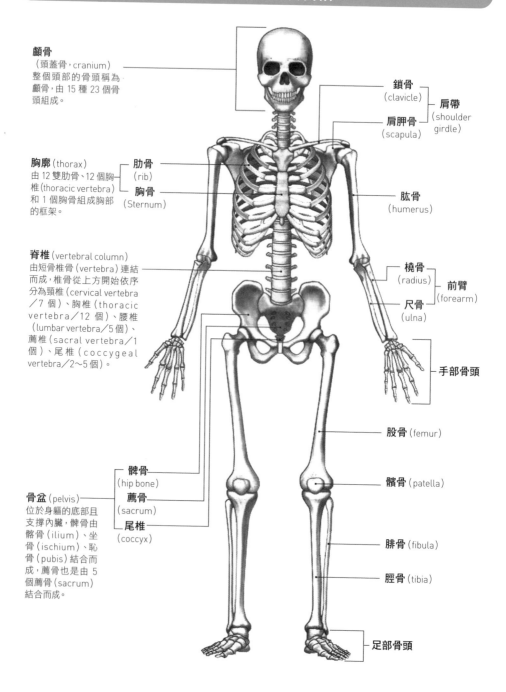

顱骨
（頭蓋骨，cranium）
整個頭部的骨頭稱為
顱骨，由 15 種 23 個骨
頭組成。

胸廓（thorax）
由 12 雙肋骨、12 個胸
椎（thoracic vertebra）
和 1 個胸骨組成胸部
的框架。

脊椎（vertebral column）
由短骨椎骨（vertebra）連結
而成，椎骨從上方開始依序
分為頸椎（cervical vertebra
／7 個）、胸椎（thoracic
vertebra／12 個）、腰椎
（lumbar vertebra／5個）、
薦椎（sacral vertebra／1
個）、尾椎（coccygeal
vertebra／2～5個）。

髖骨
（hip bone）

薦骨
（sacrum）

尾椎
（coccyx）

骨盆（pelvis）
位於身軀的底部且
支撐內臟，髖骨由
髂骨（ilium）、坐
骨（ischium）、恥
骨（pubis）結合而
成，薦骨也是由 5
個薦骨（sacrum）
結合而成。

鎖骨
（clavicle）
肩帶
（shoulder
girdle）
肩胛骨
（scapula）

肋骨
（rib）

胸骨
（Sternum）

肱骨
（humerus）

橈骨
（radius）
前臂
（forearm）
尺骨
（ulna）

手部骨頭

股骨（femur）

髕骨（patella）

腓骨（fibula）

脛骨（tibia）

足部骨頭

人體背面骨頭名稱

顱骨
（頭蓋骨，cranium）

鎖骨
（clavicle）

肩胛骨
（scapula）

肱骨
（humerus）

肋骨
（rib）

橈骨
（radius）

尺骨
（ulna）

手部骨頭

髖骨
（hip bone）

股骨
（femur）

脛骨
（tibia）

腓骨
（fibula）

頸椎
（cervical
vertebra）

胸椎
（thoracic
vertebra）

腰椎（lumbar
vertebra）

薦椎（sacral
vertebra）

尾椎
（coccygeal
vertebra）

脊椎
（vertebral
column）

人體內臟名稱

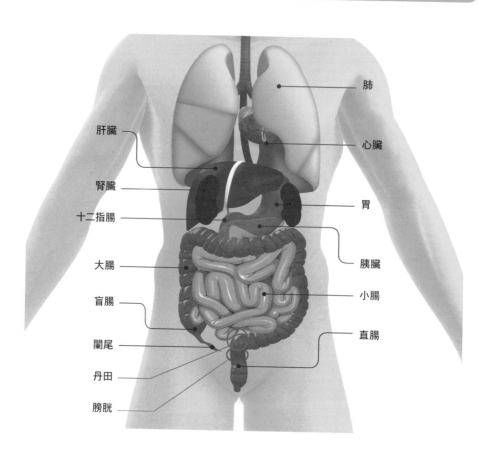

肺

肝臟

心臟

腎臟

胃

十二指腸

胰臟

大腸

小腸

盲腸

直腸

闌尾

丹田

膀胱

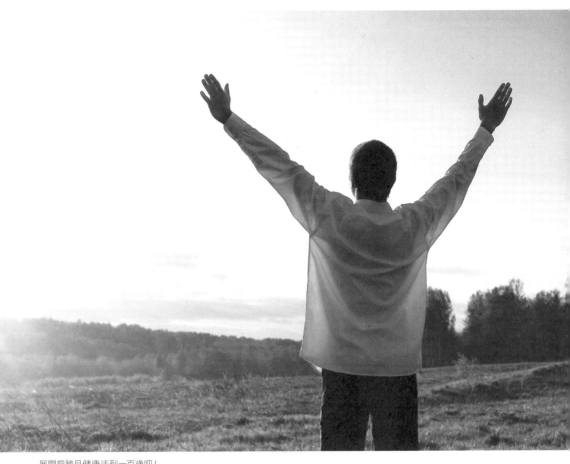

展開肩膀且健康活到一百歲吧！

HealthTree 健康樹 健康樹系列 137

開肩解痛全書：

韓國教練獨創「體態鍛鍊操」，肩膀開了、骨架歸位，擺脫肌肉無力、關節疼痛、慢性痠痛
어깨 펴면 통증 없이 100 세까지 살 수 있다

作　　　者	朴喜駿
譯　　　者	林建豪
總　編　輯	何玉美
主　　　編	紀欣怡
責 任 編 輯	李靜雯
封 面 設 計	張天薪
版 面 設 計	楊雅屏
內 文 排 版	菩薩蠻電腦科技有限公司

出 版 發 行	采實文化事業股份有限公司
行 銷 企 劃	陳佩宜・黃于庭・馮羿勳・蔡雨庭・王意琇
業 務 發 行	張世明・林坤蓉・林踏欣・王貞玉・張惠屏
國 際 版 權	王俐雯・林冠妤
印 務 採 購	曾玉霞
會 計 行 政	王雅蕙・李韶婉
法 律 顧 問	第一國際法律事務所　余淑杏律師
電 子 信 箱	acme@acmebook.com.tw
采 實 官 網	www.acmebook.com.tw
采實粉絲團	https://www.facebook.com/acmebook01

I S B N	978-986-507-099-1
定　　　價	380 元
初 版 一 刷	2020 年 4 月
劃 撥 帳 號	50148859
劃 撥 戶 名	采實文化事業股份有限公司
	10457 台北市中山區南京東路二段 95 號 9 樓
	電話：(02)2511-9798
	傳真：(02)2571-3298

國家圖書館出版品預行編目資料

開肩解痛全書：韓國教練獨創「體態鍛鍊操」，肩
膀開了、骨架歸位，擺脫肌肉無力、關節疼痛、
慢性痠痛 / 朴喜駿著；林建豪譯. -- 初版. -- 臺北
市：采實文化, 2020.04
320 面；17*23　公分. -- (健康樹系列；137)
ISBN 978-986-507-099-1(平裝)

1. 健身操 2. 運動健康

411.711　　　　　　　　　　　　　109001721